LES VALEURS
DANS LE DOMAINE DE LA SANTÉ

Les acteurs et le système

Questions contemporaines
Collection dirigée par Jean-Paul Chagnollaud,
Bruno Péquignot et Denis Rolland

Chômage, exclusion, globalisation… Jamais les « questions contemporaines » n'ont été aussi nombreuses et aussi complexes à appréhender. Le pari de la collection « Questions contemporaines » est d'offrir un espace de réflexion et de débat à tous ceux, chercheurs, militants ou praticiens, qui osent penser autrement, exprimer des idées neuves et ouvrir de nouvelles pistes à la réflexion collective.

Dernières parutions

Gilles AMIEL DE MÉNARD, *La démocratie sans l'État ? Histoire d'une impasse*, 2023.
Amine ISSA, *La violence religieuse, Textes et interprétations*, 2023.
Amine ISSA, *La violence politique, Sources idéologiques, philosophiques et économiques*, 2023.
Amine ISSA, *La violence n'est pas une fatalité*, 2023.
Jacques ARON, *Si tu veux la paix prépare la paix. Suivi du manifeste pacifiste du général Paul von Schoenaich, De la guerre précédente à la suivante (1924)*, 2023.
Sana RICHA CHOUCAIR, *L'argumentation dans le courrier des lecteurs libanais. Le cas de la presse francophone*, 2023.
Romain MAILLOT, *L'aventure intellectuelle de la ville d'Évry. Peut-on planifier le devenir d'une ville ?*, 2023.
Marc LEVY, *Faut-il aider les autres ? Repenser la solidarité pour la renouveler*, 2023.
Eric SEJOR, *Anatomie du marché de l'art. Mieux comprendre pour investir*, 2023.
Lydie BADER, *Pourquoi l'humanité fait-elle la guerre ?*, 2023.
Rodolphe SOLBIAC, *Le procès en réparation de l'esclavagisation des Africain.e.s. Les plaidoiries des avocats du M.I.R.*, 2023.
Jacques ARNOULD, *L'espace n'est pas un dépotoir !, 2023.*
Jean-Denis DUPUY, *L'humanité au risque de son autoconstruction*, 2023

PIERRE PEYRÉ

LES VALEURS DANS LE DOMAINE DE LA SANTÉ

Les acteurs et le système

Préface de Michel Laforcade

L'Harmattan

Du même auteur

– *Le projet de formation en milieu psychiatrique. Vers l'hôpital formateur.* Préface de Jean-Claude Benoit, Privat/Dunod, 1991.

– *Projet professionnel, formation et alternance. Essai de sociopédagogie appliquée en milieu sanitaire et social.* Paris, L'Harmattan (Alternances, développements), 1995.

– *Compétences sociales et relations à autrui. Une approche complexe*. Préface d'André de Peretti. Paris, L'Harmattan (Cognition et formation), 2000.

– *Histoire des hôpitaux dans les Pyrénées-Atlantiques*. Ouvrage coll. (Ch. Desplat, P. Peyré et F. Poueys), Publié par la Société Française d'Histoire des Hôpitaux/Université de Pau, Presse ICN, 2000.

– « Trajectoires de vie et projet professionnel », Chapitre d'ouvrage collectif *in* : *Du soin à l'encadrement : trajectoires de vie et motivations professionnelles*, Ed. Lamarre (*coll.* Cadre de santé, gestion des ressources humaines), 2010, 2e éd., 2016, pp. 49-96.

– « D'une pluridisciplinarité en miettes à une transdisciplinarité en actes », chapitre sous la coord. de Michel Personne, *in* : *L'institution : vecteur de chance pour la personne vieillissante.* Paris, MF Éditions (Coll. Géront'au présent), 2007.

– *Joseph Peyré (1892-1968), Le Béarn pour racines, l'horizon pour destin.* Essai de psychobiographie. Biarritz, Atlantica, 2018.

– *Joseph Peyré (1892-1968), L'Écriture d'un monde, un monde d'écriture.* Paris, L'Harmattan (Coll. Palinure), 2020. Collectif *sld* : Ch. Manso, P. Peyré, D. Thion Soriano-Mollá (Actes du colloque universitaire UPPA, Commémorations Nationales, 2018).

– *L'éthique au fil de la reliance. Le système et l'outil.* Paris, L'Harmattan (Ouverture Philosophique, Débats), 2020.

– *La pandémie aux portes de la démocratie, Une menace complexe*. Préface de Gaston Pineau. Paris, L'Harmattan (Questions contemporaines), 2022.

5-7, rue de l'École-Polytechnique – 75005 Paris
www.editions-harmattan.fr
ISBN : 978-2-14-035479-3
EAN : 9782140354793

PRÉFACE

Les valeurs de la santé : savoir les regarder, pouvoir en parler

++

J'ai connu Pierre Peyré professionnel de santé doté du sentiment prémonitoire qu'avant de théoriser et de modéliser avec justesse tout ou partie d'un système sanitaire, médico-social ou social, il fallait d'abord en connaître, au-delà de l'histoire, des structures et du fonctionnement, les plis et les replis de l'âme humaine, tous les ressorts de la maladie et du handicap, et s'attacher à comprendre les jeux conscients et inconscients des acteurs.

J'ai connu Pierre Peyré en milieu hospitalier où il s'était fait une spécialité de la connaissance des métiers de la santé ainsi que de l'analyse et de la promotion des systèmes de formation initiale et permanente dans ce domaine en quête d'innovations. Ses modèles allaient de la psychopédagogie médico-sociale des actions de formation à la gestion participative des plans de formations et d'évaluation prospective des carrières professionnelles. Porteur de projets reliant les métiers de l'hôpital et du travail médico-social (infirmiers de secteur psychiatrique, éducateurs spécialisés, aides médico-psychologiques, psychomotriciens, cadres de santé, enseignement post-universitaire en médecine du sport et gérontologie), et membre du CORERPA d'Aquitaine (Comité régional d'études et de recherches en faveur des personnes âgées), il en était arrivé à imposer le concept de sciences sanitaires et sociales dans un univers professionnel et universitaire sceptique et parfois condescendant : étaient-ce vraiment des sciences ? Avaient-elles une vraie homogénéité, une consistance ? Pouvait-on parler du social avec des arguments scientifiques ? Quelle place donner à ces sciences dans un univers académique ?

J'ai connu Pierre Peyré professeur d'université qui avait rendez-vous avec son destin : le goût des idées, du débat (de la *disputatio* médiévale), de la recherche du mot juste et par-dessus tout cette volonté de connaître, et connaître encore, tout ce que la science et l'expérience ont produit sur un sujet. L'Université et le monde des idées furent et sont toujours son territoire, son identité, sa passion.

J'ai connu en Pierre Peyré un adepte éclairé d'Edgar Morin et des théories de la modélisation des systèmes complexes de Jean-Louis Le Moigne, auxquelles il m'a initié. Ces manières de voir le monde et de penser la vie s'avèrent d'une richesse infinie pour les comprendre et se forger une opinion sur la santé de la santé : la raréfaction des liens entre connaissance scientifique et réflexion philosophique prive finalement la science de toute possibilité de se connaître ; ce principe de disjonction a radicalement isolé les trois grands champs de la connaissance scientifique : la physique, la biologie et les sciences de l'homme ; l'hyperspécialisation déchire le tissu complexe des réalités et donne à croire que le découpage arbitraire opéré sur le réel est le réel lui-même. Cette « pensée complexe », que l'auteur évoque dans presque tous ses ouvrages est parfois radicale : « L'obscurantisme scientifique produit des spécialistes ignares » entend-on ça et là. Mais dès le constat posé, la pensée complexe nous propose des solutions en convoquant électivement l'approche systémique qui nous permet de relier les pratiques professionnelles et les valeurs qui s'y incarnent, de ne plus isoler le patient ou la personne accompagnée de son environnement, et donc de favoriser une prise en charge holistique et pluriprofessionnelle, médicale, médico-sociale et sociale. Une approche humaniste en somme où l'homme est « au centre du dispositif » (p. 130).

Au-delà de l'anaphore, il est dans ce livre un concept central que développe l'auteur. Emprunté au courant des thérapies familiales systémiques, « l'observateur participant » nous rappelle que nous sommes tous responsables de notre santé physique, mentale, morale et intellectuelle. Se regarder, tout en regardant les autres dans le monde où nous vivons, c'est dans ce mouvement que s'ouvre la voie des valeurs. De toutes les valeurs, à commencer par celles de la santé, dont nous sommes, individuellement et collectivement, les acteurs principaux (Fig. 3).

J'ai donc connu – et ce n'est pas anecdotique – Pierre Peyré fidèle à la mémoire de son oncle, Joseph Peyré, prix Goncourt en 1935 pour « Sang et lumières », et dont il est le dépositaire du souvenir et de l'œuvre, celle des grands espaces du désert et de l'ascèse, de la mer et de la haute montagne où les hommes se surpassent, comme dans l'art de la tauromachie, métaphore de la vie avec tout ce qui vit dans les traditions de l'âme espagnole ; bref de tous ces lieux où le courage, l'effort et le romantisme sont encore possibles. La fidélité à son pays, à ses racines et à ses valeurs fut un des fils conducteurs de toute l'œuvre de cet écrivain, classique du voyage et de l'énergie. Son identité béarnaise a guidé toute sa vie. « Je voudrais qu'on me prît pour ce que je suis, un homme de ma terre d'autant plus attaché à elle que j'en goûte mieux avec l'âge qui passe l'éternité, l'asile, la maternelle douceur ». La fidélité à ce cadastre intime rendit possible tous les voyages romanesques de l'écrivain, de son Béarn natal à l'Himalaya, en passant par l'Espagne, le Pays Basque, les

Amériques et le Sahara. Elle illustre le propos de Miguel Torga selon lequel « l'universel c'est le local moins les murs ».

L'œuvre du neveu, sa façon de voir la vie et de s'être plongé dans les métiers de la santé, se nourrit aussi de cette fidélité. Toutes ces influences personnelles et académiques, qu'il a vécues et partagées avec ses compagnons de route et de travail, « travail en équipe », comme il le met en exergue dans son texte (Chap. VII, II), viennent se fondre dans cet ouvrage que l'on peut assimiler à un essai de « reliance morinienne » de toutes les valeurs enchevêtrées qui naissent en l'homme et activent la société.

Le sujet d'abord – celui des valeurs – est par excellence celui de la synthèse : « Le sort de la santé vécue et institutionnalisée est tout entier lié à des valeurs » (p. 21) ; « Aucun groupe humain n'existe sans qu'il ne définisse ses valeurs » (p. 68). Nous y trouvons des fulgurances : *« S'il est un lieu, un espace de vie par définition où les quatre « valeurs fondamentales » de l'existence : la vérité, le bien, le beau, l'amour et leurs relations au monde entrent en synergie, c'est bien celui de la santé où elles se fondent ensemble en mille galaxies de valeurs étoilées pour donner sens à nos vies : autonomie, solidarité, sécurité, bonheur, sagesse, justice sociale, liberté* (impératif lié au respect de l'Homme), *égalité* (qui se manifeste dans la lutte contre les inégalités), *fraternité* (sentiment qui se fonde dans l'altruisme et s'incarne dans la solidarité), *démocratie, bienveillance, respect, empathie, affection, harmonie, unité, équité, universalité... dépassement de soi, résilience, etc. »* (P. 16).

Ainsi paraphrasant G. Bachelard qui disait : « Il faut mettre la société au service de l'école et non pas l'école au service de la société », Pierre Peyré observe, analyse et déduit : « on peut penser **qu'il faut mettre la société au service de la santé et non pas la santé au service de la société** » (p. 84). C'est sa façon à lui d'exprimer ses conceptions du doute et de la relativité, c'est-à-dire de se confronter aux questions existentielles qui ont germé tout au long de sa vie personnelle et professionnelle bien remplie entre l'action et la réflexion, la transmission des savoirs et le partage des valeurs. A commencer par celle du « connais-toi toi-même » des sept sages de la Grèce dont la devise est inscrite au frontispice du Temple de Delphes, avec cette idée de conscience qui relie chaque homme à d'autres hommes (pp. 271 et 298).

Pourquoi nos valeurs ne nous engagent-elles pas davantage s'interroge Pierre Peyré et nous interroge-t-il, du début à la quatrième de couverture de son essai, quand on sait depuis Socrate et Platon, qu'« il n'existe pas pour l'Homme un bien plus précieux que la santé » ?

Conçue comme un « système ouvert » qui interagit avec son environnement, la Santé ne se limite pas à évaluer ce qui entre dans le système et ce qui en sort, mais bien à comprendre le sens et la valeur, de tout ce qui existe et se joue à l'intérieur. Ouvrons donc, à travers la vision micro et macroscopique du monde et de la société que nous offre ce livre, la « boîte noire » de ce système où les valeurs, elles mêmes conçues comme un système aux couleurs de la vie sont en résonnance permanente avec la santé, les idées qu'on s'en fait et la manière dont on l'organise et s'organise avec elles.

Bordeaux, 12 mars 2023

Michel Laforcade

Ancien directeur général de l'Agence Régionale de la Santé de Nouvelle-Aquitaine, professeur associé à la Faculté de Droit, Économie et Gestion de l'Université de Pau et des Pays de l'Adour.

INTRODUCTION

Les valeurs et le système

VALEURS, SANTÉ : deux mots qui vont très bien ensemble. On ne peut pas prononcer l'un sans penser l'autre. Mais l'on s'y perd néanmoins parce que le premier, abstrait et subjectif, est métaphysique, et le second d'un rapport au concret tel qu'il rassure et fait peur à la fois dans sa complexité même qui relie la vie et la mort. La mort inéluctable, qui donne sens à la vie. Santé, cela rassure quand elle est bonne, et fait peur, quand on s'en inquiète. Le mot santé signifie aussi bien un état individuel qu'un système collectif. *L'état* (la bonne ou la mauvaise santé), c'est la manière d'être et de se porter de façon normale ou pathologique dans la durée. Et *le système* (système de santé), c'est l'institution qui veille au devenir de la santé à travers un réseau maillé d'établissements et de services organisés en vue de promouvoir le bien-être, de lutter contre la maladie et le vieillissement, de soigner les blessés, d'éduquer à la santé, d'aider, d'accompagner, d'adapter, de réadapter et de prévenir les risques naturels et artificiels pouvant porter atteinte au corps et à l'esprit. Le tout, en formant aux métiers de la santé, garants de qualité.

À vrai dire, le risque est aujourd'hui devenu permanent de voir le système de santé – préventif et curatif (*cure*), tout aussi attentionné à prendre soin de la personne d'autrui dans la souffrance sociale et la maladie (*care*) – lui-même menacé, autant que l'homme qui l'a créé aux temps de la charité et de la pauvreté, entre les lois de la nature et les facteurs de la culture. Et ce système aujourd'hui, emblème du progrès scientifique et des hautes technologies, est paradoxalement d'autant plus exposé aux risques, que toutes *les valeurs* qui le portent ne procèdent pas des mêmes besoins, représentations et intentions. Et les besoins des mêmes valeurs. Il y a 5 millions de Français aujourd'hui sous le seuil de pauvreté. *Système de valeurs* et *système de santé* co-existent et co-agissent, tout en se parasitant l'un l'autre. Ce sont des « ambi-systèmes », dirait Edgar Morin[1]. Des systèmes qui évoluent ensemble, sont indispensables l'un à l'autre et inséparables dans leurs rapports dialogiques, récursifs et hologrammiques[2] de déterminant à déterminé et de déterminé à

---

[1] L'auteur définit ce concept comme tout système relationnel où « société et individualité ne sont pas deux réalités séparées s'ajustant l'une à l'autre, mais il y a un *ambi-système* où complémentairement et contradictoirement individu et société sont constitutifs l'un de l'autre tout en se parasitant l'un l'autre. » in : *Le paradigme perdu*, Points n°109, p.45.F

[2] Pour penser la complexité, E. Morin énonce trois principes : le *principe dialogique* dont les composantes, à la fois complémentaires et antagonistes, fondent des unités interdépendantes ; le *principe de récursion, dont le* cycle est auto-constitutif de lui-même, auto-organisateur et auto-producteur » ; et le

déterminant. L'un est un système d'idées : *les valeurs* ; l'autre un système d'actions : *l'action sanitaire* et *l'action sociale*, qui sont elles-mêmes différentes, complémentaires et interdépendantes au sein du système unifié de la Santé.

Qu'en est-il donc de cette réalité hypercomplexe[3] de deux systèmes médiatisés (la *santé-état* et la *santé-institution*) par les valeurs communes d'un même troisième (les *valeurs-système et les valeurs-outil*) qui les unit en actes ? Comment décrire cette réalité et la représenter en toute conscience de l'utopie de la tâche, entre des valeurs profondes qui donnent sens à la santé (les valeurs idéalisées du système) et des valeurs pragmatiques, (assimilables à des *outils*). Et pour quelles prescriptions médicales, sociales et humaines entre le symbolique, le réel et l'imaginaire ? Ne serait-ce que du « simple » point de vue des sciences psychologiques et sociales, les théories avancent dans la conscience de l'incomplétude de leurs savoirs, ainsi que dans le constat qu'il serait réducteur de ne pas les ouvrir à la perspective des autres sciences, médicales, certes, mais aussi politiques, juridiques et économique, etc., dans l'esprit de la « Charte de la transdisciplinarité »[4] signée le 6 novembre 1994 au Couvent d'Arrábida au Portugal, dans le cadre du *Premier Congrès Mondial de Transdisciplinarité*. Cette charte a la volonté de relier méthodologiquement et épistémologiquement, la science, l'homme et la société à travers l'éthique et la morale qui sont ensemble, de la structure individuelle bio-psycho-anthropo-sociale de la *santé-état* au système collectif de la *santé-institution*, le noyau dur de la Santé, chef d'œuvre inachevé et inachevable de l'universalité.

VALEURS. De générations en générations, *les valeurs* nous précèdent, nous accompagnent, nous poursuivent, et nous survivent : elles nous précèdent en tant qu'héritage éducatif et civilisationnel ; elles nous poursuivent quand nous nous en écartons, et nous accompagnent quand nous les partageons ; bref, elles évoluent et se transforment avec nous dans la *transmission sociale* et l'*assimilation*, dans et par la *vie sociale et culturelle*.

---

principe *hologrammatique* qui signifie que « non seulement la partie est dans le tout, mais le tout est dans la partie » (*Introduction à la pensée complexe*, Paris, ESF, Coll. Communication et complexité, 1992, p. 98-102).

3 « Complexe » vient du latin *complexus* qui signifie friser, rouler ses cheveux, entrelacer, tresser, contenir. Ainsi la complexité, « ce qui est tissé ensemble » (E. Morin), désigne tout ensemble composé d'éléments divers et hétérogènes, qui entretiennent des rapports difficiles à saisir par l'esprit. La complexité est partout. Exigeante, elle impose d'apprendre à bien penser.

4 Nicolescu B. : *La transdisciplinarité, Manifeste*. Editions du Rocher, Monaco, 1996, pp. 214-229.

S'il est ainsi un champ de la vie collective où, du local au global et du microsocial au macrosocial, les relations entre les individus et la société s'étendent dans toutes leurs dimensions possibles et imaginables, philosophiques, psychologiques et sociales, personnelles et professionnelles, morales et politiques, etc., c'est bien dans le domaine de la santé et du travail social qu'on peut les trouver réunies. Et se retrouver avec elles sous une double réalité vécue, subjective et objective à la fois, lorsqu'on s'intéresse à la question fondamentale des valeurs en général, à leur vie, leurs usages et leur organisation dans ce domaine particulier de la santé, où le champ de la médecine et des institutions médico-sociales et sociales tissent ensemble leurs différences, tout en exploitant leurs complémentarités.

Du latin *Valere* : avoir de la valeur, les valeurs désignent tout objet remplissant les conditions requises, qualitatives et quantitatives pour être reconnu valable. De Corneille (*Le Cid*), : « Je suis jeune, il est vrai ; mais aux âmes bien nées la valeur n'attend pas le nombre des années », à Antoine de Saint-Exupéry (*Citadelle*) : « Ce pour quoi tu acceptes de mourir, c'est cela seul dont tu peux vivre. », en passant par Oscar Wilde : « Qu'est-ce qu'un cynique ? C'est un homme qui connaît le prix de tout et la valeur de rien. », les valeurs sont partout, de la vie à la mort et dans la vie comme dans la mort. La naissance est sacrée, et les âmes, qui persistent à se croiser dans l'au-delà, perpétuent la vie dans les cimetières. Quoi de plus cher en effet à la vie, que la santé des corps et des esprits dans un monde où *l'humanisme* cherche à se maintenir au rang de doctrine suprême ? Il n'en n'a pas toujours été ainsi, et malgré l'apport des philosophes de l'Antiquité, l'Histoire nous apprend qu'il a fallu attendre la Renaissance pour que les choses évoluent dans le sens d'un retour aux sources gréco-latines, qui placent la personne humaine, sa dignité et son épanouissement au-dessus de toutes les autres valeurs.

Ainsi les valeurs découlent de la pensée et des savoirs (*épistémès*) se rattachent à l'action intelligente (*pragmatiké)* dans le grand bain des croyances, des usages, des coutumes et des normes. Il existe une philosophie des valeurs qui rejoint *l'axiologie*[5] en tant qu'étude de celles-ci, et une p*raxéologie*[6] des valeurs, dès lors que l'on se penche scientifiquement sur les *systèmes de valeurs* sous l'angle des théories de l'action, qui sont propres à leur mise en

---

5 Discipline philosophique ayant trait à l'étude des valeurs dans leurs différents domaines, *l'axiologie* se définit, aussi plus spécifiquement comme la science et la théorie des valeurs sociologiques et morales.

6 Science de l'action et théorie de la pratique, *la praxéologie* (de *praxis*) intervient sur des domaines de la réalité où elle constitue une approche analytique. Elle a pour objet l'analyse de l'action humaine limitée aux faits, sans jugement de valeur : « les faits, juste les faits et rien que les faits » (A. Espinas). Mais le terme a pris des sens différents, et ses acceptions varient en fonction des applications.

œuvre dans les boucles récursives des causes qui les activent et des effets qu'elles produisent.

SANTÉ. Le mot sonne clair, mais il inquiète autant qu'il rassure. « Santé » vient de *salus* en latin, qui signifie *salut*. Salus était la déesse de la sécurité, du bien-être et de la guérison, et son temple était situé à proximité de la *Porta Salutaris* à Rome. *Salam*, en arabe, procède du même sens particulier et se retrouve dans *hail* en anglais, où joue la consonnance de *héler* en français. Ainsi le salut se traduit en verbe d'action par la connotation d'une affirmation significative de valeurs universelles : je te reconnais en vie, je reconnais que tu vis, je reconnais ce qui vit en toi. Qu'elles soient d'inspiration civile ou religieuse et de nature publique ou privée, la vie de chacun et la santé de tous sont consubstantielles aux valeurs conjointes des individus (qui manifestent idéalement leur besoin d'existence sereine et harmonieuse[7]), et de la société (qui s'efforce de satisfaire ces besoins en vertu de principes congruents).

> — « Pas de santé sans valeurs, et pas de valeurs sans la santé » intervint un jour un peu rapidement un étudiant, infirmier de profession, pendant une séance de travaux dirigés en master de sciences sanitaires et sociales, sur la question des *compétences sociales*, et donc des *motivations* et *attitudes de base* des professionnels de la santé.
>
> — « Ce n'est pas aussi simple que cela », lui fis-je remarquer, alors que je cherchai à ouvrir l'auditoire aux *principes dialogiques*, *récursifs* et *hologrammiques* de la « pensée complexe » chère à Edgar Morin, quand il s'agit d'apprendre à « bien penser »[8]. Ce qui fit réagir sa voisine de banc, éducatrice spécialisée, qui enchaîna : « Je connais des gens en parfaite santé, mais qui n'ont aucun sens des valeurs et d'autres, malades ou handicapés, qui sont vraiment sociables ».

Confrontés aux réalités de leurs conditions de travail et de leurs métiers respectifs, les membres du groupe s'engagèrent alors dans un débat d'où ne manqua pas d'émerger la réflexion sur *le mythe fondateur de la modernité*[9], *l'autonomie*, et son corollaire *l'hétéronomie*[10]. Et la discussion fut d'autant

---

7 « L'intelligence est de se retirer du mal » : Jean Giono.

8 Selon E. Morin, « l'idée hologrammatique est elle-même liée à l'idée récursive, qui est elle-même liée à l'idée dialogique en partie », ce qui fait que « la relation anthropo-sociale est complexe, parce que le tout est dans la partie, qui est dans le tout » : *Introduction à la pensée complexe*, 1992, p. 101).

9 Le *mythe de l'autonomie* (se donner ses propres lois) habite nos sociétés contemporaines. Il relève des idées qui opposent la liberté et l'esclavage dans le cadre d'un projet global de société, où le sujet n'est plus dépendant de lois qui proviennent de l'extérieur à lui-même.

10 L'*hétéronomie* est l'inverse de l'autonomie, elle, consiste en un état de la volonté qui puise hors d'elle-même le principe de son action dans l'influence des règles sociales.

plus animée, entre liberté de s'exprimer, individualisme et dépendance aux règles instituées, que, rompus au travail en équipe pluridisciplinaire et multiprofessionnelle dans l'alternance entre les savoirs théoriques enseignés en formation et les pratiques sur le terrain, les points de vue et les ressentis personnels ne manquèrent pas de s'exprimer de façon plus ou moins effervescente. Passionnelle même, quand le propos roula sur la question des rapports entre la mission globale des institutions sanitaires et sociales et le fonctionnement local des services pris en otage entre des hiérarchies administratives, médicales, médico-sociales et socio-éducatives, qui séparent plus qu'elles ne rassemblent dans le champ sanitaire et social. Le mot « valeur » s'invita alors (au singulier et au pluriel) à la *table du débat*[11], en résonance avec celui de *complexité* et de rapport au travail. On a toujours besoin de parler quand la tension monte et percent les inquiétudes.

Valeurs, complexité ! Ces deux concepts, outils de la pensée, n'ont pas cessé d'être employés tout au long des échanges. Avec des accents d'espoir et d'incompréhension mêlés, il faut le dire, car l'invocation implicite, divine ou magique, ne suffit pas pour mesurer le poids des charges affectives et émotionnelles que ces idées portent à l'entendement. Alors, il faut rappeler avec E. Morin que « ***la complexité est un mot problème et non un mot solution*** » (1992). Assurément, comme l'écrit Boris Cyrulnick : « On est mal à l'aise quand on doit choisir entre le bonheur dans la servitude qui nous

---

[11] Débattre au sens qu'en donne Francis Wolff avec un exemple approprié à la santé, c'est pouvoir dire : « Je suis en colère contre les "antivax", qui accroissent l'irrationalisme et l'antihumanisme » (*Tribune*, déc./2020). Être en colère et réussir à en débattre, telle est la voie de la raison et la clé de la reliance sociale. Dans sa *critique logique du relativisme,* l'auteur du *Plaidoyer pour l'universel* (Fayard, 2019), constate qu'il n'y a pas de société sans croyances, coutumes et traditions, et celles-ci sont instables et contradictoires. Évoluant avec le temps, elles sont « ouvertes aux apports extérieurs et généralement métissées » (p. 66). De plus, « les cultures, entités fermées, immuables et homogènes n'existent pas », et, rappelle le philosophe, le *relativisme* de Protagoras « ne portait pas d'abord sur les valeurs morales mais sur la vérité ». Ce qui signifie qu'« il n'y a pas de savoir, il n'y a que des opinions et elles sont toutes vraies… pour ceux dont elles sont des opinions » (p. 67). On se rapproche de Platon (Théétète, 169, d-71), « obligé de reconnaître la vérité de l'opinion non relativiste de ses adversaires » dans le chassé-croisé des opinions prises au piège des vérités universelles : « Tout relativiste (y compris culturel) semble en effet pris dans un dilemme : doit-il ou non relativiser son relativisme ? » (*ibid.* p. 67).

sécurise et le plaisir du cheminement personnel qui nous isole » (*Sauve-toi la vie t'appelle, Odile Jacob,* 2012).

RÉALITÉ, VIRTUALITÉ. Comme la morale et l'éthique avec lesquels elles tissent des liens étroits, les valeurs sont une réalité vécue, et cette réalité se conjugue sous un aspect subjectif et objectif à la fois, psychologique et social, qui vient à l'esprit dans tous les choix de la vie quotidienne quand il s'agit d'évaluer la valeur de ce que l'on veut faire et de décider de ce que l'on peut ou va faire. Elles procèdent d'une unité d'éléments fondamentaux qui répondent au schéma ci-après (*Fig.1*), qui illustre la structure d'un concept taillé dans les entrelacs des conditions ontologiques et phénoménologiques de la vie en société, au centre d'un réseau foisonnant de relations humaines régulées par des normes sociales, des mœurs et des traditions qui contrôlent et orientent le *vivre ensemble*.

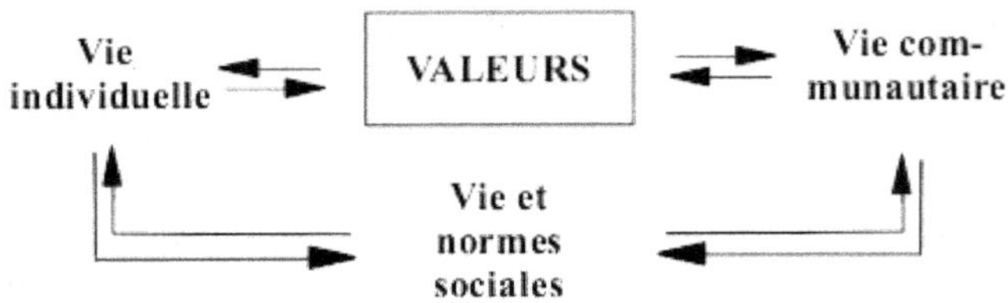

Fig. 1. *Les valeurs au centre de la vie en société*

Ressource de la vie quotidienne, la santé, santé physique et mentale, est un état individuel, qui se mesure à l'aune des états de culture et de civilisation de la société, avec ses croyances, ses coutumes et ses traditions. Concept positif, *la santé* (ce qui est sain et ne présente aucune atteinte pathologique ou anomalie) n'existe pas sans les revers négatifs, paradoxes et contradictions qui la menacent dès la conception de l'embryon : la maladie, le handicap et la pauvreté, qui prennent une place de plus en plus étendue et exposée dans le monde où nous vivons.

Si bien que la notion de santé renvoie aujourd'hui, à l'ère de la *postmodernité*[12], à des préoccupations significativement plus concrètes et urgentes qu'abstraites. Certes l'utile et l'efficace sont le principe de tout système de valeurs, et les valeurs de la santé sont incontournables, mais pas suffisantes à l'harmonie de toutes les autres valeurs *de* et *dans* la société. En quoi exactement, à quelles conditions, pourquoi, comment et avec quels moyens ? À quel prix, et avec quelles conséquences ? Peut-on imaginer, dans l'absolu, des êtres en bonne santé dans une société malade, alors que l'idée même d'une société en bonne santé avec une population atteinte de maladies

---

12 La *postmodernité* est un concept sociologique qui se traduit dans la civilisation occidentale actuelle par la perte de confiance dans les valeurs de la modernité, telles que le progrès et l'émancipation répandus depuis le XVIIIe siècle.

reste inconcevable, voire inacceptable de nos jours, à l'ère du « toujours plus » [13] . L'expérience déjà vieille et toujours actuelle de trois années consécutives de la pandémie, en est la démonstration. Jusqu'où les sociétés ainsi fragilisées sont-elles capables d'aller, même pourvues des progrès de la science et des techniques, dans les meilleures institutions de santé possibles ? Alors comment *la Santé* – santé publique, médecine hospitalière et libérale, médecine de ville et des territoires – peut-elle veiller à prendre soin d'elle-même quand elle est débordée de toutes parts, si ce n'est par les valeurs internes et externes, individuelles et collectives qui la déterminent, la guident et la protègent pour en prendre soin tous ensemble ?

Selon sa constitution de 1946, l'OMS définit la santé comme :

— « ***un état de complet bien-être physique, mental et social et pas seulement l'absence de maladie ou d'infirmité*** ».

Enjeu majeur de la démocratie, la santé est devenue au fil des progrès de la médecine, des hautes technologies et de la science un monde dans notre monde. Elle multiplie ses rôles et développe ses fonctions en se complexifiant, à mesure que la modernité avance et que ***le choc démographique*** se précise quand ***l'espérance de vie en bonne santé*** augmente en engendrant des besoins de plus en plus considérables et contradictoires (comme entre l'âge d'entrée au travail et celui du départ à la retraite notamment). Mais le grand paradoxe du monde de la santé au sens large, milieu du plein épanouissement du corps et de l'esprit par excellence, du bien-être physique, psychologique et social à la fois, est celui d'une hétérogénéité de missions et de professions, de besoins et de demandes qui sont certes animées par une bonne volonté commune reposant sur des valeurs communes, mais qui ne communiquent pas (ou pas assez) et ne font pas corps entre elles, du fait de la multiplicité jalouse des cultures personnelles et professionnelles qui animent, créent et recréent les structures sur fond de crise sociale et d'économie menacée.

Le fait est que ces valeurs, valeurs scientifiques, techniques, sociales, culturelles, éducatives, morales, politiques, etc., sont partout et perpétuellement mises au défi de pouvoir s'ordonner et s'agréger sur le terrain, de la prévention des maladies jusqu'au au lit du malade comme au poste de travail. La *réification*[14] devient trop souvent réelle dans ces cas sur le terrain,

---

[13] Sentence dont le journaliste François de Closets a fait le titre d'un essai (*Toujours plus*, Grasset, 1982), où il dresse un véritable palmarès des inégalités en France. « Toujours plus de dépenses, et toujours moins de services publics », commence à exprimer l'opinion publique.

[14] En philosophie, la *réification* est le « processus de transformation de quelque chose de mouvant, de dynamique en être fixe et statique » (Larousse). D'un point de vue sociologique et politique, la réification désigne le rapport social, qui transforme le sujet d'une relation humaine en « chose », c'est-à-dire

où le système est incapable de maintenir « l'usager » dans son *unité bio-psycho-anthropo-sociale* et le lance, dossier médical partagé en main ou à l'écran, de spécialiste en spécialiste, de consultation en consultation et d'ordonnances en ordonnances dans des parcours de soins, de placements, d'aides variées et d'accompagnements multiples à en perdre l'espoir et la raison. Et, parfois même, son identité.

Urgences saturées, services de réanimation asphyxiés, hôpitaux psychiatriques en détresse, EHPAD (établissements pour personnes âgées dépendantes) surcontaminés et interdits aux familles, la pandémie vécue du Covid nous donne la mesure des restructurations nécessaires en termes de moyens humains, matériels et financiers pour ne pas ajouter de crises à la crise, Mais elle montre surtout le malaise et les dysfonctionnements du système de santé en termes de gestion des *ressources humaines* dans ce milieu d'hommes et de femmes au service *d'alter*-egos, autres « *soi-même* », face à la souffrance, la dépendance et la maladie. La maladie dont l'imaginaire collectif (qu'entretiennent quotidiennement la banalisation du pire et les paradoxes qui s'accumulent) se complaît à croire que la science en viendra, sinon à bout, du moins qu'elle trouvera un jour les moyens (robotisés ?) de solutions miraculeuses pour prolonger l'espérance de vie en bonne santé dans le confort et, voire l'oisiveté.

Complexe, le problème est réel. *Valeurs* ? S'il en est une qui est universelle, c'est bien celle qui fait valoir qu'il faut sans cesse apprendre et réapprendre à bien penser. La santé en découle toujours, à court, moyen et long terme. La réalité nous le prouve chaque jour et la tradition du « salut » n'y est pas étrangère. Du lit du malade ou du bronchitique chronique sans abri, à la menace des crises climatiques, alimentaires et autres fléaux mondiaux, nous sommes tous des « observateurs participants »[15], au regard des valeurs et des acteurs de notre propre santé, comme de celle des autres et de la planète.

Le regard sur les valeurs, cela commence toujours de la même façon quand on se pose la question sur ses propres valeurs ou la poursuit quand on commence un travail de développement personnel pour se connaître et apprendre à s'estimer pour se construire dans le respect des autres. Et plus pragmatiquement, quand on se pose la question du sens de l'action que l'on projette (*valeurs en pensée*) relativement à la portée de l'action que l'on conduit (*valeurs en actes*). Le rapport de chacun aux valeurs, les siennes propres et celles des autres, est ainsi un jeu structuré de regards croisés, où ce

---

en « système apparemment indépendant de ceux pour lesquels ce processus s'est effectué. » (*ibid.)*. Cette acception du concept est due à Marx et a été développée par Lukács.

[15] Nous reviendrons sur ce concept cardinal en termes de relations signifiantes entre l'acteur et le système, emprunté au langage clinique des *thérapies familiales systémiques* (Chap. I., I.3. et Chap. VI, I, 1.3.).

que je vois en matière de valeurs, est en même temps ce qui est en moi, chez les autres, et dans ce que la réalité me donne à voir (*Fig.2*).

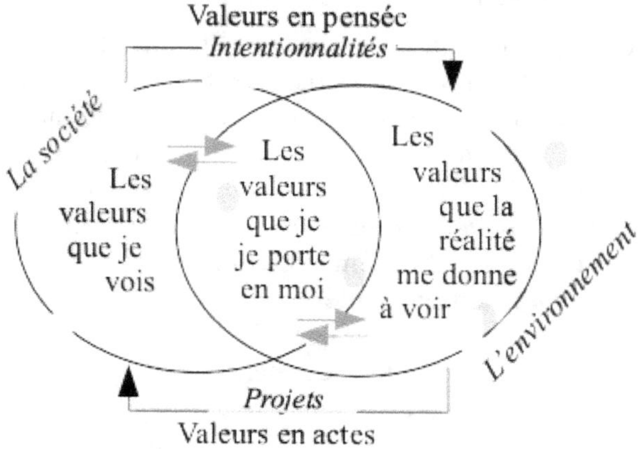

Fig. 2. *Les valeurs, un phénomène auto, hétéro et écoréférentiel*

Les valeurs que je vois, sont celles qui sont en moi. Je les porte ou crois les porter, je les saisis et me les représente. Elles font partie de ma vie intérieure (*autoréférence* et *autonomie*) dans leurs rapports à ce que la réalité me donne à voir des valeurs chez les autres et des faits, dans le milieu où je les observe et me projette (vie relationnelle : *hétéroréférence, hétéronomie*) en fonction de mes motivations avec, pour ou contre les autres. « Étoile du berger » de l'humanité, dirait le poète, les valeurs sont comme une brume salutaire qui se dégage à l'horizon de nos intentionnalités entre la décision et l'action. Une étoile à vrai dire « qui brille plus que les autres », parce qu'elle est une *planète* qui réfléchit la lumière, corrigerait « l'Astronome » du *Petit Prince*.

La nature des valeurs, c'est qu'elles se projettent dans la réalité sous forme de principes plus ou moins spécifiques en référence à des idées, au travers des représentations mentales de ce qu'elles sont, de ce à quoi elles sont utiles et capables de devenir en actes « chemin faisant » au fil des situations. Mais ce n'est là qu'un regard empirique auquel la science a pour mission de collaborer afin d'approfondir l'accès au réel : « le regard scientifique c'est le regard armé de sa théorie » (J. Ardoino, 1980, p. 162). Et la théorie est nécessaire aux valeurs qui sont du monde des symboles et de l'imaginaire, pour contribuer à les faire passer de l'état vertueux, virtuel et déclaratif où elles existent dans la pensée, à l'état réel en actes où elles ont vocation à intervenir positivement.

LA RAISON ET LE PLAN DE CE LIVRE

Je n'ai jamais écrit de façon explicite et formelle sur les valeurs, même si elles m'ont accompagné chaque jour de ma vie personnelle et interrogé tous ceux de mon expérience professionnelle, que ce soit en situation d'action administrative, d'intervention psychopédagogique ou psychothérapeutique, d'enseignement ou de recherche et de communication dans des colloques, de congrès en tables rondes. Mais, j'ai participé et observé. J'ai partagé autant que faire se peut, appris et essayé de transmettre autant que j'ai assimilé. De fait, je me suis toujours senti impliqué en tant qu' « observateur participant ».

Ce livre n'est donc pas le fruit du hasard ou d'un pari fait avec moi-même, acteur de mon propre récit. Il est l'aboutissement de la trajectoire d'un retraité actif, qui, après une carrière de 42 années dans le domaine hospitalier et médico-social, en alternance avec l'enseignement et la recherche universitaires, a publié un ouvrage sur *l'éthique et la reliance* (L'Harmattan, 2020) et un autre sur *la pandémie aux portes de la démocratie* (L'Harmattan, 2022). Ce dernier est ainsi le troisième volet d'une *trilogie de la complexité des relations humaines* où la santé s'affirme comme une conjonction inséparable « en soi », et inséparable des valeurs (autre conjonction inséparable) qui tissent ensemble des liens... inséparables. Valeurs et santé sont deux systèmes différents, reliés par la logique et l'évolution, qui réunissent leurs composantes dans une unité nourrie des forces que *l'esprit des valeurs* apporte à la santé, et que la santé retourne aux valeurs. – « Dis-moi quelles sont tes valeurs, je te dirai qui tu es... ». Et peut-être même me ferais une idée de tes dispositions de ton caractère et de l'état physique et mental dans lequel tu te trouves.

— La première partie : ***Le concept de valeurs, de la structure au système***, est consacrée à l'approche du mot *valeur(s)* sous l'angle des éléments qui le définissent (*le lexique*) et de la dynamique du système dans lequel on les projette pour les représenter (*la sémantique*). Les valeurs sont ici conçues comme un objet d'observation. Elles stimulent la pensée empirique (ordinaire et extraordinaire) de chacun, et provoquent la « pensée complexe » [16] rationnelle et non pas rationalisatrice du scientifique (Chap. I : *un concept universel, riche de sens, d'espoirs, d'incertitudes et de contradictions*).

D'un point de vue fondamental les valeurs procèdent d'une genèse qui réfère aux rapports de *socialisation,* d'*acculturation* et d'*adaptation* que l'acteur entretient avec le monde dans lequel il vit au rythme de ses transformations, en fonction des facteurs psychologiques, sociaux, culturels et environnementaux qui opèrent au sein du champ social et sociétal (Chap. II : *La dynamique des valeurs : un rapport inséparable entre socialisation et acculturation*).

C'est dans ce champ théorique général que le domaine de la santé se présente, en particulier, comme un *système sanitaire et social* dans un cadre

---

[16] Selon E. Morin, *la pensée complexe* n'est pas une pensée globale opposée à une pensée parcellaire, locale et simplificatrice voire simpliste. C'est une pensée qui articule le tout et les parties. relie, met de l'ordre et apporte de la clarté dans le réel.

institutionnalisé et organisé, produit et producteur de valeurs qui lui sont propres et partageables au sein des différents champs de la société (Chap. III).

— La deuxième partie intitulée : ***Les valeurs de la santé dans le champ sanitaire et social,*** est un survol orienté de ce qui se passe dans la réalité observée de *l'action sanitaire* (hospitalière et médico-sociale) *et ses valeurs* (Chap. IV) ; de *l'action* médico-sociale et sociale *et leurs valeurs* (Chap. V) ; et de ce que nous donnent à voir et à comprendre la *dialectique du sanitaire et du social* arc-boutée sur des *valeurs communes et des cultures séparées* (Chap. VI). Le tout représenté de manière à faire un point critique de la situation, entre les valeurs de la santé telles qu'elles sont enchevêtrées dans la réalité sanitaire et sociale, c'est-à-dire communes et hétérogènes, et telles qu'elles devraient être dans l'idéal, c'est-à-dire corrélées et harmonisées avec des cultures homogènes sanitaires et sociales.

D'un chapitre à l'autre de cette partie, la méthode n'est pas celle de l'enquête sociologique sur le terrain ni même celle de l'étude de cas du type recherche-action capable d'expérimenter et d'observer les valeurs en situation, mais celle d'une description et d'une *interprétation des structures et du fonctionnement du système de santé,* consistant à approcher la réalité des valeurs en jeu dans ce système, *au regard des cultures,* des *symboles* et des *mythes* qui s'y croisent en tant que faits sanitaires et sociaux. Sorte d'*herméneutique*, en somme, pour faire parler les signes de l'Institution.

— *La troisième partie* de ce parcours aux frontières des organisations sanitaires et sociales sous les auspices du paradigme constructiviste et systémique de la complexité, conduit à concevoir les rapports entre l'homme et les institutions, comme l'expression d'une ***écologie de l'esprit des valeurs dans le domaine de la santé***. De *la santé* lue, vue, vécue et interprétée *entre innéisme, apprentissage et transmission des valeurs* (Chap. VII). Le tout, pour aboutir au constat que *la santé* et ses valeurs sont, avec l'éducation, *un fleuron de l'universel* (Chap. VIII), et que c'est en tant que telles qu'il faut les cultiver.

La focale de ce parcours : D'une partie à l'autre de la réflexion, on revient toujours quel que soit le chemin emprunté, théorique ou pratique, à la réalité que l'homme est intrinsèquement une « *unité bio-psycho-anthropo-sociale.* Concept récurrent dans les ouvrages d'inspiration transdisciplinaire de Marie-Françoise Collière [17] : *Promouvoir la vie, De la pratique des femmes*

---

[17] Infirmière, enseignante et chercheuse, diplômée de *santé publique* (Wayne Stade University de Détroit, États-Unis) et *d'histoire des civilisations*, M.F. Collière est pionnière en France de l'utilisation de *l'ethno-histoire* pour analyser les pratiques soignantes (Université Lumière, Lyon II de 1965 à 1994). Ses travaux interdisciplinaires révèlent la richesse des valeurs humaines au point de rencontre entre la souffrance, la maladie et les techniques de soins sous toutes leurs formes.

soignantes aux soins infirmiers (InterEdition, 1982), et : *Soigner le premier art de la vie* (InterEdition, 1996). Depuis sa pratique de soignante et d'enseignante formée à la recherche elle a participé, à l'image des *constructivistes*, à l'invention de la « réalité[18] individuelle, sociale, culturelle et scientifique de la santé. L'Institut de Formation en Soins Infirmiers « Marie-Françoise Collière » de l'Hôpital de Béziers porte désormais son nom. C'était une humaniste. Et bien que pionnière ayant participé au développement des « sciences infirmières »[19] elle a connu, à l'âge de 75 ans dans un hôpital, une fin qui fait réfléchir. Voici ses dernières pensées dictées à Annie Denayrolles, directrice de l'Institut de formation en soins infirmiers de Béziers et conseillère technique régionale, le 22 janvier 2005 :

> *« Sachez que j'ai pu, par mon expérience de vie me conduisant jusqu'à la mort, constater qu'il suffit d'une rupture comportementale ou gestuelle dans la continuité des soins pour que toute la qualité du travail d'une équipe soit détruite.*
>
> *Il suffit d'un "mouton noir" pour que la fragilité de celui qui quitte la vie soit confrontée au désarroi, voire au désespoir le plus abrupt. Les meilleures compétences techniques professionnelles sont annulées par la rupture du respect interpersonnel et prive la personne soignée de parole pour se défendre car apparaissent alors les réalités des représailles et de la persécution dans les soins.*
>
> *A chacun, je demande de se centrer sur les forces de vie, sur la mobilisation des ressources vitales, dans le respect de l'individu et de l'humanité pour promouvoir les soins et promouvoir la vie.»*
>
> Marie-Françoise Collière

---

18 « Nous construisons le monde, alors que nous pensons le percevoir », tel est le point de vue des *constructivistes* qui appellent « réalité » toute interprétation construite par et à travers la communication. Cf. : *L'invention de la réalité, Contributions au constructivisme*. *Sld* de Paul Watzlawick, Seuil, 1981, 1985.

19 Sciences qui désignent l'ensemble des savoirs théoriques, cliniques, éthiques et pratiques issus des modèles conceptuels en soins infirmiers contribuant à la *politique de santé* dans le but de diminuer les inégalités sociales et territoriales, en apportant une prise en charge spécifique reposant sur des compétences établies et reconnues, qui confèrent à ce corps professionnel un « rôle propre » auprès des populations, en termes de qualité de vie face aux infirmités, au handicap, à la maladie et au vieillissement.

PREMIÈRE PARTIE

LE CONCEPT DE VALEURS
De la structure au système

« S'il est vrai que la valeur des choses peut-être et n'a jamais
été estimée que par rapport à certaines notions idéales,
celles-ci ont besoin d'être expliquées.
Pour comprendre comment des jugements de valeur sont possibles,
il ne suffit pas de postuler un certain nombre d'idéaux ;
il faut en rendre compte, il faut faire voir d'où ils viennent,
comment ils se relient à l'expérience en la dépassant
et en quoi consiste leur objectivité. »

Émile Durkheim :
Sociologie et philosophie, 1967, p. 101.

Une société qui survit en créant des besoins artificiels
pour produire efficacement des biens de consommation inutiles
ne paraît pas susceptible de répondre à long terme aux défis
posés par la dégradation de nôtre environnement.

Pierre Joliot-Curie
Président du Comité d'éthique du CNRS (1998-2001)
« La recherche passionnément », Odile Jacob, 2001.

Il y a plus de volonté qu'on ne croit dans le bonheur.
Le courage nourrit les guerres, mais c'est la peur qui les fait naître.
Le désir retombe s'il ne s'achève pas en volonté.
Il n'y a au monde que le danger réel qui guérisse de la peur.

Alain, *Propos sur le bonheur*

Le monde des valeurs, quel est-il, d'où vient-il et que nous apporte-t-il dans celui où nous vivons ? Pour quoi faire ? Valeurs existentielles, valeurs morales, philosophiques, religieuses, matérielles, économiques, valeurs du travail et du mérite, de la politique et de la démocratie, valeurs individuelles et valeurs collectives, personnelles et professionnelles, valeurs de la santé, etc. Quelles valeurs valorisons-nous dans nos vies en général, et dans celles de la santé en particulier ? Et à quel prix ?

S'il est un lieu, un espace de vie par définition où les quatre « valeurs fondamentales » de l'existence : la vérité, le bien, le beau, l'amour et leurs relations au monde entrent en synergie, c'est bien celui de la santé où elles se fondent ensemble en mille galaxies de valeurs étoilées pour donner sens à nos vies : autonomie, solidarité, sécurité, bonheur, sagesse, justice sociale, liberté (impératif lié au respect de l'Homme), *égalité* (qui se manifeste dans la lutte contre les inégalités), *fraternité* (sentiment qui se fonde dans l'altruisme et s'incarne dans la solidarité), *démocratie, bienveillance, respect, empathie, affection, harmonie, unité, universalité... dépassement de soi, résilience, etc.*

Les valeurs donnent à voir de multiples dimensions de la vie et de la société en fonction des comportements et des stratégies des acteurs . Elles peuvent être pragmatiques, poétiques ou prosaïques quand il s'agit de les « voir » sous le jour du quotidien où elles se croisent et évoluent entre l'objectivité et la subjectivité dans les méandres de la civilisation et de la santé, leur Voie lactée, où elles vivent cachées et se révèlent à la fois. Car, nos valeurs sont celles qui sont en Nous, en même temps que celles qui sont chez les Autres quand on s'y ajoute pour construire et inventer ensemble la réalité du monde dans lequel on vit ensemble.

Symboliquement, l'image n'est pas incohérente les valeurs à défaut de pouvoir être mises en équation ont bien quelque chose de cette étoile du Berger, étoile du matin, qui nous guide vers ce que nous voulons et devons faire, et nous donne l'espoir et le courage de pouvoir le faire en situation consciente.

« Il existe deux ensembles de principes. Les principes de pouvoir et de privilèges et les principes de vérité et de justice. Si vous courez après le pouvoir et les privilèges, ce sera toujours au détriment de la vérité et de la justice.» Noam Chomsky

CHAPITRE I

LES VALEURS, UN CONCEPT UNIVERSEL RICHE DE SENS, D'ESPOIRS, D'INCERTITUDES ET DE CONTRADICTIONS

Valeurs, la notion est polysémique. Sémantiquement, elle *connote* (donne le sens aux mots selon le contexte), plus qu'elle ne *dénote* (le sens premier, lexical du mot qui renvoie directement à la réalité). De la simple discussion informelle à la conversation la plus formelle, le mot *valeur(s)* employé par les protagonistes est toujours porteur de sens implicites et subjectifs, imprégnés de la culture du locuteur et de la sensibilité perceptive et affective du destinataire, prélude à l'action.

Les valeurs sont-elles innées ou acquises, complexes ou compliquées ? Visibles ou cachées ? Plébiscitées ou refoulées ? Contemplées ou appliquées ? Abstraite, la notion de valeur a une relation complexe au réel. Et, celle-ci ne va pas en s'arrangeant à mesure qu'on cherche à connaître la valeur des choses au pluriel pour s'en faire une idée claire, en les distinguant pour les comprendre (*cum prehendere* : saisir, prendre ensemble) et les choisir au fil de l'expérience. Qu'entend-on, par valeur et valeurs ? Par hiérarchie des valeurs et systèmes de valeurs ? Pourquoi parle-ton de perte des valeurs ? Comment fonctionnent-elles ? Et qu'en est-il de ce qui est *valide* et *valorisant* pour les valeurs, de l'un à l'autre des discours infinis qui s'attachent à elles, s'en détachent et s'y rattachent ?

Si on interrogeait Jacques Ellul par exemple, qui, adepte de la rhétorique de l'expression d'une idée par son contraire a dit : « Il n'y a pas d'éthique, et c'est pour cela qu'on en parle de plus en plus », peut-être reprendrait-il le sens provocateur de son jugement en se paraphrasant lui-même : – « Il n'y a pas de valeurs, et c'est pour cela qu'on y pense de plus en plus »[20]… sans toutefois en parler vraiment alors qu'elles sont bien réelles dans la tête des gens. Car on le constate dans la société ambivalente , individualiste, industrielle et consumériste où nous vivons, tout le monde pense à la valeur des choses (cf. *Le bluff technologique*, 1998). Mais on cache davantage les valeurs, qu'on ne les prouve. Elles incitent à l'optimisme quand tout va bien et au pessimisme quand tout va mal. De fait, elles existent puisqu'elles jouent un rôle essentiel

20 *Cf.* Armand Petitjean : « Pour une éthique de la responsabilité », *Transversales, Science / Culture*, juillet-Août 1991, pp. 2-4, p. 2.

de *médiation*[21] dans les équilibres fragiles de la vie biologique, affective et sociale. Elles existent, mais on use de silences pour en parler.

Les valeurs, en effet, ne sont pas valeur à négliger. Elles véhiculent les représentations du bien et du mal, du *yin* et du *yang*, qui irriguent la vie psychique, agissent au niveau des relations humaines, et influencent le quotidien dont elles sont la richesse. Certes, il est des milieux où l'idée de valeur(s) est absente, occultée ou même détournée, mais il en est d'autres où, prégnante, cette idée est consubstantielle à l'action individuelle et à l'organisation collective éclairée. Le monde de la santé et du travail social réunis est, par essence, de ceux-là. Et il en est ainsi pour toutes ces institutions, comme la justice, l'éducation, la religion, la laïcité, etc., où valeurs et qualité de l'action étant la raison même de leurs missions respectives et complémentaires, ne pas veiller à les cultiver, serait synonyme de faillite morale et de décrépitude à tous les niveaux de la société. Avec les conséquences qui en découlent. Le sport devenu spectacle n'est-il pas, dans la démesure, en train d'afficher à grande échelle l'exemple le plus visible de la perversion de ses propres valeurs, en trahissant l'une de ses vertus la plus symbolique : *l'exemplarité* et *la solidarité,* au profit de *la compétition et du consumérisme sans barrières* ? Compétition qui détruit la santé des uns, quand d'autres s'efforcent de la promouvoir en s'accrochant aux valeurs hygiénistes, éducatives et sociales du *sport-santé-loisir* pour tous. Il y a là un *conflit de valeurs*, à l'image de tout ce qui se passe dans d'autres secteurs de la vie économique et sociale, où la richesse et la variété des faux principes mis en jeu en viennent à défier l'ordre et la justice. Aussi ne faut-il pas perdre de vue que si les discours implicites et explicites sur les valeurs sont réels dans le domaine de la santé, ils ne posent pas moins la question de la santé des valeurs, ici comme ailleurs. Mais, ce qui est capital avec les valeurs de la santé, c'est qu'**elles jouent en permanence avec *la santé de la Santé***, c'est-à-dire l'ensemble des rapports, humains, sociaux, culturels, moraux, politiques, scientifiques, économiques, juridiques, entre la *santé-état* et la *santé-institution*. C'est-là le cœur du débat, au sens où le philosophe Francis Wolff rappelle le rapport paradoxal des mots avec les choses et cite Michel Foucault : « l'homme est en train de périr à mesure que brille plus fort à notre horizon l'être du langage »[22]. *Valeur(s),* que signifie ce mot polysémique aussi incontournable que refoulé ?

---

21 De *mediatio* (entremise), et *medius* (qui est au milieu), et de *mediare* (diviser par deux, partager, s'interposer). Cette étymologie inclut à la fois *la division, l'interposition et l'entremise.*

22 *Cf.* F. Wolff : *Plaidoyer pour l'universel*, Fayard, 2022, p. 18, et M. Foucault : *Les Mots et les choses*, Gallimard, 1966, p. 397

I. DES VALEURS EN GÉNÉRAL, À L'EMPREINTE DES VALEURS DANS LE DOMAINE DE LA SANTÉ EN PARTICULIER

La *santé* étant un état physiologique (normal ou pathologique), et la *Santé*, une institution créée par l'homme (pour promouvoir le bien-être et lutter contre la maladie et ses conséquences sociales), le risque est permanent de voir le système de santé menacé entre les lois de la nature et les facteurs de la culture. Autrement dit, le sort de la santé vécue et institutionnalisée est tout entier lié à des valeurs. C'est-à-dire aux raisons profondes, qui font ce qu'elle sera demain en fonction de ce que l'on en fait aujourd'hui. Concept multidimensionnel et plurifactoriel, les valeurs sont des idées, et comme les catégories de la pensée, elles sont structurées et hiérarchisées. Elles ont, au sens de *la Méthode* d'E. Morin « leur habitat, leur vie, leurs mœurs et leur organisation » (Seuil, 1991). Issues de la *biosphère*, elles se cultivent dans *l'anthroposphère* où elles vivent à cheval, entre le *mythe et la réalité, d'un monde à l'autre de la psychosphère* et de la *sociosphère*.

I.1. Les valeurs et le vivant-social

Nous accordons de l'importance aux valeurs parce que c'est à travers elles que nous nous exprimons, agissons et jugeons le monde qui nous entoure. Et c'est à travers l'expérience que nous en avons, que nous savons qu'elles façonnent nos attitudes, guident nos choix et déterminent nos actes en conscience. Les valeurs ne sont pas dans la nature, mais dans la culture. Elles émergent du « vivant-social » et se répandent dans la société en créant des systèmes de systèmes de communication et d'information, que les acteurs organisent en produisant des valeurs, dont ils sont eux-mêmes les produits de systèmes liés aux processus de *socialisation* et d'*acculturation*, qui régulent les conditions de la vie des hommes en société et de leur survie sur la planète en tant qu'êtres humains et citoyens du monde. Des valeurs sans lesquelles l'espèce humaine aurait été menacée dès l'origine, si elle n'avait pas réussi à dépasser le stade des instincts en s'adaptant, grâce à elles, aux transformations culturelles et cultuelles de la société.

La notion de *vivant-social* renvoie à *la biologie* en ce qui concerne le vivant génétique pour l'évolution et le développement ; à l'habitat et l'environnement pour *l'écologie* ; au comportement pour l'éthologie, et à la *sociologie* pour les phénomènes qualifiant des faits sociaux (interactions sociales positives ou négatives, contrôle social, régulation sociale dans tous les domaines, notamment ceux du travail qui font référence au politique et à la solidarité sociale). Robert Castel, formé à la fois à l'école de Pierre Bourdieu et de Michel Foucault s'intéresse à la psychanalyse et à la psychiatrie. Et Joseph Fontanet, ancien ministre de la santé (1961), du travail et de l'Éducation nationale (1969 à 1974)) s'inscrit dans la démarche d'une nouvelle logique politique dont il fait le sous titre de son livre, *Le social et le vivant* (Plon, 1977) où sa doctrine embrasse la totalité du politique en montrant qu'en matière de relations sociales et de *modernité critique* le spontané et le programmé, le conflit et la coopération sont liés dans un système vivant-social, qui devrait « sonner le glas des idéologies et des mythologies qui simplifient et falsifient les choses pour mieux jeter les hommes contre les hommes » (Gérard Donnadieu[23]).

L'idée de valeurs connote le bien et *la lumière*[24], la morale et l'éthique, c'est-à-dire la raison et l'intelligence. Il y a du *sacré* dans les valeurs. Mais il est, selon l'usage que l'on en fait et le contexte où elles se forment, des *valeurs contraires,* moins vertueuses et des *contre-valeurs* qui sont le mal et l'ombre ou l'obscurité. La violence et la barbarie. Du dopage dans le sport aux crimes contre l'humanité, les exemples ne manquent pas. Les valeurs, en effet, sont hétérogènes et relatives. « Il n'est de richesse que d'hommes » considérait Jean Bodin, contemporain de Montaigne. Mais la « richesse » a ses raisons, que la raison n'a pas toujours. Des raisons où le confort des uns ne fait pas la richesse des autres, comme dans le célèbre film de Charlie Chaplin, *Les temps modernes,* qui offre une vision moins humaniste et optimiste de la société, que l'aphorisme du philosophe. Il en est ainsi de *l'emploi* et du *contre-emploi* des valeurs, dont le mot est trop souvent galvaudé et trahi dans la réalité par ceux-là mêmes qui les prônent. La « noblesse » des pauvres : une valeur qui inspire les locuteurs bien-pensants, mais dont se passeraient bien celles et ceux à qui on l'attribue gratuitement sans qu'ils l'aient demandée. Tous les hommes ne sont pas Mère Thérèsa ou l'Abbé Pierre... Du haut de son avion, « L'Intransigeant », Antoine de Saint Exupéry, sans doute, avait-il le sens de la chose : « La grandeur d'un métier est avant tout d'unir les hommes ; il n'est qu'un luxe véritable et c'est celui des relations humaines ». Les valeurs sont ce luxe à la portée de chacun, quel que soit l'état de sa fortune et de sa santé. Mais ce luxe a un prix aux jeux de la conscience et de la roulette des valeurs, toutes liées entre elles à différents niveaux d'interdépendance et de combinaisons plus ou moins vertueuses : *le courage, l'effort, le discernement, l'engagement, la solidarité, la morale, la probité, la justice, l'égalité, l'équité, l'ambition, la gloire, le pouvoir, l'argent,* etc.

I.2. De la santé-état à la santé-institution : un projet de société

Par valeur, on entend le prix d'une chose, son importance, sa référence à l'ordre moral, social, esthétique, son efficience, son efficacité, etc. De ce point de vue le domaine de la Santé, c'est-à-dire l'hôpital moderne et toutes les institutions sanitaires et sociales, publiques et privées avec lui, est un champ

---

23 « Hommage à Joseph Fontanet, précurseur de l'application de *la systémique au domaine politique », op. cit.,* AFSCET, 2007, p. 46.

24 *La lumière*, ce qui illumine, est lumineux, et tout à la fois fascinant, attirant et redoutable, notamment dans l'ordre du sacré (*cf.* J. Ardoino (1980, p. 170).

de valeurs médicales, médico-sociales et sociales conjuguées, un foyer scientifique et culturel où les valeurs individuelles et collectives, personnelles et professionnelles prennent sens ensemble pour le bien commun et la santé de tous. Un champ que l'on peut voir comme une vitrine emblématique des institutions de la santé et de la société, car il est ouvert à toutes les valeurs, celles des personnels qui y travaillent, comme celles des personnes qui affluent dans les établissements et services de santé pour se faire soigner, aider ou accompagner la vie durant, de la naissance à la mort avec plus ou moins de chance et de bonheur, suivant les besoins, ponctuels ou chroniques de leur état de santé. Mais les institutions, comme les hommes qui les créent, peuvent manifester, elles aussi, des états de fatigue ou de maladies plus ou moins graves. **Santé :** ***le concept désigne à la fois des hommes et des structures, des acteurs et un système***, qui évoluent ensemble et se transforment en se parasitant mutuellement, au rythme des progrès de la science et des techniques dans un monde en évolution continue.

Ainsi vu, *le projet* des institutions sanitaires et sociales laisserait-il enfin apparaître *les desseins* de l'institution, et remplir, d'un bout à l'autre de la vie en société, la conscience de ce que sont réellement les valeurs de la santé et les enjeux qu'elles recouvrent. À commencer par ceux de l'économie de la santé, avec laquelle il faut compter. Sans oublier son corollaire, la politique de la santé, pour mettre de « l'ordre dans la maison » (*Oîkos nomos*), car **« le besoin de santé est indéfinissable comme l'est la notion de santé »**, écrit Jean Guitton[25] qui, relativement au principe de *surconsommation* des produits de santé, et aux mythes, mœurs, croyances, opinions et rituels qui l'influencent à travers un débat permanent, précise en citant la sentence du philosophe du langage Brice Parain : « Les êtres se retrouvent séparés avec le premier mot qu'ils prononcent ».

Dieu sait que la santé fait parler, communiquer, conjecturer et mobilise les énergies pour entretenir le plus éternel de ses rêves éveillés : celui de faire de tout ce qui diverge, particularise et singularise, un lieu de convergences, un universalisme entre le *pathos* (lié au souci de convaincre et de se convaincre), l'*ethos* (vecteur de l'éthique pour affirmer) et le *logos* (le raisonnement logique déductif et inductif), qui sont les trois piliers de la rhétorique d'Aristote, sur la base desquels on peut comprendre que chacun est inquiet de sa santé et parfois même jaloux de celle des autres. Ainsi, lorsqu'on s'interroge sur ce que les valeurs *sont*, sur ce qu'elles *font* et sur ce qu'elles *deviennent*[26], on ressent la relativité qui les caractérise en général, et

---

25 Philosophe et écrivain, membre de l'Institut, *in* : Préface au livre de P. Etienne Barral : *Économie de la santé : faits et chiffres* ; Dunod, 1979, p. VI.

26 Dans *La Théorie du système Général*, J.L. Le Moigne développe cette notion ontologique, fonctionnelle et génétique de l'*être*, du *faire* et du *devenir*, qui rassemble « les acteurs » et qualifie « le système » autour du projet

les qualifie dans le contexte où on les observe en particulier. Du global au local et du macrosocial au microsocial, soit d'un niveau à l'autre où elles prennent vie, les valeurs s'enracinent et murissent, fleurissent ou s'étiolent d'un champ à l'autre qu'elles traversent, et d'une situation à l'autre où elles s'embellissent ou se décomposent. Aussi, que nos valeurs soient partagées ou ne le soient pas, on ne peut pas ne pas communiquer en matière de valeurs, pas plus que l'on ne peut pas ne pas organiser et s'organiser pour vivre en société. « Il vaut mieux être riche et en bonne santé, que pauvre et malade », c'est trivial, mais la tautologie est explicite : on en use et on en abuse quand le dialogue s'épuise et que l'humour est un recours à l'espérance. C'est un fait, on ne peut pas observer les valeurs, comme on regarde le train qui passe, et encore moins les cultiver sans s'interroger en les interrogeant. Prolixes ou muets, dubitatifs ou candides, volontaires ou soumis, nous sommes tous des « observateurs participants » au grand *jeu des valeurs*, qui est manifestation du dialogue et de la Raison, au sens où elles sont le terreau universel de toutes les solidarités, car « l'humanité, est une communauté éthique » : F. Wolff (2022, p. 11).

I.3. Valeurs, Santé, Participation et Réciprocité

S'agissant des valeurs – les siennes propres et celles des autres – il est indispensable de prendre de la distance avec soi-même lorsqu'on aborde cette question fondamentale, ouverte à tous les possibles visibles ou impénétrables de la vie. C'est là une posture où la raison, aussi scientifique soit-elle, n'échappe pas aux sirènes du *moi*, écartelé entre les pulsions du *ça* et le contrôle du *surmoi*. Il existe une *psychanalyse sociale* où la référence au *transfert de valeurs* est centrale, notamment dans leurs rapports aux représentations de nous-mêmes et du sens que nous mettons dans nos relations à autrui. Celles-là mêmes qui déterminent nos vies sociales entremêlées. Ce qui importe en effet avec les valeurs, c'est qu'elles puissent être reconnues, apprises, transmises, appliquées et partagées entre tous les acteurs, *observateurs participants* que nous sommes face au *vivant-social* confronté à toutes les ambiguïtés entre la nature et la culture.

« L'observateur participant », c'est (au sens de la *théorie écosystémique de la communication* introduite par Gregory Bateson en psychopathologie et en psychothérapie) le praticien engagé dans une intervention d'inspiration éthologique où il est lui-même acteur. « Travaillant » par exemple avec une famille, il vise à s'intégrer à la vie de celle-ci à tel point, précise le *Dictionnaire clinique des thérapies familiales systémiques* (ESF, 1988, p. 358), « qu'il subit la contamination même de ses dysfonctionnements ». La participation renforce sa « possibilité » d'observation et lui permet de

---

commun qu'ils manifestent de vouloir vivre « coûte que coûte », physiquement, moralement, intellectuellement et économiquement en société (1984, pp. 63-65).

l'affiner. La méthode étaye le diagnostic des situations pathogènes et permet d'entrevoir et interpréter les *doubles liens*, contradictions et paradoxes dans lesquels le thérapeute se sent impliqué lui-même à travers les réactions qu'il ressent. Un véritable système thérapeutique est ainsi établi, où « l'accueil des informations relationnelles dans le groupe familial l'aide à participer activement au système thérapeutique créé avec l'assistance du patient désigné et de ses proches, et avec ses pratiques initiales d'affiliation » (*ibid.)*

La famille est un *milieu*[27] tissé de valeurs, comme dans toute communauté ayant des attaches et des intérêts communs en lien avec ses environnements extérieurs : *social et culturel* (école, associations, religion, partis, syndicats…), *technico-économique* (scientifique, technique, économique, financier, commercial…), et *institutionnel* (organisationnel, politique, éducatif, sanitaire et social, légal, professionnel…). C'est dans cet *écosystème* qui peut se définir comme le *champ matriciel des valeurs*, que naissent, se transmettent et s'assimilent les valeurs, en se construisant et se déconstruisant selon les lieux et les époques où elles obéissent à une *logique auto-, co- et écosystémique*. Imprégnées du sens du vrai (*verus* en latin), elles cherchent à vérifier les *intentionnalités* et consistent à s'assurer qu'une chose est telle qu'elle doit être, ou telle qu'on l'a déclarée selon les normes et les codes en usage. D'où les notions de *valeurs déclaratives*, dont seuls la mise en œuvre et le résultat (*valeurs en actes*) permettent d'affirmer l'exactitude des principes énoncés. Mais, dans quel ordre classer toutes ces valeurs issues de nulle part et partout à la fois entre le rêve et la réalité, en véhiculant des principes qui n'épuisent ni l'incomplétude ni les contradictions. Force est de considérer en référence aux *Théorèmes d'incomplétude* de Kurt Gödel (1931), que le discours de *la consistance* (la *non-contradiction*) de Russel et Whitehead est impropre aux valeurs comme à l'éthique, qui – du réductionnisme au holisme, de l'analogie aux paradoxes, de l'entropie à la néguentropie des systèmes formels et complexes –, n'obéissent pas à la loi des mathématiques.

À se rappeler les derniers mots de M.F. Collière, elle qui avec tant d'autres, anonymes ou illustres, a consacré sa vie à la cause de la santé, il y a lieu de constater que le *concept d'humanité* apparaît bien faible face à la réalité (*cf. supra,* Introduction). Il n'est pas qu'épistémologique, comme le remarque F. Wolff (*ibid.,* p. 19), il est dans la réalité pure et dure de la vie en société. On a

---

[27] Le *constructivisme* insiste, en psycho-pédagogie comme en sociologie, sur la *relation milieu-environnement* qui repose sur une différence fondamentale : « Si l'environnement est "hors" du système, le milieu, en revanche, en fait partie et il concerne sa frontière. » (G. Lerbet, 1986, p.21). Le *milieu* étant ce que les acteurs et le système intègrent de l'environnement, il est sous tensions génératrices d'ordre (*entropie*) et de désordre (*néguentropie*), de concordes et de discordes, entre le tout et les parties.

beau parler des valeurs, elles ne sont pas toujours au rendez-vous. Elles se révèlent en fait dans l'équité comme dans l'iniquité. L'éthique des valeurs est tout entière dans l'échange et la communication, qui se manifestent « dès la scène primitive » de l'esprit humain dans le « triangle du langage », analyse F. Wolff : « Je te parle de *ceci* ; tu me parles du même *ceci* pour m'en dire autre chose. » (2022, p. 331). À ne pas douter, quand la vie se complique des carences de la solidarité, ni la colère ni le ressentiment ne peuvent nous faire oublier que nous sommes des « animaux éthiques », car précise le philosophe, « l'éthique de la réciprocité, nous l'éprouvons quotidiennement quand nous ressentons cette émotion qui la caractérise par excellence : l'indignation.» (2022, p. 331). *L'indignation* face à la violence, à l'injustice et à la maladie, comme à la barbarie.

1.4. La santé-institution, enjeu de valeurs et de combats aux frontières des organisations

La notion de « combats aux frontières des organisations » est réaliste. Qu'il s'agisse de la santé, de l'éducation ou de toute autre institution, cette expression éclaire les luttes qui s'opèrent entre les classes organisantes et les classes organisées. S'agissant de l'éducation permanente, par exemple, G. Pineau dans son ouvrage *Les combats aux frontières des organisations* (Sciences et Culture, 1980) traite le sujet sous l'angle critique de la bureaucratisation institutionnalisée, qui asservit les usagers (qui sont aussi des ayants droit). Contradiction, qui fait d'une loi de progrès social (loi du 16 juillet 1971 portant organisation de la formation professionnelle continue dans le cadre de l'éducation permanente), un nouveau champ de conflits sociaux, quelles que soient les expériences conduites en matière de gestion participative des budgets et plans de formation. Avec les conséquences directes et indirectes que tout ceci peut avoir sur les enjeux et la qualité pédagogique des actions de formation. C'est d'ailleurs à la faveur de la publication de cet ouvrage, que j'ai rencontré Gaston Pineau. Il fut à mon jury de thèse de doctorat d'État, en 1987, et m'a encouragé dans la rédaction de mon premier livre : *Le projet de formation en milieu psychiatrique. Vers l'hôpital formateur* (Privat, 1991) où je développais des modèles de gestion participative de la formation permanente. Collègue nous avons travaillé ensemble, et il m'a fait l'honneur de préfacer mon, précédent livre : *La pandémie aux portes de la démocratie* (L'Harmattan, 2021). La formation permanente, dans les hôpitaux comme ailleurs est, elle aussi, un monde de valeurs… et de frontières !

De même, les travaux de Jacques Ardoino, m'ont beaucoup apporté. Inspiré lui-aussi par la question des frontières, qu'il aborde dans *Éducation et relations, Introduction à une analyse plurielle des situations éducatives* (Gauthier-Villars/UNESCO, 1980), j'ai découvert dans ses études une perspective de dépassement heuristique de la *pluridisciplinarité* pour tendre vers une posture aussi *transdisciplinaire* que possible : une posture analyse-t-il pour lutter contre la « myopie épistémologique [...] aggravée par les préjugés suscités par les conflits et les rapports de force » (p. 159). Et son argument de tomber : « On ne se rend pas compte, encore, que l'éducation devient un instrument d'aliénation, dans l'exacte mesure où l'on n'a pas su en faire un instrument de libération » (p. 159).

De même, la santé n'est-elle pas en train de devenir, elle aussi, un instrument d'aliénation dans la mesure où, si l'on en croit le titre de l'ouvrage du Pr Michaël Peyromaure : *Hôpital, ce qu'on ne vous a jamais dit* (Albin Michel, 2020), l'onde de choc des crises accumulées, jointe à la bureaucratie qui le gouverne est sans précédent. Elle donne *le blues* à d'autres médecins qui, comme François de La Fournière, gériatre et palliatologue, n'ont pas hésité à prendre la plume pour décrire leur expérience et leur ressenti en s'observant eux-mêmes et, par là même, en « participant ». Sa nostalgie de l'hôpital, prévient cet auteur dans *Hosto Blues* (L'Harmattan, 2014) est « un cri du cœur et de la raison en faveur d'une médecine à dimension humaine dans une société où le vieillissement de la population appelle une attention toute particulière au grand débat sur les valeurs. » (4e de couv.).

Ainsi, la réalité sanitaire et sociale de notre patrimoine scientifique, culturel et matériel de la Santé est celle d'une hétérogénéité de structures (plus de 250 métiers à l'hôpital), où pèse de plus en plus le danger des « doubles contraintes » (*double bind* : doubles liens ou pressions contradictoires) du fait de la multiplication à l'infini de ses missions écartelées entre des *finalités,* des *buts,* et des *objectifs* multivariés[28], dont les hiérarchies entremêlées, des causes premières aux raisons finales, n'arrivent plus à reprendre le rythme de leur respiration. Des hiérarchies complexes, qui s'incarnent dans des projets qui s'empilent, que l'on ne réussit pas toujours à coordonner et qui engagent les professionnels dans des actions de plus en plus complexes et compliquées qui, de l'action sanitaire à l'action sociale sont, certes, animées par des valeurs communes, mais qui n'arrivent pas à suivre le mouvement des cultures techniques évolutives qui prévalent sur le terrain, en deçà des valeurs. D'où des professions qui ne communiquent plus ou pas assez entre elles, et qui creusent l'écart entre *l'interdisciplinarité requise* et la *pluriprofessionnalité expansive*, qui dispersent les acteurs au lieu de fédérer les savoirs. Des métiers qui ne font plus corps, sinon au travers de théories toujours plus exigeantes et spécialisées, difficiles à enseigner et d'autant moins applicables et appliquées en temps réel. Comment un médecin généraliste, par exemple, après une journée de travail peut-il encore trouver le temps de lire les centaines d'articles

---

28 Il s'agit des trois niveaux prospectifs et stratégiques de la planification de tout processus organisationnel en général, et sont applicables à la théorie des valeurs en particulier. Nous y revenons de façon plus précise : Chap. III, III ; Chap. IV, III., et Chap. V, III.1.).

régulièrement publiés qui concernent l'actualité de sa profession, pour tenir à jour ses compétences et… sa motivation à exercer ?

I.5. Apprendre à bien penser

Complexe, le problème est réel. De la communauté scientifique au citoyen, il faut admettre le relatif. Il faut « penser l'hétérogène » prescrivent J. Ardoino et A. de Peretti (Desclée de Brouwer, 1998) sous le titre éponyme de leur ouvrage. C'est devenu une nécessité, alertaient-ils, il y a un demi-siècle déjà : « Les changements accélérés de notre époque mettent en contact brusque des représentations et des réalités, des mœurs et des cultures. Les conflits qui naissent ainsi peuvent conduire soit à une homogénéisation forcée, soit à une euphémisation plus ou moins laxiste : finalement, tout cela, c'est un peu la même chose […] Transgressions ou trahisons, concessions ou reconnaissance de l'identité irréductible : en quelle marge peut se situer l'équilibre des cultures et la civilisation nouvelle ? ».

Le monde a changé. Et le poids des valeurs aussi ! Mais tout en se transformant, il semble que celles-ci restent toujours les mêmes parce que si nous sommes condamnés à concevoir et reconcevoir sans cesse nos représentations mentales et comportementales, les valeurs reposent toujours sur un fond d'humanité en général (*signifiant*) et de morale en particulier (*signifié*). Ensemble, les valeurs baignent dans le quotidien qui draine les mœurs du temps présent, c'est-à-dire les normes et habitudes relatives aux idées et pratiques du bien et du mal, du beau et du laid, du juste et de l'injuste. Ensemble, cette culture de l'action forme un carrousel de valeurs qui, au-delà des signifiants et des signifiés, va des valeurs *générales* et de leur *herméneutique* (leur lecture et leur interprétation), aux valeurs *de la responsabilité* collective en passant par *les valeurs personnelles* et *professionnelles*. Ainsi les valeurs s'étendent de la *bioéthique* à *l'écosophie* (la connaissance de ce qui nous entoure), et il ne suffit pas de les « convoquer » pour qu'elles soient effectives. F. Wolff l'a bien dit, « l'humanité, est une communauté éthique » (*cf. supra*, I.2.), et c'est ce caractère essentiel, chargé de sens, qui fait que les valeurs sont universelles.

Les valeurs sont une vieille idée neuve, du type de celle dont parlait J. Ellul à propos de l'éthique : « Il n'y a pas d'éthique, et c'est pour cela qu'on en parle de plus en plus ». Mais les valeurs sont encore bien plus difficiles à saisir et plus compliquées à mettre en œuvre que l'éthique avec laquelle elles entretiennent des relations de consubstantialité et de dépendance réciproque. Elles échappent aux codifications formelles. Et, à l'image des ronds-points, ces « milieux entre rien et tout » comme dirait Blaise Pascal, il y a dans les valeurs quelque chose de la « montée impossible », qui fait penser à Sisyphe qu'il est improbable d'imaginer heureux. Surtout en périodes de de crises. Comme dans cette course motocycliste individuelle tendue (*hill-climbing*), où les compétiteurs affrontent une pente naturelle extrême de plus de 45 %, réputée infranchissable. Le but est d'arriver au sommet ou de monter le plus haut possible avec des engins, soumis à des règles variables suivant les lieux et la difficulté. La morale, ici comme dans les médiations du quotidien, est qu'« il faut y croire pour le faire ». Même si l'intuition immédiate conseille de ne pas le faire au nom d'une raison contraire.

Ainsi, même si la vie est absurde, chacun face à l'infini peut y trouver un sens par l'exercice de la conscience des valeurs – patrimoine immatériel de l'humanité – qu'elle lui inspire. À commencer par les valeurs de la santé d'autant plus menacées aujourd'hui que l'humanité vient de dépasser en ce mois de novembre 2022 les huit milliards d'habitants sur la planète. De tout cela, une vérité émerge des trajectoires de la civilisation et du destin de l'humanité sur lequel « veillent » nos valeurs : c'est que le monde change et que nous changeons avec lui, à ce carrefour du biologique et du social qui n'a pas échappé au généticien Theodosius Dobzhansky, soucieux d'espérer que l'évolution universelle est une source d'espoir plutôt que de désespoir pour l'homme : ***« En changeant ce qu'il connaît du monde, l'homme change le monde qu'il connaît. En changeant le monde dans lequel il vit, l'homme se change lui-même. »***[29]

Chef d'orchestre du « vivant-social », bavardes ou silencieuses, les valeurs travaillent sur l'instant comme sur le long terme où elles laissent leur empreinte, « sonnante et trébuchante », dans le concert nimbé des relations humaines, si chères aux méditations poétiques et philosophiques de l'auteur du *Petit Prince*.

II. DE LA PRÉNOTION AU CONCEPT DE VALEURS

Les valeurs, selon Lionel Bellenger[30], représentent ce qui est vrai, beau, bien selon un jugement personnel plus ou moins influencé par la société. La notion de *valeur* (ce qui doit être) se distingue de celle de *vérité* (ce qui est). C'est une « notion pratique qui n'a de sens que par rapport à l'expérience de la volonté ou de l'action » (*ibid.).* Tout le monde est concerné par les valeurs, les siennes propres, et celles des autres. Et il est tout aussi probant que c'est à travers les représentations que chacun se fait de ses propres valeurs, que le lien social et la socialisation tressent de concert les fils de la *socialité*, du « goût du vrai » et de la « vérité en politique ».

Valeur suprême, « la vérité » selon Étienne Klein est le concept « compris comme dépendant de faits qui dépassent largement le contrôle humain, [concept qui] a été l'une des voies par lesquelles la philosophie a, jusqu'ici,

---

29 *L'homme en évolution*. 1961, Paris, Flammarion, 1966, p. 391.

30 Bellenger L. : *L'argumentation. Principes et méthodes.* ESF (Connaissance du problème), 3e éd., 1988.

inculqué la dose nécessaire d'humilité »[31]. Pour François Bayrou et son expérience des responsabilités publiques : « La vérité en politique n'est donc pas un plus, ni même un mieux. Elle est la condition même de la démocratie. »[32]

C'est un fait, il est difficile avec les valeurs de sortir d'une abstraction en déclinant d'autres abstractions encore plus complexes et il faut, pour avancer, procéder par étapes. Il faut voir qu'avant les notions il peut y avoir des prénotions, et que les notions elles-mêmes n'ont pas la consistance, l'épaisseur et la matière des concepts.

II.1. Les *prénotions* concernent la question des notions communes. Pour Émile Durkheim, il s'agit de « représentations schématiques et sommaires », comme il les analyse dans *Les règles de la méthode sociologique*. Pour Gaston Bachelard : « Face au réel, ce que l'on croit savoir clairement offusque ce qu'on devrait savoir. » (*La formation de l'esprit scientifique*). Et dans *Le métier de sociologue*, Pierre Bourdieu parle des *prénotions* comme *obstacle épistémologique*.

Au niveau des prénotions, citons Edouard Limbos, qui définit le mot *valeur* comme : « ce qu'un être humain estime fondamental et essentiel, pour lui, dans son existence »[33]. Pour P. Bourdieu les prénotions, peuvent être le fait d'hypothèses sans intérêt qui produisent des modèles sans objet, voire même être à l'origine de conduites douteuses. Plus trivialement, les notions sont des faux savoirs, des représentations anticipées qui, dans le cas des valeurs « défigurent le véritable aspect des choses », comme dirait E. Durkheim. Des faux savoirs, qu'il faut savoir écarter si l'on veut parvenir à une connaissance objective des faits.

II.2. *La notion*, peu éloignée de la prénotion est, selon G. Fourez, une représentation qui se rapproche du concept, mais reste encore élémentaire par rapport à lui. Elle possède « une fonction et une valeur synthétique et théorique inférieures »[34] à celles du concept. Proche du sens commun, avoir des notions, cela signifie que l'on a une idée de la chose dont on parle, mais cette idée ne permet pas de faire état d'une connaissance et, encore moins, d'une compétence. J'ai des notions de médecine, ne signifie pas que je connais la médecine, et encore moins, que je suis capable de l'exercer. J'ai des notions sur les valeurs, cela ne signifie pas que je connais les valeurs, mais rien ne me prive de mettre en application celles auxquelles je crois. À charge pour moi

---

31 É. Klein : *Le Goût du vrai,* Gallimard, Tracts, 2021, p. 2.

32 F. Bayrou : *De la vérité en politique,* Plon, 1980, p.41.

33 Limbos E. : *Les barrages personnels dans les rapports humains. Comment les comprendre et les surmonter. ESF, 1993.*

34 *La construction des sciences. Bruxelles, De Boeck Université* (Le point philosophique), 1988, p.164.

de m'assurer que les représentations que je me fais du croisement de mes valeurs avec celles d'autrui n'entravent pas nos libertés respectives de penser et d'agir. « Les valeurs sont liées à l'idéologie, à la religion, aux croyances, à la politique, à la philosophie », précise E. Limbos (*ibid.*) : « On sacrifie beaucoup pour conserver ses valeurs et les défendre [...] les valeurs ne sont pas forcément égales, ni identiques : elles composent une « hiérarchie », selon les choix et les options de chacun ». Les valeurs sont *aspiration* et *intentionnalité*. C'est en cela qu'elles existent si on les saisit dans leur sens (horizontalité) et leur profondeur (verticalité) en apprenant à les connaître, et en se montrant soucieux de vivre en bonne intelligence avec elles.

II.3. Le concept[35] s'élève au-dessus de la notion, qui est une idée générale que l'on a sur un sujet. Il contient en lui les éléments de pensée qui aident à former une proposition en passant du *signifiant* (le mot lui-même) au *signifié* (le sens du mot), et de la réflexion à l'action.

1. Propriétés du concept. De *conceptus*, ce qui est saisi, le concept est une idée, un objet conçu par l'esprit et acquis par la pensée. Il permet d'organiser les perceptions et d'affiner les connaissances. Outil, le concept est la représentation symbolique d'objets concrets ou abstraits. Il permet de faire des hypothèses d'action, d'évaluer les conséquences de l'action, et d'adapter l'action à ses objectifs. Il n'est pas figé, et c'est son application au cas concret, qui lui confère son souci d'objectivité et sa validité scientifique. Bref, son caractère opératoire, sa capacité modélisatrice et son pouvoir de communication. Mais le concept ne décrit pas. Il nomme et oriente la pensée. Tout le travail de connaissance reste à faire, avant, avec et après lui.

Selon P. Bourdieu il existe deux catégories de concepts : a) les *concepts opératoires isolés*, qui procèdent d'hypothèses induites et inspirent des modèles mimétiques purement descriptifs ; et, b) les *concepts systémiques*, dont les hypothèses sont déduites et participent à la construction de véritables modèles théoriques.

En termes de logique générale et de raisonnement concluant, on distingue : a) les *concepts en intension* qui sont de l'ordre de la compréhension ; et, b) les *concepts en extension* qui marquent l'étendue des objets qu'ils désignent[36].

---

[35] Du latin *concipere*, recevoir, le concept est une représentation abstraite et généralisante d'un objet, une idée. En linguistique, *le concept* est le signe, *le mot*, la chose. En psychologie, il correspond à la représentation mentale de l'objet que le mot désigne.

[36] *L'intension* (avec un <u>s</u>, comme le *s* de tension) marque la *compréhension* par la définition qu'elle donne du terme représentant le concept. Exple de concept en *intension* : les Rois de France au XVIIe siècle sont les individus ayant gouverné la France de 1600 à 1700 ; *l'intension* marque *le sens* du concept. En *extension,* le concept désigne les *référents* auxquels le terme est

Ainsi : a) *en intension* le concept de valeur regroupe les valeurs selon des définitions les plus explicites possibles pour marquer le sens commun du terme en référence à son contenu ; et, b) *en extension*, il renvoie aux éléments qui le définissent en dénotant ses propriétés et établir ses caractéristiques pour s'étendre à telle ou telle catégorie de valeurs en général ou spécifier telle ou telle valeur en particulier.

En intension, le concept de valeurs définit la structure des éléments qui les composent dans leur aspect descriptif et statique, (ce que les valeurs sont : *aspect ontologique*) plus que dynamique (ce que les valeurs font : *aspect fonctionnel*, et ce que les valeurs deviennent : *aspect génétique*). Ce qui n'est qu'un premier pas vers l'approche systémique proprement dite, au sens de la *Théorie du système général* qui vise à modéliser les systèmes observés dans leurs rapports structurels et dynamiques à la fois, car « les systèmes ne sont pas dans la nature » : ils sont dans les représentations que les hommes s'en font, c'est-à-dire les *modèles* qu'ils créent pour les décrire, précise J.L. Le Moigne, pour affirmer que *le système* est un produit artificiel de l'esprit des hommes » (1984, p. 74).

2. Le concept de valeur(s) au pluriel. S'agissant des valeurs, le concept sert à exprimer, de façon large mais précise, une représentation cognitive globale et structurée des éléments qu'il rassemble dans le mot (perceptions, idées, croyances, jugements, sentiments, etc.) pour traduire la réalité à laquelle ce mot renvoie, c'est-à-dire les situations qui réfèrent à la conscience morale et au discernement intellectuel et cognitif d'où elles émergent. Ainsi, peut-on penser que les valeurs sont fonction d'elles-mêmes, au sens où elles procèdent de la valeur (le *déterminant*) que chacun apporte à les considérer comme partie intégrante de sa volonté et de sa personnalité en fonction de ses besoins, de ses désirs, rêves ou projet (le *déterminé*). Innées ou acquises, les valeurs, manifestes ou latentes, exhibées ou cachées, sont immergées dans l'action et évoluent avec la réflexion. Elles ne se décrètent pas, mais se cultivent par empreinte, imprégnation du sens, contiguïté temporelle et continuité dans l'observance. C'est là une réalité que traduit bien le poète espagnol Antonio Machado : « caminante no hay camino, se hace camino al andar » (marcheur, il n'y a pas de chemin, en marchant se construit le chemin). Les valeurs aident chacun parmi les hommes à trouver sa route et à tenir le cap de son destin. D'un point de vue opérationnel, elles sont indissociables des paronymes cardinaux qui les accompagnent en situation de façon plus ou moins effective et réfléchie : la *valorisation,* la *validation, la valence, l'évaluation.*

L'évaluation, est par essence et par étymologie, interrogation sur les valeurs. Des valeurs comme les entend J. Ardoino traitant de l'évaluation dans les

---

appliqué. Exple : Rois de France au XVIIe siècle : Henri IV, Louis XIII, Louis XIV.

universités, non pas au sens économique du terme de valeurs « réductibles, et, par conséquent homogénéisables, en fonction d'un étalon monétaire », mais de « valeurs morales, esthétiques, philosophiques, existentielles qui sont principalement en cause »[37]. Celles-là mêmes qui peuplent le monde sanitaire et social de la santé, qui n'aurait aucun sens sans elles et sans les qualités qu'elles portent en elles. C'est pourquoi les valeurs nécessitent une approche globale, comme les comprend François Simonet pour qui « faire état [...] des valeurs, c'est mettre en avant ce que contiennent les systèmes auxquels elles appartiennent »[38].

III. UN CADRE DE RÉFÉRENCE POUR DÉFINIR LA STRUCTURE ET LA FONCTION DES VALEURS EN GÉNÉRAL

Observer les valeurs, c'est examiner en profondeur le réseau complexe de relations qui s'établit en elles, avec elles et autour d'elles, c'est-à-dire le système de systèmes à connaître dans toutes ses dimensions microsociales et macrosociales, en fonction des éléments qui les composent et des indicateurs qui les matérialisent. Analyser les valeurs c'est, au-delà des prénotions et notions plus ou moins *syncrétique*[39], les faire rentrer dans le cadre défini des structures du concept qui les symbolise par le mot.

À ce niveau des représentations élémentaires de l'objet, le concept de valeurs évoque l'idée et la réalité d'un *jeu d'acteurs et de systèmes*, que l'on peut représenter sous la forme initiale d'un schéma pouvant servir de modèle pour mettre en perspective les liens fondamentaux qui structurent les valeurs en termes de *dimensions*, de *composantes* et d'*indicateurs* (*Fig.3*).

III.1. Les dimensions générales des valeurs

La vie des valeurs, c'est tout à la fois les activités psychiques (conscientes, inconscientes, intellectuelles, cognitives affectives) et relationnelles qui les caractérisent, les centres d'intérêts individuels et collectifs auxquels elles réfèrent et les opinions qui les animent. Mais les valeurs sont comme l'horizon qui fuit à mesure qu'on l'approche. Elles peuvent être appréciées ou dépréciées, valorisées ou dévalorisées, utiles ou inutiles, vertueuses ou vicieuses. Il y a de bonnes et de mauvaises valeurs. Cela dépend du contexte socio-culturel, du sens qu'on leur donne et de la direction qu'elles prennent, en situation. Perdues dans les mémoires ou enfouies dans l'inconscient, entre exaltation et déni au faîte des croyances et des idéologies, les valeurs sont

---

[37] Ardoino J. et Berger G. : *D'une évaluation en miette à une évaluation en actes, Le cas des universités*. Matrice, ANDSHA, 1989, p. 16.

[38] « Peut-on envisager l'existence sans produire de valeurs ? », *Gestions Hospitalières*, n°588, pp. 408-411. F. Simonet est cadre social et chercheur en Sciences de l'éducation à l'Université de Pau.

[39] Synthèse consistant en une perception globale et plus ou moins confuse d'éléments divers et variés.

fluides, vagabondes et attractives comme les *projets*[40] qui les activent, les enterrent ou les réactivent. Elles vivent dans les esprits comme dans la réalité, en fonction de représentations duelles et duales : pas de projet (en pensées) sans valeurs, et pas de valeurs (en actes) sans projet.

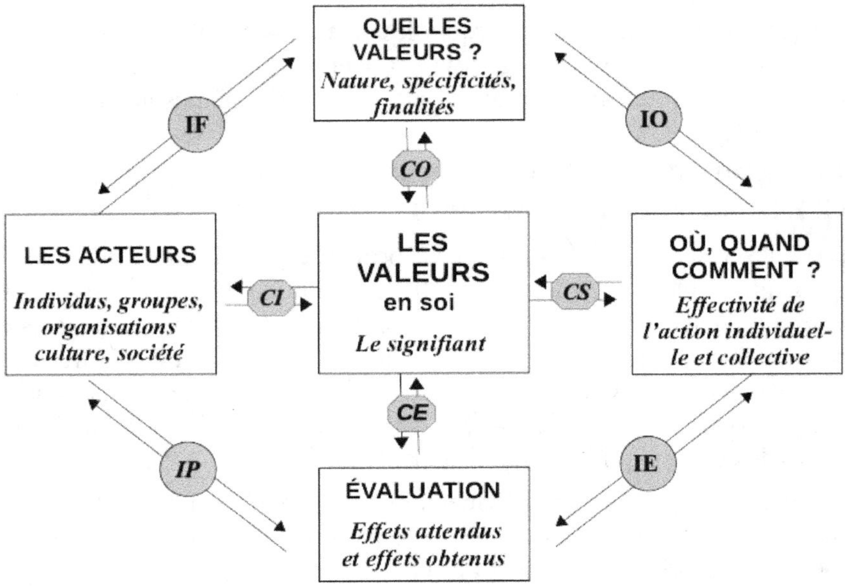

Composantes identitaires :	CI	Indicateurs de finalisation :	IF
Composantes objectales :	CO	Indicateurs opérationnels :	IO
Composantes situationnelles :	CS	Indicateurs d'évaluation :	IE
Composantes évaluatives :	CE	Indicateurs de projets :	IP

Fig. 3 : *Les acteurs et le système (la structure)*

La philosophie et l'histoire sont en ce sens indissociables des sciences psychologiques et sociales. Les valeurs seraient innées affirment certains, alors que pour d'autres elles se transmettent par la culture et la civilisation, où elles prennent chair dans la mémoire collective et la personnalité des individus en fonction de leurs effets et des représentations qui les qualifient. Elles sont aussi multiples que le nombre de facteurs infinis (individuels, collectifs, historiques, morales, religieuses, politiques, sociales, économiques, éducatives, sanitaires, etc.) qui interviennent au cours des transformations

40 Le concept de valeur, concept universel de l'utile et de l'humain, est indissociable de l'idée de projet et de l'action de se projeter. L'expression générale de « concept vagabond et attractif » est de J.-P. Boutinet (*Psychologie des conduites à projet,* PUF, 1993, pp. 7-19), qui dresse les caractéristiques de tout projet : *l'exemplarité, l'opérativité et la pronominalisation.*

systémiques au cours desquelles on passe avec elles du virtuel au réel, de l'abstrait au concret, et de la raison d'espérer aux craintes de l'apocalypse. De quelle nature, dans quels domaines et à quels niveaux, les valeurs existent-elles et se manifestent-elles ? Il est en effet des notions sensibles comme la famille, la patrie, le bonheur, la santé qui peuvent être aussi floues que précises selon l'angle sous lequel on les observe. Bonnes ou mauvaises, vraies ou fausses, les valeurs sont hétérogènes, et c'est ce qui les rend si difficiles à comprendre et à intégrer au quotidien de la vie personnelle, professionnelle et sociale.

Selon cette approche, les valeurs peuvent s'inscrire dans une structure de référence à l'objet, propre à explorer ses éléments en les déclinant et les décrivant dans leurs rapports aux situations vécues, globales, locales et particulières (la *bienveillance*, le *respect*, le *courage*, l'*engagement*, etc.) comme, plus largement, aux cultures et aux sociétés (la *liberté*, la *paix*, l'*autonomie*, la *solidarité*, la *démocratie*, etc.). Il existe de nombreuses approches pour concevoir cette structure pour la faire aboutir à un cadre de référence avancé. D'une manière générale, on cherche toujours pour construire ce type de modèle conceptuel à se focaliser sur les *dimensions*, les *composantes* et les *indicateurs* du concept[41]: 1) *Les dimensions du concept* dénotent l'importance de l'objet représenté, sa taille aux différentes échelles, auxquelles le mot envoie de façon réaliste ou symbolique pour comprendre sa dynamique. 2) Éléments d'un ensemble complexe qui entrent dans la composition de quelque chose, qui remplit une fonction particulière, *les composantes du concept* correspondent à chacune des « forces concourantes dont la combinaison donne une résultante » (Le petit Robert). 3) *Les indicateurs* d'un concept informent sur les propriétés de l'objet, rendent compte de sa forme, de ses contenus et de son évolution dans le temps et dans l'espace. Ce sont des traceurs autant que des indices ou des clignotants qui éclairent le sens des états, les tendances de l'objet, et les causes et effets qui le déterminent. En partant des *valeurs en soi*, le présent schéma (qui, comme tout *modèle* n'est qu'une représentation partielle et partiale de la réalité[42]), met en perspective les éléments de base du concept de valeurs, aux quatre pôles de ses signifiants et signifiés. Sachant qu'il n'y a pas de valeurs dans l'absolu, il

---

41 Démarche d'analyse de concepts, que j'ai utilisée pour traiter des *compétences sociales*, sujet en relation étroite avec la question des valeurs où la *reliance sociale* est à la fois la cause qui induit les valeurs et l'effet qu'elles produisent. Grâce aux valeurs et aux liens qu'elles développent, la reliance produit des compétences spécifiques qui produisent des valeurs qui produisent de la reliance (*cf.* P. Peyré, 2000 : « *Compétences sociales et relations à autrui* » et 2020 : « *L'éthique au fil de la reliance* ».

42 « Modéliser, c'est concevoir puis dessiner une image à la ressemblance de l'objet. » (J.L. Le Moigne, 1984, p. 75).

est nécessaire de décliner ces catégories d'éléments hétérogènes en distinguant les liens théoriques et pratiques qui les unissent autour de leur signifiant commun : les valeurs en général, avant de (pré)juger de telle ou telle valeur en particulier.

III.2. Les composantes des valeurs (les signifiés)

- *Les composantes identitaires (CI),* désignent les acteurs, personnes physiques et morales, producteurs et produits à la fois des valeurs qu'ils produisent et qui les produisent au sens où les valeurs façonnent les attitudes, influencent les comportements, agissent sur la personnalité, déterminent l'identité profonde de l'individu qui se regarde en regardant les autres, qui le regardent et/ou le jugent.

- *Les composants objectales (CO),* définissent l'objet des valeurs, leur nature, leurs spécificités, leurs objectifs, buts et finalités selon une hiérarchie logique et fonctionnelle en fonction des situations. La santé correspond à plusieurs types de finalités : *humaine, culturelle, sociale, politique, économique, etc.* Avec l'éducation, elle s'est constituée au fil des siècles comme la condition philosophique essentielle du bonheur et du bien-être individuel en société. *Les finalités de la santé* correspondent à ses *objectifs généraux. Les buts* sont des objectifs intermédiaires, qui mettent en œuvre des *objectifs spécifiques*. Les finalités sont du niveau de *l'institution*, Les buts de celui de l'organisation au sein des *établissements*, et les objectifs spécifiques de celui des *services*, où se réalise le travail en équipes.

- *Les composantes situationnelles (CS)*, concernent les modalités de l'action individuelle et collective en situation (où, quand, comment ?). Elles permettent de rendre compte des rapports *auto* (soi), *co* (les autres) et *éco-constructif* (les choses) qui s'opèrent dans la sphère des valeurs en actes, le contexte opérationnel signifiant.

- *Les composantes évaluatives (CE)* convergent vers l'évaluation théorique du discours sur les valeurs, en même temps qu'elles s'incarnent en pratique dans des bilans plus ou moins objectifs, techniques, idéologiques et pragmatiques, des effets qu'elles produisent dans la réalité vécue en termes de résultats et de jugement de la qualité de ces valeurs, relativement aux ressources investies et aux effets attendus.

III.3. Les indicateurs (les signifiants)

- *Les indicateurs de finalisation (IF),* s'expriment à travers le flux des relations humaines en société, confrontées au problème civilisationnel et culturel du sens de l'action, des besoins, intentions et projets de chacun (*les acteurs*) et de tous à la fois (*le système*).

- *Les indicateurs opérationnels (IO),* correspondent aux éléments situationnels (où, quand, comment ?) qui entrent dans la composition des structures du concept au stade de leur activation, entre la finalité des valeurs actionnables et leur mise en œuvre ponctuelle ou durable, finie ou infinie, effective ou probatoire, en quête d'efficience et d'efficacité.

- *Les indicateurs de l'évaluation (IE),* sont relatifs aux logiques et méthodes qui permettent de mesurer en conscience, avant, en cours et avec le recul de l'expérience, les dispositions apportées à l'action et celles à prévoir pour le futur relativement aux usages et aux normes de la société. Ils tirent leur existence de l'expérience et de l'observation qui valident les faits par induction en vérifiant les hypothèses. Les indicateurs corroborent les opinions, ils servent de preuve et confirment. Ils permettent de vérifier que la ou les valeurs dont on parle sont vraies (de *verus*, vrai), c'est-à-dire telles qu'elles doivent être ou telle qu'on les a déclarées.

- *Les indicateurs de projets (IP),* se retrouvent dans les structures des jugements que l'on porte sur les valeurs. Tout projet repose sur des valeurs. Au vu des situations vécues, l'acteur évalue les effets des valeurs mobilisées et intégrées à l'action, et il les modifie ou les rejette dans les rapports à son adaptation à la faveur de nouveaux projets.

En s'inspirant des modèles socio-historiques de la communication pédagogique[43], on peut concevoir que les valeurs s'exercent sous différentes formes transmissibles, et obéissent à divers types d'organisation, selon les finalités qu'elles portent en elles et les aspirations individuelles confrontées aux normes de la société. On peut les distinguer ainsi : a) *les valeurs selon la loi* : ce qui est bon et vrai pour la société est bon et vrai pour l'individu) ; b) *les valeurs selon le contrat*, où le commun accord entre les protagonistes est fondé sur la reconnaissance des objectifs communs et, *a priori*, le respect de valeurs communes liées à ces objectifs ; et c) *les valeurs selon l'institution*, dont le bon fonctionnement est conditionné par la qualité des produits autant que par la qualité des producteurs, en fonction des valeurs investies, dans les plans, programmes projets et stratégies que le déterminisme politique, social et économique organise et contrôle.

Fait psychologique et social, les valeurs parlent à notre inconscient, autant qu'à notre raison ; à nos capacités autant qu'à notre volonté.

IV. APPLICATION DU CADRE GÉNÉRAL D'ANALYSE DES VALEURS À L'APPROCHE D'UNE VALEUR EN PARTICULIER : *LA SOLIDARITÉ*

Sachant que toute valeur fait partie de la classe des valeurs dont elle est membre, suivant les dimensions, les composantes et les indicateurs des éléments qui lui appartiennent, il convient d'explorer une valeur en particulier

---

[43] *Cf.* Gilbert Dumas : « Modèles socio-historiques de la communication pédagogique », in : *Systèmes partiels de communication*, sous la dir. de R. Escarpit et Ch. Bouaziz, Paris-La Haye, Mouton, 1972.

en la référant au cadre général de la structure des objets de sa classe. La *solidarité*, valeur phare de l'action sanitaire comme de l'action sociale, est tout à fait désignée à titre *emblématique* autant que modèle *didactique*[44] pour décrire la complexité axiologique et praxéologique des valeurs entre le savoir (*épistémè*) et la réflexion (*pragmatiké*), la pensée et l'action.

De la philosophie à la religion, de l'histoire à l'anthropologie, de la médecine sociale à l'éthologie, du droit au management, de l'éducation à la politique et à l'économie, il existe de nombreuses théories, méthodes, modèles et grilles de lecture de la solidarité, qui traversent les disciplines des sciences de l'homme et de la société. Outre *La Méthode* d'E. Morin, on retrouve à ce rendez-vous de l'Un et du Multiple (*unitas-multiplex*) le concept *d'approche transversale* forgé par René Barbier [45] qui a créé une théorie psychosociologique existentielle et multiréférentielle en sciences de l'éducation où il prône une « écoute sensible » des rapports de l'individu aux groupes, au cours des transformations de soi et de la réalité : « L'existence se soi dans son rapport avec le monde [est] une réalité énigmatique et angoissante ».

Par souci de cohérence méthodologique et épistémologique, il convient de préciser les axes de la démarche d'approche du concept qui nous intéresse. Vue sous l'angle du paradigme systémique et constructiviste de la complexité, la solidarité, système et outil à la fois, se prête à l'application de la *trialectique* du *l'être,* du *faire* et du *devenir* de J.L. Le Moigne[46], qui organise l'analyse des systèmes en suivant les axes communs à la représentation de tout système en général. Le cadre de référence des valeurs dressé précédemment se précise ainsi comme la matrice d'où émergent les caractères de la solidarité : a) ce qu'est la solidarité dans son *aspect ontologique*, c'est-à-dire les *dimensions* et la structure de sa nature ; b) ce que fait la solidarité sous son *aspect fonctionnel*, qui est l'émanation des *composantes* du concept dans l'ordre des boucles de récursivité organisationnelle entre processus et processeurs ; et, c) ce que *devient* la solidarité vue sous son *aspect génétique*, qui renvoie aux *indicateurs* du concept qui apportent à l'observateur des éléments d'information objectifs et mesurables de l'action des valeurs, c'est-à-dire des effets qu'elles produisent et des transformations qu'elles opèrent en les produisant.

---

[44] Didactique : art de l'explicitation méthodique dont le but est d'informer, d'instruire, d'enseigner.

[45] René Barbier : *L'approche tranversale : l'écoute sensible en sciences humaines.* Anthropos, Paris, 1997.

[46] *Cf.* : *La Théorie du Système Général, Théorie de la modélisation*, (1984, pp. 63-64). Trialectique sur laquelle nous revenons de façon explicite en début de Chapitre VI.

IV.1. Les dimensions du concept de solidarité

Les dimensions de la solidarité traduisent ce que la solidarité est en tant que valeur collective : le *fait d'être solidaire*, c'est-à-dire « la relation entre personnes qui entraîne une obligation morale d'assistance mutuelle » (dictionnaire). Définir les dimensions du concept, commence par distinguer l'étendue des rapports entre l'individuel et le collectif ; l'importance de ses rôles dans les relations sociales et de sa place dans la société ; les effets produits et les influences aux différentes échelles de la vie en société : personnelle, professionnelle, en groupe, etc., tels qu'on peut les observer dans les champs de l'éducation, de l'action sanitaire et sociale, de la famille, de l'école, de l'entreprise, du sport, de la politique, etc.

La solidarité est un concept hétérogène, multidimensionnel et plurifactoriel, dont les dimensions possèdent comme toute valeur, des spécificités qui lui sont propres selon la personnalité des acteurs, les lieux et les circonstances. C'est pourquoi, il ne suffit pas de poser les dimensions d'une valeur pour la connaître ; il faut aller plus loin en se rapprochant de ses *composantes* et de ses *indicateurs*, suivant l'ordre des logiques (l'utile, le collectif, etc.) et des liens (sociaux, culturels, éducatifs, etc.) de toute nature, qui les unissent. Signifiant le fait d'être solidaire, la solidarité s'exprime dans la *temporalité*, la f*orme* et l'e*space*[47] des dimensions qui relient les individus en situation. On parle alors de *reliance sociale* et de *compétences sociales* (*cf.* Peyré P., L'Harmattan, 2000). Il existe deux types de reliances : a) *la reliance sociale* proprement dite (je me rapproche de ma famille parentale, professionnelle, de mes amis ou de mes pairs), et b) la *reliance psycho-sociale*, qui commence dès la relation entre deux personnes et s'étend, *du topos* (la situation) au *chronos* (le temps personnifié) et du *logos* (rationnel) au *muthos* (irrationnel), aux groupes et aux organisations. Deux formes de reliances donc, qui se complètent et se « transversalisent » pour aboutir aux formes de solidarité, que l'on retrouve dans les relations interpersonnelles et les transactions individus-société, qui sont complémentaires les unes des autres tout en se parasitant les unes les autres (principe défini par E. Morin).

IV.2. Les composantes du concept de solidarité

Composante : d'un point de vue structurel et statique, le terme désigne tout élément d'un ensemble complexe, objet ou substance qui entre dans la composition de quelque chose ; du point de vue mécanique la composante réfère à chacune des forces qui se combinent en produisant une résultante. Si

---

[47] J.L. Le Moigne expose que toute fonction dans une environnement tapissé de processus temporels, évolue dans un « référentiel Temps-Espace-Forme » (1984, pp. 89-92). Les valeurs, dans cet esprit modélisateur, sont à la fois des « objets changeurs » (processeurs) en même temps que des « objets chageants » (processés).

nous suivons les axes cardinaux du cadre général d'analyse des valeurs, les questions s'enchaînent : les valeurs de qui, par qui et pour qui (*les acteurs*), pour quoi faire exactement, c'est-à-dire pour quelles visées avec quels objectifs, quels buts et quelles finalités (selon la hiérarchie logique et logistique des visées), dans quelle situation précise (où, quand, comment ?) et avec quels résultats individuels et/ou collectifs ? (*le système*). Et quelle durabilité ?

1. ***Les composantes identitaires (CI)*** se déclinent, du psychologique au social en termes de processus de *socialisation* et de références aux droits et aux devoirs de chacun (*identité civile*). L'identité situe les *individus-acteurs* relativement à leur appartenance au groupe social d'origine (*identité assignée*). Elle représente aussi et surtout la personnalité en construction et adaptation permanente du « je » (qui contrôle l'action), du « moi » (qui constitue *l'identité personnelle* du sujet), et du « soi » (le rapport à la relation).

L'identité se construit sur un *continuum* allant de l'altérité à la différenciation comme devant un miroir dont chacun a besoin pour se connaître et s'évaluer lui-même. Le narcissisme peut ainsi entrer dans la composition des valeurs et s'interpréter comme pourvoyeur de comportements de solidarité ou produire des contre-valeurs : me relier aux autres me renvoie une image gratifiante de moi-même. Je m'identifie aux autres tout en me distinguant avantageusement d'eux si je reste dans la norme apparente de la vie du groupe et de la société. Mais, la pulsion à se rassembler et l'idée de « créer du lien social » (comme on dit « à la louche ») ne sont pas toujours synonymes de solidarité. « Dis-moi qui tu fréquentes, je te dirais qui tu es » Il en est de l'identité comme du caractère : l'homme ne vaut que par ce que valent ses valeurs et l'usage qu'il en fait. Être humain, cela signifie s'identifier par rapport aux autres, et s'en différencier par le choix de ses valeurs et les comportements que l'on manifeste vis-à-vis de la personne d'autrui (les autres acteurs), en société (le système). Porter des valeurs, c'est se connaître soi-même et ressentir sa capacité à être solidaire et sociable.

2. ***Les composantes objectales (CO).*** Les composantes objectales des valeurs sont celles qui se rapportent à l'objet, indépendant du sujet : les *valeurs du dehors*, celles sur lesquelles nous nous interrogeons tous (valeur de qui, de quoi et pourquoi ?) avant de les incorporer à notre *habitus* (*cf.* Chap. II), et d'en faire des *valeurs du dedans*, celles qui marquent la différence entre *l'être* et l'*avoir*. Tout le monde a des valeurs (aspect endogène), mais tout individu n'est pas une personne de valeur (aspect exogène).

La solidarité préside à la qualité de la vie communautaire et sociale. En ce décentrant de soi-même on se rapproche des autres et on fait le bien autour de soi, tout en apprenant à se connaître à leur contact et en faisant la paix avec soi-même. Être solidaire, c'est avoir envie d'appartenir à un groupe, de se rendre utile, de partager ses raisons de ne pas se replier sur soi-même. La solidarité, si elle représente une démarche pour lutter contre l'isolement est aussi et surtout en tant que valeur altruiste opposée à l'égoïsme, une disposition à s'intéresser à autrui, une *relation* d'aide et de compréhension mutuelle entre personnes partageant des intérêts et des objectifs communs. La solidarité stabilise la société, mais si elle n'est pas synonyme obligé de charité et de générosité, elle est un devoir social et civique. C'est par solidarité que nous payons des impôts et sommes appelés à voter. L'éducation, la formation, la santé publique, la sécurité sociale, fonctionnent sur le principe des valeurs de la solidarité. Chacun participe à la protection de tous et chacun bénéficie de cette protection. Bref, la solidarité commence à la maison, se poursuit à l'école et au travail et peut se prolonger, politiquement et humainement, jusque dans les relations internationales, qui n'échappent ni aux valeurs philosophiques du bonheur et de la paix, ni aux équilibres fragiles de la planification scientifique, technique et économique.

3. ***Les composantes situationnelles (CS).*** Les valeurs reposent sur les rapports entre les problèmes qui se posent et les « bonnes » solutions qu'elles peuvent apporter là où ni l'expérience ordinaire ni les savoirs établis n'offrent de réponses garanties. De fait, les valeurs sont un problème de discernement continu tout au long de la vie. Elles posent en permanence la question du « où, quand, comment et à quel prix ? ».

Capacité à apprécier ou à juger avec justesse et clairvoyance les faits et les situations, le discernement (valeur en soi, à la fois attitude et compétence sociale) est la faculté de reconnaître distinctement les faits, en faisant un effort des sens et de l'esprit pour « y voir juste et clair». Le discernement peut se rapprocher de l'instinct ou de l'intuition et aider à discriminer le vrai du faux, sans prétendre à l'objectivité absolue. Ainsi agit-on de manière plus ou moins « consciente », éthique et responsable selon son niveau de discernement, développé à partir de la conscience morale, des apprentissages et de la socialisation.

La solidarité sociale fonctionne de façon *mécanique* quand elle agit de manière automatique en fonction des les liens de similitude et de proximité des individus qui vivent dans le groupe d'appartenance (famille, travail, club sportif, fraternité religieuse, confraternité professionnelle). Elle joue un rôle démocratique communautaire, qui va du soutien au contrôle par les institutions. Elle repose sur des composantes de base réunies autour de la notion d'action dans l'intérêt général des groupes et de la société : la défense contre les agressions et les oppressions ; le devoir d'assurer l'alimentation des populations ainsi que le secours des personnes ; et, l'entre-aide et la coopération. Et se fait *organique* quand, conformément à l'esprit de la *Déclaration des Droits de l'Homme et du Citoyen,* par exemple, elle régit la sécurité, le droit et la justice, l'éducation et la santé, l'économie, etc.

4. ***Les composantes évaluatives (CE).*** Quand l'acteur a fait siennes des valeurs, qu'il a répondu aux questions qu'elles lui posent et qui l'engagent, il se trouve alors conduit à faire le bilan de son parcours personnel, de façon ponctuelle ou globale. Le trajet des valeurs, en effet, n'est jamais tout à fait commencé ni jamais fini au cours d'une vie. Les valeurs sont là, qui nous précèdent, nous entourent, nous interrogent sans relâche. Elles nous apportent des certitudes et des doutes aussi. Elles accompagnent nos projets et imposent des choix en évoluant dans les champs de l'espérance (*l'imaginaire)* et de la mesure (*le réel*). Attelées à des projets, elles n'ont de sens que relativement à ce que l'on en attend et de ce que nous sommes capables d'en faire.

On distingue la *solidarité passive* et la *solidarité active,* en fonction des rôles et de la place des valeurs dans le domaine où elles évoluent. En *matière d'économie*, la définition de la solidarité passive est objective, c'est celle des débiteurs tenus à une même dette, quelle que soit la cause ou l'engagement. La dette échappe au principe de division, chacun étant obligé aux charges qu'elle recouvre. *En droit*, la solidarité passive relève des sources de la loi et du contrat. La solidarité active dispose, par exemple, qu'à l'ouverture d'un compte bancaire commun, chacun des cotitulaires du compte « peut disposer des sommes déposées et réaliser des opérations, sans demander leur avis aux autres détenteurs ».

Le principe de solidarité est une valeur fondamentale dans le domaine de l'action sociale sous forme d'aide aux personnes sans ressources, comme avec le revenu de solidarité active(RSA) par exemple ou l' aide au logement et aux études. Sous ses formes diverses, on retrouve les principes cohésifs et participatifs de la solidarité appliqués au travail en équipe pluridisciplinaire et pluriprofessionnelle.

IV.3. Les indicateurs du concept de solidarité

Fenêtre ouverte sur les sur les réalités de la solidarité en actes, les indicateurs renseignent sur les situations et leurs rapports aux valeurs.

1. Les indicateurs de finalisation de la solidarité (IF). Partant du pourquoi de la solidarité humaine, Raymond Chappuis, estime que « la solidarité n'est pas un simple mot. Elle est aujourd'hui comme hier un acte par lequel s'exprime une éthique conforme aux aspirations d'une société à la recherche de sens »[48]. La solidarité est pour lui « acte de raison et d'amour », qui renvoie aux critères de la « solidité » qu'inspire le mot quand on le prononce sur fond d'éthique et de lien social (pp.6-8). Solidarité et croyance baignent dans une même *culture d'entraide*, de *respect*, de *responsabilité* et de *volonté* (pp. 8-9). Facteur de progrès humain et social, la solidarité « agit favorablement sur le développement de la personne comme sur celui du corps social » (pp. 10-12). Ainsi entre « humanisme et engagement » (pp. 13-14), les valeurs de la

---

[48] *La solidarité, L'éthique des relations humaines.* Paris, PUF, 1999.

solidarité sont celles pour lesquelles on ressent une inclination naturelle, un désir ou une envie d'être sociable et utile, une fraternité entre les hommes, qui sont des forces que la raison oriente. *A priori* et *a fortiori*, quand il s'agit du bien universel qu'est la santé.

2. Les indicateurs opérationnels des actions solidaires (IO). Selon les rôles et la place accordée aux valeurs que l'on choisit autant qu'elles nous imprègnent, la solidarité perce le voile de l'abstraction en se concrétisant dans l'action pour gérer les situations de la vie courante. Pragmatique et morale, la solidarité relève de ces valeurs empiristes où l'expérience et la connaissance déterminent une propension acquise à co-agir, relativement aux besoins de chacun, à ses croyances et à ses projets pour atteindre ses objectifs dans la vie.

Les indicateurs de la solidarité, vont du discours sur les valeurs, à la valeur de ces discours en termes *d'expérience vécue* où *l'induction* et *la déduction* fonctionnent en référence à la logique de John Dewey, qui étudie la relation entre la connaissance et l'action que l'on trouve dans les traces ancestrales de sécurité que l'homme, vivant dans un monde plein de dangers où il est « voué à rechercher la sûreté »[49]. Ainsi, du mythe à la réalité qui caractérise le concept entre idéalisme et instrumentalisation, altruisme et égoïsme, les indicateurs de la solidarité ne sont pas sans rapports avec le vagabondage de l'esprit et les stratégies qui y germent.

3. Les indicateurs d'évaluation de la solidarité (IE) sont plutôt malléables car orientés, quand il s'agit de « création de valeurs » comme on dit dans le monde de l'entreprise, au sens de « la mesure de la capacité de l'entreprenariat à rentabiliser les fonds investis par les propriétaires ». Ainsi peut-on concevoir l'évaluation de la solidarité comme une mesure de la relation complexe « avantages-inconvénients partagés » faisant apparaître des données explicites de résultats entre les effets attendus des conduites solidaires et les effets obtenus sur le terrain, (famille, école, entreprise, hôpital, ou autre établissement de cure, médico-social ou social, où le *savoir vivre et agir ensemble* est à la fois l'aspiration commune et la règle impartie. Évaluer la qualité de la solidarité, consiste donc à mettre en place des indicateurs pour mesurer la qualité des produits autant que la qualité des producteurs et des consommateurs au regard des finalités du système, de ce qu'il est, de ce qu'il fait et de ce qu'il vise à devenir au regard de sa mission sanitaire et sociale.

4. Les indicateurs de projets de la solidarité (IP). La solidarité est une *valeur potentielle*, actionnable à tout moment et dont le cours se développe (croissance) ou s'enveloppe (décroissance) du projet d'action à la réalisation de l'action. Selon J.-P. Boutinet la qualité de tout projet réside dans son exemplarité, son opérativité et sa pronominalisation.

---

[49] *La quête de certitude.* Gallimard, 2014, p. 23.

- S'agissant de *l'exemplarité* du projet individuel et/ou collectif de la solidarité les indicateurs sont à recenser entre un inédit idéalisé et un meilleur souhaitable à atteindre.

- S'agissant de *l'opérativité de la solidarité*, le projet social qu'elle porte en elle ne relève pas du rêve ou de l'utopie, mais correspond à une réalisation commune désirée de manière à rendre effectives les intentions, en faisant les bons choix responsables et partagés. Exemple : la *solidarité climatique*, capitale pour la santé.

- S'agissant de *la pronominalisation*, la démarche de solidarité répond aux préceptes des conduites à projet énoncés par J.P. Boutinet, dont les indicateurs ne peuvent pas être recherchés dans l'anonymat, car le projet « est toujours lié à un acteur individuel ou collectif bien identifié qui se décide, se détermine, s'oriente, s'organise »[50]. Valeur(s) de la santé, le terme est solidaire en soi, avant même l'acte qui la(les) révèle. La solidarité est la condition de tout projet sanitaire et social, stable et durable. Elle est la voie incontournable du salut de l'humanité.

EN RÉSUMÉ : Toute tentative de modélisation n'est jamais qu'une représentation partielle et partiale da la réalité, et le modèle, au-delà de du vécu est un puissant *médiateur* « entre un champ théorique dont il est une interprétation et un champ empirique dont il est une synthèse »[51]. En matière de valeurs, le modèle s'incarne dans les processus de *socialisation* et d'*acculturation* qui les génèrent et qu'elles influencent en retour. Les valeurs sont des idées, et comme telles elles procèdent d'un habitat. Elles ont leurs mœurs et leur organisation, que la socialisation éclaire d'un point de vue dynamique et pragmatique dans l'univers des relations humaines. Ainsi, les valeurs nous construisent individuellement autant que nous les construisons ensemble. Elles guident nos choix et déterminent nos actes dans la profondeur de nos consciences individuelles, qui sont conscience collective aussi, à différentes échelles (famille, groupe, organisation, institution, société, etc.). Autrement dit, les *individus* produisent des valeurs qui construisent des *personnes* (personnalité et identité) qui sont des *acteurs* (statut social), être humains socialisés et capables de *socialité* (*le système*). Conformément au deuxième principe de la complexité : la *récursion organisationnelle*, selon laquelle chaque moment du tourbillon est à la fois produit et producteur de ce qui le produit, nous sommes tous, à l'image du tourbillon métaphorisé par E. Morin (1992, pp. 99-100), à la fois producteurs et produits de valeurs dans un *cycle auto-organisateur* et *auto-producteur de valeurs*

---

50 *Psychologie des conduites à projet*. Paris, PUF, 1993. p.18.

51 B. Walliser : *Systèmes et modèles. Introduction critique à l'analyse de systèmes*. Seuil, 1977.

CHAPITRE II

Le paradoxe de la condition humaine,
c'est qu'on ne peut devenir soi-même
que sous l'influence des autres
Boris Cyrulnik

LA DYNAMIQUE DES VALEURS : UN RAPPORT INSÉPARABLE ENTRE SOCIALISATION ET ACCULTURATION

Au-delà de la structure, ce qui donne toute leur force et leur effectivité aux valeurs, c'est la dynamique qui les porte, leur donne sens et les met en mouvement. Sans nous étendre sur les développements méthodologiques et épistémologiques du passage théorique de la structure au système[52], restons dans le vif du sujet en rejoignant le champ de la *psychologie sociale* et de la *sociologie* telles que ces disciplines scientifiques s'appliquent aux domaines inséparables, transversaux et interdépendants de l'éducation et de la santé, qui sont les deux piliers du pont des valeurs sur lequel on passe de la socialisation à la socialité, et de la socialité à la socialisation en passant par la solidarité.

La socialisation est le processus par lequel les individus acquièrent les normes et les valeurs de la société ; elle détermine les *rôles* et les statuts de chacun, les droits et les devoirs. Elle est le processus dynamique et interactif que produisent les instances de socialisation que constituent traditionnellement la famille, l'école et le travail, où la santé occupe une place prépondérante au cours de la vie et exerce un rôle déterminant sur la genèse et l'assimilation des valeurs. *La socialité* se définit comme l'ensemble des *liens sociaux* découlant de la capacité de l'homme à vivre en société. Avec les valeurs qu'elles incarnent dans l'action, la socialité et la sociabilité, fruits de la reliance sociale et des compétences sociales, sont la condition *sine qua non* de la vie sociale en général. Et de la *démocratie sanitaire et sociale,* fondée sur l'équité, la solidarité et l'égalité, en particulier.

---

[52] Avec ces concepts de structure et de système, on passe de la pensée « structuraliste » à la pensée « systémique ». Même si elle porte les trois caractères de t*otalité*, de *transformation* et d'*autoréglage*, une structure n'est pas un système. Il lui manque, précisément ce qui nous intéresse : « l'énergie », cette force que transportent les valeurs (*cf. infra,* Chap. VI). Avec Georges Lerbet, nous retiendrons qu' « un système peut être considéré comme une structure qui gère de l'énergie au sens large » (*De la structure au système, sur l'évolution des sciences humaines*, 1986, p. 20).

Comme au théâtre de la Grèce antique, la socialisation, la socialité et les valeurs composent une *trilogie* plus ou moins joyeuse et dramatique, aux frontières de l'illusoire et du réel de la vie. On rejoint par ce biais, le concept fondamental de « champ social », forgé par P. Bourdieu pour analyser les « lieux de prises de position conflictuelles autour d'enjeux spécifiques : l'école, la maison, les médias, l'art, l'économie, la politique, le langage, la science, l'habitat... ». Bref, tous ces « lieux », sans exception, où l'éducation, l'action sanitaire et l'action sociale participent activement à la mise en œuvre et au développement des valeurs communes dont elles dépendent au rythme des cultures différentes qui les animent.

Comment ses différents champs cohabitent-ils ? en vertu de quelles valeurs communes ? Sous l'effet de quels mécanismes psychologiques et sociaux, et pour quels enjeux ?

I. LA SOCIALISATION, ESPACE ET VECTEUR DES VALEURS IMAGINÉES EN PENSÉE ET VÉCUES EN ACTES

Globalement, *la Socialisation* est le *processus* par lequel les ensembles humains : a) transmettent leur culture et entretiennent leurs systèmes de valeurs, de normes, de rôles sociaux et de sanctions ; b) standardisent la personnalité de leurs membres ; et, c) leur permettent de s'adapter au milieu social pour s'intégrer et « faire quelque chose » de leur vie.

I.1. La transmission culturelle

La socialisation se décline comme « l'acquisition des manières de faire, de penser et de sentir » propres aux groupes et à la société globale dans lesquels une personne est appelée à vivre. Ce processus commence à la naissance et évolue toute la vie. Ainsi la socialisation est un *processus biographique d'incorporation de dispositions sociales* issues non seulement de la famille et de la classe d'origine, mais de l'ensemble des systèmes de valeurs et d'actions partagés par l'individu au cours de son existence au sein de la société. C'est en ce sens que Maurice Duverger, juriste et sociologue, distingue *la socialisation des enfants* et l'*acculturation permanente* des adultes, dans la continuité desquelles s'apprennent et se construisent les valeurs.

— *La socialisation des enfants* est le creuset de toutes les étapes et faits de socialisation à venir. C'est la période la plus intense de ce processus d'acquisitions multiples et de maturation rapide, celle où l'enfant découvre et se découvre tout en construisant les bases du développement de son *jugement moral*. C'est aussi pendant cette période de la vie que l'enfant prend possession de son corps et apprend les règles de l'hygiène élémentaire, par exemple, pour éviter la maladie et ne pas la transmettre aux autres, et qu'il fait l'expérience de ses premières appréhensions plus ou moins douloureuses et durables de la souffrance physique et morale.

— *L'acculturation permanente* commence dès l'enfance, et si l'enfance et l'adolescence sont des périodes intenses de socialisation, l'adulte continue à se socialiser tout au long de sa vie en fonction des situations et des évènements qu'il rencontre et des étapes qu'il franchit sans jamais se départir des valeurs manifestes ou latentes qui orientent son existence[53]. Le *mariage*, par exemple, la *naissance* d'un enfant, une *reconversion professionnelle*, une *transplantation* pour un travailleur immigrant sont autant de passages vers la découverte de nouvelles *règles*, de nouvelles *valeurs* et de nouvelles *façons de se comporter*, qui marquent une évolution dans le processus de socialisation vécu par l'individu.

L'expérience de la maladie à travers son propre cas éventuellement et celui des autres qu'on a côtoyé un jour ou l'autre, peut influencer, voire bouleverser le sens d'une vie et conduire à porter un autre regard sur soi-même et la société. Comme apprendre à être prudent et attentif au milieu où l'on vit. Au risque de conflits de valeurs, comme à propos de la liberté et de la démocratie sanitaire, lors de la crise brutale de la pandémie de Covid-19, apparue en novembre 2019.

La socialisation assure la transmission et la continuité des cultures. Elle constitue un *apprentissage social* qui fonctionne dans le sens d'une *transmission des éléments de culture par la société,* et d'une *intégration des contenus de cette transmission par l'individu.* Elle est, au total, le ressort gyroscopique qui assure la *permanence des valeurs et de la cohésion de la société*, au sein de laquelle l'éducation et la santé jouent un rôle déterminant dans l'harmonie et la stabilité sociale.

I.2. LA STANDARDISATION DES PERSONNALITÉS

Progressivement, l'apprentissage social, né de la socialisation, va devenir partie intégrante de la structure de la personnalité de l'individu, influencée par les valeurs qu'il découvre et les équilibres psychologiques, somatiques et sociaux qui résultent de son expérience personnelle de la vie sociale et de sa relation aux valeurs des autres.

I. La relation personnalité-culture-société. La personnalité, avec ses différentes composantes psychiques, ses traits de tempérament et de caractère confrontés aux *besoins* et *désirs* de l'individu, c'est, comme l'a définie le

---

[53] En relation avec la notion introduite par Freud en 1900 dans son ouvrage *L'interprétation des rêves,* le « contenu latent », interprétatif des valeurs se distingue du « contenu manifeste », qui en est l'inverse productif. Ainsi, on peut dire que la *socialisation manifeste* (volontaire, qui participe explicitement à la construction de la personnalité) et la *socialisation latente* (processus diffus et non intentionnel, d'intériorisation des normes et des valeurs de la société en dehors de tout apprentissage spécifique, ni conscience de participer à ce processus) sont la partie pile et face d'un même processus, imprégné des valeurs du rêve et de la réalité conjugués.

psychologue Gordon W. Allport : « l'organisation dynamique dans l'individu des systèmes psycho-physiques qui déterminent ses ajustements singuliers à son environnement » (1934). Si bien que du global au local et de l'individuel au collectif, la conséquence principale de la socialisation c'est l'adaptation de la personne socialisée au milieu dans lequel elle vit. Cette adaptation concerne la personnalité tout entière, c'est-à-dire le sujet dans sa globalité et sa totalité ou, plus précisément, la personne en tant qu'*unité bio-psycho-anthropo-sociale*.

C'est ainsi, par exemple, que l'enfant s'imprègne de façon plus ou moins consciente des valeurs du groupe auquel il appartient. Mais, chez l'enfant comme chez l'adulte, il n'est guère possible de mesurer la proportion du *système socio-culturel* réellement intégrée à la personnalité. Cependant, il est certain que les éléments culturels, une fois intégrés à la personnalité, vont devenir la façon naturelle ou normale d'agir, de penser et de percevoir du sujet (*cf. infra*, II : les mécanismes de la socialisation). Ces dispositions d'ensemble déterminent *la standardisation des personnalités*, qui prend sa source dans la culture avant de produire ses effets d'adaptation sociale.

Ce sont les ethnologues qui, les premiers, se sont penchés sur le problème des rapports entre la personnalité et la société. Outre les études de Margaret Mead et de Ralph Linton (grands classiques des relations anthropologiques entre les pratiques de socialisation et les différents types de personnalité [54]), l'anthropologue et ethnologue américaine Ruth Benedict teste l'hypothèse qu'*à un certain type de culture correspond un certain type de personnalité*. Et donc de valeurs. Pour ce faire, elle étudie deux sociétés indiennes sans écriture : les Zuni du Sud-Ouest des Etats-Unis et *les Kwakiult* de la côte Ouest du Canada. Les Zuni sont pacifiques et aimables. Ils considèrent notamment que la contemplation est l'activité la plus noble pour l'homme, et n'ont que mépris pour la lutte et la compétition. A l'opposé, *les Kwakiult* fonctionnent selon un système de valeurs qui veut que l'homme digne de ce nom s'affirme contre les autres et s'exalte en les abaissant pour dominer. Au total, le constat de R. Benedict selon lequel les institutions sont le moule de la personnalité, tend à démontrer que *la personnalité des individus est bien le produit d'une culture et de ses valeurs.*

Par « culture » nous retiendrons : *un ensemble supposé cohérent des manières d'agir, de penser, de sentir, c'est-à-dire de valeurs apprises et partagées par une pluralité de personnes et propres à un ensemble social dans un milieu déterminé*. Si bien qu'il n'est pas toujours facile de parler de culture, quand le terme générique s'applique aussi bien à la famille (culture familiale), à l'école

---

[54] Mead M. : « Adolescence à Samoa », in *Mœurs et sexualité en Océanie*, trad. Paris, Plon, 1963.

Linton R. : *Le fondement culturel de la personnalité*, Dunod, Paris, 1959. Cet ouvrage étudie les rapports entre la personnalité et la société.

(culture scolaire), à l'hôpital (culture sanitaire), etc., où se combinent toujours plusieurs cultures à la fois (culture personnelle des acteurs, culture professionnelle des agents, culture, médicale des uns, culture administrative des autres, culture générale, scientifique, technique, etc.).

2. La personnalité de base. Les relations décrites ci-dessus correspondent au *processus d'acculturation*. Celui-ci consiste à transmettre les valeurs, les normes, les rôles sociaux et les éventuelles sanctions. Processus qui donne une cohérence d'ensemble aux comportements individuels et détermine, ce qu'Abraham Kardiner[55], psychanalyste, psychiatre et anthropologue, appelle la « personnalité de base », c'est-à-dire « l'ensemble des traits de personnalité que l'individu reçoit de la société comme modèle au cours de la socialisation », tels que :

- *Les techniques de pensée* qui concernent la manière de percevoir la réalité et d'agir sur elle ;

- *Les systèmes de sécurité*, c'est-à-dire les défenses institutionnalisées auxquelles les individus ont recours pour résister aux anxiétés produites par les dangers et frustrations de la réalité physique et sociale ;

- *Le surmoi*, qui repose sur le désir de jouir de l'estime et de l'amitié d'autrui ;

- *Les attitudes religieuses*.

Globalement, *la personnalité de base*, est ce qu'il y a de commun entre les membres d'une même culture. C'est elle qui sert de support aux personnalités individuelles plus ou moins imprégnées de valeurs, dans leurs relations aux autres et aux choses.

3. La fonction adaptatrice. La personnalité de base représente le noyau dur constitué des éléments socio-culturels transmis par la société, reçus et intégrés par le sujet adaptable à son environnement. Certains parlent d'une forme de *domestication* de l'individu. Ce qui pose, outre la question de ce que sont les valeurs, celle tout aussi fondamentale de leur sens, c'est-à-dire de leurs rôles et place dans la société où le processus d'*adaptation sociale* va de pair avec celui *d'intégration sociale* et se confronte à celui de liberté. Ainsi un individu se rend apte à appartenir à un groupe, à une organisation, apprend à vivre dans sa culture et réussit à en intégrer les valeurs et les normes, grâce au processus de socialisation.

- *Au niveau collectif* (pour le sociologue), ce processus est celui qui permet d'apprendre à vivre selon les valeurs et les normes véhiculées par la société dans laquelle on vit et évolue.

- *Au niveau individuel* (pour le psychologue), l'enfant vient au monde avec moins de conduites instinctives et de réactions innées qu'un animal, mais avec

---

[55] Kardiner A. et Linton R. : *The individual and his society*, Columbia University Press, 1939.

une plus grande *plasticité* qui lui permettra d'assimiler la culture de son groupe à travers les comportements humains déjà fixés par ses ancêtres.

- *Au niveau philosophique*, cela pose la question de l'inné et de l'acquis : l'homme d'après Rousseau naît naturellement bon et heureux, et c'est la société qui le corrompt et le rend malheureux (*Discours sur les sciences et les arts*,1750).

Nous retiendrons avec Jean Maisonneuve que « Le propre de l'homme, c'est d'être simultanément un être *sociable* et un être *socialisé* ; entendons par là qu'il est à la fois sujet aspirant à communiquer avec ses semblables et *membre* d'une société qui existe préalablement, le forme et le contrôle bon gré mal gré. » (*La psychologie sociale*, *op. cit.* p. 25). Vues sous cet angle, des valeurs comme *la solidarité, la bienveillance, la prévention, etc.* – qui privilégient la relation sociale équitable et dévouée aux plus fragiles et précaires dans la cité – sont de « vraies valeurs », des « valeurs nobles », intimes et solidaires, qui inspirent le « vivre ensemble » et sont le meilleur moyen de créer un monde plus juste et équitable. Un monde qui se détourne des *passions tristes* de Spinoza, comme la colère, la jalousie, la convoitise, l'intérêt personnel, etc., qui tuent la puissance d'agir.

II. LES MÉCANISMES DE LA SOCIALISATION

La socialisation ne se réduit pas à une simple incorporation de la culture d'appartenance. Elle résulte de mécanismes complexes, que des concepts généraux explorent (II.1) et de théories fondamentales, comme celles du psychologue J. Piaget et du sociologue P. Bourdieu, en passant par S. Freud et la psychanalyse (II.2.). Tout processus de socialisation repose sur des *valeurs de conscience et d'action*, qui rétroagissent sur la socialisation.

Pour la psychologie sociale, les valeurs sont liées aux besoins, aux motivations, et aux attitudes. Elles sont l'expression des activités psychologiques de la personne dans la conduite de ses relations à autrui. Ainsi les notions d'adaptation sociale, de groupe social, de culture et de normes sont inséparables dans leurs rapports aux *valeurs déclaratives* (représentations) et aux valeurs *en actes* (activation).

II.1. La notion de groupe

Du *groupe primaire* de taille restreinte où les relations s'appliquent en face à face entre personnes qui se connaissent, aux *groupes secondaires* de plus grande taille dont les membres peuvent ne pas se connaître, aux groupes d'appartenance et aux *groupes de référence*, pour ne pas tous les citer, les groupes sont le creuset dans lequel les valeurs se forment et se transforment. Et selon les dictionnaires, tout groupe social est un ensemble formant une unité sociale durable caractérisée par des valeurs communes. Ce qui exclut du champ des valeurs, celles impossibles à concevoir dans notre monde, du personnage totalement replié sur lui-même et gardant en lui-même ses propres valeurs, qu'il réserve à la nature, tel Diogène vivant dans son tonneau, idéaliste criant et cynique armé de sa lanterne allumée en plein jour : « Je cherche un homme » (le vrai, le bon, le sage), et apostrophant le monde : « Ôte-toi de mon soleil », si l'on en croit sa réplique à Alexandre le Grand venu lui demander s'il avait besoin d'aide.

Les groupes constitués peuvent être : la famille, la classe, les clubs sportifs, les associations, les partis politiques, les groupes syndicaux, religieux, les équipes de travail, etc. En sociologie, le groupe est un ensemble de personnes réunies en fonction d'un motif quelconque, connu, voulu, subi... Pour qu'il y ait groupe social, il faut deux conditions : 1) l'existence d'une *interaction* entre les membres du groupe ; et 2) l'existence d'une *structure*, c'est-à-dire, d'un cadre social stable.

Toute société est divisée en groupes, que l'on étudie en fonction de leurs buts, de leur organisation et du comportement de leurs membres (relations interpersonnelles, communication). Le groupe social est un ensemble de personnes réunies par des motifs variés et des valeurs communes : vie familiale, sociale, activités culturelles, sportives, politiques, professionnelles, etc., où les valeurs se structurent en systèmes de plus en plus spécifiques et souvent sophistiquées, relativement à leurs dimensions, composantes et indicateurs. Dans chaque groupe les individus ont une solidarité commune, un but commun mais aussi des règles de fonctionnement dont les membres ne prennent pas toujours conscience, même s'ils sont censés les connaître.

II.2. La notion de culture

La culture, est l'ensemble tacite, supposé cohérent des manières de penser, de parler, de sentir, de croire et donc d'agir, apprises et partagées par une pluralité de personnes dans un ensemble social. Elle constitue le *stock des acquisitions* mises en commun par le groupe social en fonction des valeurs portées par la société, c'est-à-dire des principes plus ou moins logiques et rationnels, objectifs et subjectifs, qui font de la cohérence une source de cohésion. Tout groupe social a ses outils, ses techniques, son organisation, ses croyances, ses traditions, ses religions, ses coutumes et ses opinions. C'est ce qu'on appelle sa *culture*. Ainsi pour les ethnologues qui étudient les règles de vie des groupes ethniques, une recette de cuisine est aussi bien un produit de culture qu'un ouvrage de philosophie. Comme dirait F. Wolff quand il regarde « l'universel » en face, il est ambitieux de vouloir parler des valeurs, surtout quand l'humanité, si mal menée aujourd'hui, est « la seule source de valeurs » (2022, p. 24).

II.3. La notion de normes d'institutionnalisation de la norme

Le respect des valeurs est assuré grâce aux règles que le groupe se donne et que la majorité des membres du groupe accepte : c'est ce qu'on appelle *les normes*. Le but des normes est de pouvoir vivre ensemble, se comprendre (exemple : les valeurs de la République (*démocratie*, *laïcité*, etc.) sont assurées grâce au respect de normes (le vote, les lois...). En général il s'agit, au départ d'un comportement, d'une règle qui s'applique plus ou moins et qui entre progressivement dans les mœurs. Puis il arrive un jour où l'on fait de la norme une obligation soit par la morale, soit par la loi. L'origine d'une norme s'oublie souvent. Alors, on établit un contrôle sur l'application des normes dans le groupe, puis on distribue des récompenses ou des sanctions (morales, sociales, ou judiciaires...) qui, suivant les situations, renforcent, affaiblissent ou dégradent les valeurs, et changent ou transforment les comportements qui doivent s'adapter.

Les normes sociales, suivant les cultures, les mœurs et les ressources humaines et matérielles, au même titre que les valeurs qu'elles protègent et propagent, présentent des différences fondamentales d'une époque à une autre. Si bien que les équilibres, l'harmonie, la cohésion sociale dépendent de l'ajustement des normes et des valeurs dans l'espace et dans le temps (*cf. supra*, Fig. 1, et *infra,* Fig. 6).

III. LES GRANDES THÉORIES EXPLICATIVES

Pluri et interdisciplinaires, ces théories se situent aux carrefours des sciences psychologiques et sociales. Mais, transdisciplinaires de la philosophie à la politique, au droit, à la gestion et à l'économie, elles ne s'y limitent pas.

III.1. La socialisation avec Jean Piaget

Le psychologue généticien et épistémologue J. Piaget éclaire le mécanisme de la socialisation en étudiant le développement de la pensée et de l'intelligence, clé de la personnalité, chez l'enfant. Pour lui, ce développement est un processus social autant que psychique.

A. Les trois phases du développement de l'intelligence

1. *La phase de la petite enfance* : période caractérisée par un « égocentrisme pur » où l'enfant ne sent et ne comprend qu'à travers lui-même, avant de commencer à distinguer ce qui appartient aux autres et aux choses. Il n'a pas d'autres valeurs que l'énergie de ses affects.
2. *Jusqu'à l'âge de 7 ans* : c'est le rapport aux parents qui prédomine. L'enfant agit et pense inconditionnellement comme l'adulte le prescrit. Ses valeurs, qu'il ne « voit » pas sont celles, syncrétiques, de ses parents.
3. *A partir de 7 ans* : une seconde forme de relation sociale s'installe, fondée sur la « coopération ». Celle-ci permet la discussion et exerce le jugement et la critique. Elle a un rôle « libérateur et constructif » et « mène à l'autonomie », explique Piaget[56]. Avec « l'âge de raison »

[56] Piaget (J.) : *Le jugement moral chez l'enfant.* Alcan, Paris, 1932, pp. 465-466.

apparaissent alors les premières formes de la conscience des valeurs et des conflits de valeurs à travers l'image différenciée des parents, des autres et des choses.

Au fil du temps, les règles auxquelles l'enfant obéissait passivement par soumission deviennent des convictions, grâce à la réflexion, la critique et l'élimination dont il devient de plus en plus capable (processus *comprendre*). Les connaissances, les normes, les valeurs, autrefois imposées de l'extérieur par les parents et l'école, sont progressivement assimilées, intériorisées (processus *réussir*).

B. L'interaction entre l'individu et son environnement

Au sens de la théorie piagétienne du développement, il est possible de concevoir que la socialisation procède d'un double processus d'*assimilation* et d'*accommodation* au cours duquel le sujet se transforme par lui-même sous l'effet des influences extérieures, et ne subit donc pas passivement les effets de la culture dans le développement de son intelligence et la construction de sa personnalité. Ainsi, chaque stade du développement de l'intelligence résulte de l'articulation de deux mouvements complémentaires :

- *L'assimilation*, qui consiste à incorporer le monde extérieur, les personnes et les choses aux structures existantes, en tentant de les modifier pour les rendre plus conformes à ses désirs (assimilation de l'objet par le schème, *c.a.d.* intégration progressive à la structure cognitive);
- *L'accommodation*, qui consiste à réajuster les structures, et à se modifier soi-même pour répondre aux pressions extérieures (accommodation du schème à l'objet, *c.a.d.* affinement du schème devenu plus performant).

Le couple assimilation/accommodation permet d'expliquer le *phénomène d'adaptation* dont la structure syncrétique est imprégnée de la double référence aux valeurs : interne au sujet qui les pense (*valeurs déclaratives*, subordonnées aux représentations subjectives, fantasmes et désirs personnels) et les (*valeurs en actes*, subordonnées aux normes objectives et aux lois de la société). Pour Piaget, c'est l'interaction permanente entre l'individu et les objets (le monde), qui permet de construire les connaissances, d'où le nom de *constructivisme* donné à cette théorie de l'acquisition des connaissances. *Apprendre*, pour Piaget, c'est acquérir de nouveaux schèmes d'action selon le modèle dynamique d'un *phénomène d'équilibration*.

Selon cette théorie, le processus de socialisation imprégné des valeurs qui l'influencent est discontinu, car il procède par déséquilibres et rééquilibres successifs. Ce processus est permanent et dure toute la vie. Ce que l'on peut résumer en disant que la socialisation ne se réduit pas à une simple incorporation de la culture d'apprentissage, mais résulte du double processus d'assimilation et d'accommodation, *c.a.d.* des transformations de la personne sous l'effet des influences extérieures, sans qu'elle ne subisse passivement les influences culturelles, mais en y réagissant plutôt en fonction de ses intérêts à partir des processus de structuration déjà acquis.

III.2. Pour la psychanalyse

Le processus de socialisation est au cœur de la psychanalyse. Pour Freud les rapports de l'enfant avec ses parents ont des racines « sexuelles », c'est-à-dire une tendance « incestueuse », portant les garçons à séduire leur mère et les filles leur père. Ainsi, le premier apprentissage social de l'enfant, connu sous le nom de *complexe d'Œdipe*, s'inscrit dans un contexte de relations émotionnelles et affectives intenses déterminant l'état psychique et comportemental du sujet. Un contexte bio-psychique étendu sur un lit symbolique et métaphorique de valeurs. Pour A. Shopenhauer, l'instinct sexuel est présent dans la conscience de chacun. Sans se porter sur un individu déterminé de l'autre sexe, il n'est, en soi et en dehors de tout acte manifeste, que la volonté de vivre. Pour Daniel Sibony, la psychanalyse enseigne l'importance du verbe et de la communication pour ne pas tomber dans la souffrance et le symptôme. Partant ainsi du fait qu'« un individu tout seul cela n'existe pas, il est concevable de parler de *psychanalyse sociale* avec le psychiatre antipsychiatre Thomas Szasz qui considère que le « camarade humain » est à la fois produit et effet des rapports sociaux de production, tels que les analyse E. Morin quand il traite de la condition humaine soumise à la dialectique de l'*homo sapiens-homo demens*.

La *sublimation* fait partie des mécanismes de défense contre l'angoisse décrits par S. Freud ; elle protège contre ce que nous craignons et oriente les pulsions vers des buts socialement reconnus, qui s'incarnent dans des valeurs. Comme la définit le psychiatre et psychanalyste Hervé Hubert, la *psychanalyse sociale* utilise l'outil psychanalytique que constitue le concept de *transfert* pour expliquer que « dans leurs actions, les hommes n'ont pas conscience d'être déterminés par leurs transferts sociaux et rapportent leurs conduites à des motifs de pensée » (Atelier de Psychanalyse sociale : la question de la valeur, Paris). La publication de *Mein Kampf* avec sa politique d'extermination ségrégative en 1924, et le bombardement nucléaire d'Hiroshima-Nagasaki le 6 août 1945, sont des exemples tangibles des risques encourus et des craintes justifiées quand les masses sont manipulées par des gouvernements invisibles, dont le potentiel de nuisance est aujourd'hui multiplié par les forces prétextes et valeurs perverses du développement technologique et scientifique.

III.3. Avec la notion d'habitus, P. Bourdieu et la sociologie

Outre leurs relations avec les parents, les membres d'une collectivité partagent un patrimoine culturel commun qui leur permet d'entretenir des relations sociales plus larges, tout en développant leur *habitus* propre. On a tous appris, par exemple, qu'il faut saluer son interlocuteur avant d'engager une conversation. *L'habitus,* dans ce cas, c'est à la fois la pratique héritée du bonjour et la stratégie acquise : *la compétence*[57] d'utiliser ce bonjour de telle ou telle manière et à telle ou telle fin. L'habitus est en soi le signe des valeurs que l'on porte.

A. Définitions générales

Selon le Petit Robert, le mot latin *habitus* indique la manière d'être. Au sens médical, l'habitus désigne l'apparence générale du corps en tant qu'indication de l'état général de santé ou de maladie. Habitus est également proche d'habitude. On parle d'habitus physiologique, d'habitus morbide. *En botanique*, l'habitus est l'aspect d'un végétal qui permet de le situer dans une classification. En sociologie, c'est la manière d'être d'un individu (apparence physique, vêtements, maintien, voix, etc.) liée au groupe social auquel il appartient. Le concept se rapproche de l'*hexis corporelle*, qui marque la dimension du sens de l'orientation sociale à travers la manière de ressentir et d'éprouver en fonction de ses valeurs, c'est-à-dire de la représentation que l'on se fait de sa propre valeur sociale. La tendance à vouloir imposer ses valeurs aux autres, peut ainsi confiner à des comportements névrotiques en relation avec le narcissisme.

D'une manière générale, l'habitus correspond à une *attitude pratique intériorisée* en fonction de laquelle on agit inconsciemment et répétitivement, conformément au modèle que cette attitude constitue.

B. Les définitions de P. Bourdieu

Pour P. Bourdieu, la socialisation est un processus biographique d'incorporation de dispositions sociales issues non seulement de la famille et de la classe d'origine, mais de l'ensemble des systèmes d'action traversés par l'individu au cours de son existence. Elle passe par des phases de reproduction sociale, notion que le sociologue a forgée avec le concept d'habitus, qui donne une clé d'interprétation des rapports des individus à la société : « Les habitus constituent un ensemble de schèmes incorporés qui se traduisent par des pratiques, des comportements et des représentations propres à sa classe sociale, son sexe, sa culture...»[58] .

Produit d'une trajectoire sociale, établie sur plusieurs générations, *l'habitus*, comme les valeurs dont il est imprégné, est à la fois le produit de conditions objectives intériorisées et producteur de pratiques de reproduction des structures sociales. Mais l'ordre social ne se reproduit jamais à l'identique. Il est en partie imprévisible, du fait des différences entre conditions de

---

[57] *Cf.* P. Peyré : *Compétences sociales et relations à autrui. Une approche complexe*. Privat, Toulouse, 2000.

[58] *Cf.* « Points de repères, Famille et socialisation », in *Qu'est-ce que transmettre* ? Sciences Humaines, N° 36, avril 2001, p. 15.

production et conditions de fonctionnement. Ainsi, les habitus sont des « systèmes de dispositions durables et transposables, structures structurées prédisposées à fonctionner comme structures structurantes, c'est-à-dire en tant que principes générateurs et organisateurs de pratiques et de représentations » (P. Bourdieu, *Le sens pratique*, 1980, p. 88).

Cette disposition à produire des « pratiques intériorisées » se retrouve dans les valeurs en actes, où le rapport de l'habitus au réel psychologique et social se complexifie proportionnellement à la variété des interactions, c'est-à-dire des conduites personnalisées qui qualifient les valeurs en tant que systèmes structurant et opérationnels quand ils articulent des facteurs individuels avec des dimensions collectives. Ce qui pousse à concevoir le *système des valeurs* sous la forme d'un *ambi-système* composé de deux sous-systèmes à la fois différents et complémentaires : les « valeurs-systèmes » (sens et pilotage) et les « valeurs-outils » (direction et opérabilité).

- Les valeurs-système : Avec P. Bourdieu, *l'habitus* se précise comme un ensemble de dispositions corporelles et intellectuelles héritées ou acquises par l'individu, et ces dispositions sont propres à marquer un statut social, une appartenance de classe et une culture. Mais si, comme les définit l'auteur, les habitus sont un ensemble de *schèmes incorporés,* il prend soin de préciser que le processus (global, complexe et systémique) établi « ne constitue pas une obéissance à des règles ou une conformité à des valeurs, mais un usage non-conscient de celles-ci. Il [ce processus] prend en compte les stratégies des acteurs tout en les replaçant dans une logique sociale qui les dépasse » (*ibid.*, p. 15).

L'*habitus* s'étend à l'*hexis corporelle* qui s'exprime à travers le port du corps, la prestance, le maintien, la tenue, la diction et la prononciation, qui sont autant d'indicateurs de valeurs que l'on porte à soi-même et que l'on prête aux autres dans la vie courante selon la façon de se présenter et de se comporter. Elle traduit la représentation des usages du corps dans son rapport au monde social. Elle est liée à *l'éthos* (la coutume, en grec), qui est la manière de percevoir le monde et d'y agir, ce qui indique l'importance du corps. Mémoire corporelle et posture en société procèdent ainsi d'une logique causale selon laquelle l'hexis engendre des dispositions acquises du corps et de l'âme telles que définies par Aristote (*hexis*), ou des attitudes intérieures telles que les décrit Durkheim traitant du christianisme. Pour P. Bourdieu, « L'hexis corporelle est la mythologie politique réalisée, incorporée, devenue disposition permanente, manière durable de se tenir, de parler, de « marcher », et, par là, de sentir et de penser » (*Le Sens pratique*). Elle contribue au « sens de l'orientation sociale ». C'est dans cet *ensemble corps-esprit-société* que l'on retrouve la *notion constructiviste* de « système de valeurs », définissable selon les principes de la méthode de la *Théorie du Système général, théorie de la modélisation*.

- Les valeurs-outils :

Comme *l'habitus* avec lequel elles tissent des relations conscientes et inconscientes, les valeurs sont des systèmes de relations structurées et structurantes qui génèrent et organisent l'action en induisant les comportements. Ainsi les systèmes de valeurs se manifestent plus ou moins aléatoirement et plus ou moins efficacement et utilement, dans la réalité des situations complexes où elles agissent de façon déclarée quand elles ont à gagner et à faire gagner ; de façon cachée ou détournée quand elles sont douteuses ou non recommandables ; et de façon humble et raisonnable quand elles sont nobles et vertueuses. Ordinaires ou calculées les valeurs obéissent à des logiques pragmatiques du type avantages/inconvénients partagés. Selon la cause qui les détermine, elles peuvent être naturelles ou artificielles. Propres au bon sens ou contraires à la raison. Tout est dans la façon de les utiliser et la conscience avec laquelle on les met en œuvre. On peut les considérer comme *un système*, quand on a le souci de les comprendre et les respecter dans l'étendue de leur signification morale et humaine, qui est leur essence même, et comme *un outil* inséparable du système pour naviguer entre *le sens* qu'on leur donne et *la direction* où l'on veut aller avec elles. Il n'existe pas d'antonyme du mot valeur. Le contraire d'une valeur, est une « valeur contraire ».

III.4. Les agents socialisateurs et les milieux de socialisation

De la famille aux institutions, la socialisation s'effectue grâce à la médiation d'une multitude de groupes (A) et milieux différents (B) Et d'une manière générale, elle porte l'empreinte de l'éducation (C).

A. Les agents socialisateurs : Il existe différentes catégories d'agents socialisateurs que l'on classe en fonction :

- *du groupe identifiable* au sein duquel le processus de socialisation se développe : la famille, l'école, le travail, les loisirs, qui sont des foyers de valeurs ;
- *de la source commune spécifique* à des ensembles de population : journaux, radio, télévision, qui transportent l'information et induisent les représentations des valeurs ;
- *du but poursuivi* : former, éduquer, instruire, soigner, inculquer des principes, qui sont des valeurs en soi ;
- *de l'homogénéité* (bande d'adolescents, mouvement de jeunes, etc.) *ou de l'hétérogénéité des âges* (famille, secte, etc.), qui exercent aux valeurs ;
- *de l'étendue de la socialisation projetée* : groupes ou institutions identifiables, qui visent la socialisation globale de la personne, et institutions qui ne touchent qu'un secteur de la personnalité de l'individu (parti politique, syndicat, club sportif, etc.), qui renforcent

l'expérience acquise des valeurs.

Jouent également des rôles socialisateurs identifiables de plus en plus prégnants dans la société actuelle soumise à un débat plus informel que formel sur les valeurs, dont on ne sait pas vraiment par quel bout le prendre :

- *Les mouvements sociaux*, organismes de type revendicatif visant à faire triompher des idées, des valeurs ou des intérêts ;
- *Les "mass media"*, organes de communication de masse (presse, radio, télévision, réseaux sociaux), qui renvoient en permanence des opinions, des images et des symboles, qui permettent aux individus de se situer dans la société, mais les conduisent aussi à s'y conduire comme « la société » veut qu'ils se conduisent.

B. Les milieux de socialisation : L'influence des agents socialisateurs produit ses effets de transmission culturelle, de standardisation des personnalités et d'adaptation en fonction du milieu où elle s'exerce. De ce point de vue, on distingue :

a) Les milieux d'appartenance : Il s'agit, selon G. Rocher, des milieux auxquels « les agents de socialisation et les socialisés sont intégrés écologiquement, économiquement, sociologiquement ». Selon le milieu où elle évolue et le degré d'intégration à ce milieu, la famille, par exemple, n'exerce pas son action socialisatrice de la même manière, avec les mêmes contenus et les mêmes méthodes. L'appartenance à la classe sociale retentit sur l'action socialisatrice. Avec le sociologue M. Halbwachs[59], à la notion de « personnalité de base » on peut surajouter la notion de « personnalité de classe ».

b) Les milieux de référence : Ce sont ceux auxquels l'agent socialisateur et le socialisé n'appartiennent pas, mais dont le premier s'inspire dans son action vis-à-vis du second. Exemple : les parents qui désirent voir leur enfant accéder à une classe sociale supérieure, ou les migrants qui désirent intégrer leur enfant à la société d'accueil, vont tout faire pour leur inculquer les manières de faire, de penser, de sentir, propres à cette classe ou à cette société. Cette classe ou cette société sont alors, pour l'enfant, le milieu auquel il se réfère dans la conception et la conduite de ses actes.

C. La socialisation se fait par l'éducation, elle est :

- Apprentissage, au niveau biologique et psychomoteur du contrôle des fonctions organiques (propreté) et de l'acquisition d'automatismes gestuels (marche, prise de nourriture, équilibre sur un cycle, etc.).

- Acquisition de connaissances : la période intense se situe pendant les deux

---

[59] Halbwachs Maurice : *Esquisse d'une psychologie des classes sociales*. Marcel Rivière, Paris, 1964.

premières années de l'enfance. Mais l'école, le passage à l'adolescence, la formation professionnelle, l'entrée dans la vie d'adulte sont aussi des temps importants de socialisation. Le processus de socialisation vise à adapter l'homme à son contexte social :

– On dit que l'homme est «adapté», «social», «normal», «intégré», quand il a appris à partager les valeurs et qu'il assume correctement ses rôles en respectant les normes de la collectivité en famille, au travail et en société.

– Il est vérifié, que l'adoption des normes par la majorité des membres d'un groupe permet le fonctionnement et assure la survie de ce groupe. C'est le principe même de la démocratie.

– Les institutions se maintiennent grâce au *consensus* et à l'esprit de conformité sociale (ajustement étroit entre les valeurs du groupe et celles des individus).

– Le rejet de cette conformité par certains membres des groupes et de la société peut parfois aussi être source de progrès, d'évolution : on parle alors de novateurs, de précurseurs, etc.

IV. DU BESOIN DE VALEURS À L'EMPREINTE DES VALEURS

Connaître les valeurs, savoir les observer et comprendre leur nature, leurs rôles et leur place dans l'esprit des individus et de la société pose des questions morales, politiques, méthodologiques et épistémologiques, à la communauté plurielle des scientifiques, comme à chaque « citoyen du monde ». Car, habiter la Terre, c'est vivre dans l'atmosphère des valeurs, en même temps que dans celles des droits et des devoirs universels qui s'imposent à l'homme.

IV.1. Côté Homme (*l'Acteur*)

Les valeurs évoluent au gré de la personnalité et du comportement des acteurs, suivant le processus psycho-social qui les active à la base. Elles rentrent, comme on l'a vu, dans le champ des transactions entre les individus et la société en participant à des choix d'attitudes qui fixent des priorités dans les lignes de conduite et de comportements des acteurs, au rendez-vous dialogique de « l'agir éthique »[60]et de « l'agir communicationnel »[61].

---

[60] En référence à la thèse de Hannah Arendt, qui distingue trois types de *faire :* ***l'activité*** (homo laborans), ***la poïesis*** (l'œuvre et l'instrulmentalité, *c.a.d.* la « vie biographique » où s'expriment les savoirs-faire et opère la *tekné*) et ***la praxis*** (l'action proprement dite, le « bios politikos »), *cf.* : *Condition de l'homme moderne* (*op. cit*., 1958, 1983), où l'auteure traite du destin de la collectivité dans le divorce entre l'action (le travail) et la contemplation. Problème très actuel dans le domaine de la santé.

[61] Jürgen Habermas fait entrer ce concept dans la théorie du social qui tente de répondre à la question : « comment la société est-elle possible ? » dans une

Aucun groupe humain n'existe sans qu'il ne définisse « ses » valeurs, qui sont la condition et la conséquence de l'adhésion collective quand il s'agit de décider de ce qui est bien ou mal, beau ou laid, juste ou injuste, sain ou malsain, altruiste ou égoïste, utile ou inutile, etc. On peut ainsi dire qu'une valeur est une manière d'être et d'agir des membres d'une collectivité, qui appellent à l'autonomie spontanément partagée ou plus ou moins négociée en invitant au respect de soi-même et des autres[62]. Exemples de valeurs : *le respect de la vie, la solidarité, la santé, l'amour, le travail, l'exemplarité, l'équité, la liberté, la démocratie...*

Du besoin au désir, toute valeur fait partie d'un système de systèmes, qui organisent les idées et guident les comportements. Toute valeur se situe à différents niveaux de spécificité et d'utilité en fonction du domaine où elle intervient. On ne peut pas parler des valeurs référence aux notions de groupe, de culture, de norme qui sont les facteurs de base du processus de socialisation au point de convergence où valeurs et comportements tissent des liens consubstantiels. Des liens qui co-déterminent l'emprise des valeurs, à la fois sur l'individu et la société.

Consommatrices d'énergies psychique et physique pour satisfaire les besoins individuels et collectifs, les valeurs « peuvent être considérées comme l'ultime développement de nombreux processus de sélection et de généralisation qui donnent aux comportements une constance et une organisation à long terme » (Th. Newcomb et *al, Manuel de psychologie sociale*., p. 62). À ce point de rencontre des théories et de la synthèse des situations en actes où interviennent les valeurs, le modèle psycho-sociologique des valeurs de Théodore Newcomb sur *la formation des attitudes* éclaire la relation fondamentale qui existe entre les besoins et les valeurs, en termes de sens et de finalité des conduites[63]. Selon cette théorie, les valeurs sont des principes qui s'organisent suivant des processus hiérarchisés et coordonnés, qui, partant des besoins individuels (niveau du local et du particulier) s'élèvent vers les objectifs contenus dans les principes (niveau du

---

visée émancipatrice et normative au rang de laquelle les valeurs font figure de prototype universel.

[62] Le processus de construction des valeurs est lié à la philosophie de Paul Ricœur qui s'attache à définir les relations : *avec soi-même* (selon l'idée d'Aristote d'une « vie bonne ») ; *aux autres* (amitié, sollicitude, etc.) ; et *avec les institutions* (la justice, l'égalité) : « C'est par des mœurs communes et non par des règles contraignantes que l'idée d'institution se caractérise fondamentalement ». *Cf.* : *Soi-même comme un autre, op. cit. 1990,* p.102 ; *La Critique et la Conviction*, Éd. Calmann-Lévy, 1995, pp. 194-195 ; et « Fondements de l'éthique, *op. cit.*, 1984, pp. 61-71.

[63] Newcomb Th., et al : *Manuel de psychologie sociale*. PUF (Bibliothèque scientifique internationale), Paris, 1970.

global et du général) en activant des motivations, qui orientent les attitudes, qui déterminent les comportements (*Tabl. 1*).

VALEURS	Buts extrêmement larges autour desquels de nombreuses structures d'attitudes peuvent s'organiser.
▲ ATTITUDES	Buts généralisés de dispositions à un comportement motivé.
▲ MOTIVATIONS	Etats de l'organisme appris et dirigés vers un but, tirant leur énergie des besoins.
▲ BESOINS	Etats de l'organisme à l'origine d'une activité générale.

Tableau 1. *Relations entre besoins, motivations, attitudes et valeurs (D'après le modèle de Th. M. Newcomb, op. cit., p.62)*

IV.2. Côté science (*Le Système*)

Les sciences reposent sur des valeurs, certes scientifiques et techniques enchevêtrées, mais propres aux individus qui font la science qui fait les techniques, qui rétroagissent sur la science et la société. Que l'on soit philosophe, psychologue, sociologue ou psychosociologue, anthropologue ou éthologue, médecin, infirmière ou éducateur, juriste ou magistrat, ouvrier ou cadre, parent ou enfant, responsable politique ou simple citoyen, les valeurs sont là qui nous orientent et nous déterminent, hétérogènes et complexes, visibles ou cachées, agrégatrices et intégratrices vertueuses ou manipulatrices.

Pour le scientifique, les valeurs posent la question du rapport entre les finalités, les buts et les objectifs de la science, de ses moyens et de ses méthodes. Questions fondamentales, qui appellent à considérer et discriminer les valeurs que l'on attribue à la communauté scientifique, en tant que facteur de progrès et de cohésion sociale. Question d'ordre moral, éthique et politique à la fois, autant qu'épistémologique, qui met en exergue le problème des rapports entre les différentes disciplines entre elles, ainsi que celui des relations entre la science, la technique et l'homme. La science en effet, est faite de transactions entre disciplines où la cohésion et la solidarité jouent à la fois avec, pour et contre elles-mêmes (comme la démocratie dont traite Marcel Gauchet, *op. cit.* Gallimard 2002), car chaque discipline est différente de toutes les autres dont elle est complémentaire.

De *pluridisciplinaire* (l'étude d'un objet d'une seule et même discipline par plusieurs disciplines à la fois), et *interdisciplinaire* (le « big bang disciplinaire », transfert des méthodes d'une discipline à l'autre), la démarche scientifique idéale devrait tendre à devenir *transdisciplinaire*, au sens où le préfixe « trans » signifie, une démarche qui « est à la fois entre les disciplines, à travers les disciplines et au-delà de toute discipline », comme le déclare la

Charte de la transdisciplinarité édifiée au cours des travaux du *Premier Congrès Mondial de Transdisciplinarité* et signée le 6 novembre 1994 au Couvent d'Arrábida au Portugal. Selon cette charte dont le comité de rédaction a été dirigé par E. Morin et Basarab Nicolescu, la finalité de la transdisciplinarité est « la compréhension du monde présent [à travers] l'unité de la connaissance », au-delà de tout dogme et de toute idéologie en vue d'un « projet d'avenir » [64] . Projet éthique par excellence, où les valeurs de *conscience individuelle* et de *responsabilité solidaire* s'affichent dès l'énoncé du programme et des quatre premiers articles sur les 14 de cette Charte :

1) « Considérant que la vie est lourdement menacée par une technoscience triomphante, n'obéissant qu'à la logique effrayante de l'efficacité pour l'efficacité,

2) Considérant que la rupture contemporaine entre un savoir de plus en plus accumulatif et un être intérieur de plus en plus appauvri mène à une montée d'un nouvel obscurantisme, dont les conséquences sur le plan individuel et social sont incalculables,

3) Considérant que la croissance des savoirs, sans précédent dans l'histoire, accroît l'inégalité entre ceux qui les possèdent et ceux qui en sont dépourvus, engendrant ainsi des inégalités croissantes au sein des peuples et entre les nations sur notre planète,

4) Considérant ce qui précède, les participants au Premier Congrès Mondial de Transdisciplinarité [...] adoptent la présente Charte, comprise comme un ensemble de principes fondamentaux de la communauté des esprits transdisciplinaires, constituant un contrat moral que tout signataire de cette Charte fait avec soi-même, en dehors de toute contrainte juridique et institutionnelle. »

Si ce concept de *transdisciplinarité* est capital en tant qu'idéal à atteindre, c'est qu'il est tout entier enraciné dans les pratiques auxquelles il ouvre au-delà de la science, dans le monde du travail qu'il organise selon les logiques et hiérarchies complexes, de la vie des entreprises qui s'organisent en fonction des connaissances et compétences qui les font vivre. En effet le schéma à l'aube du XXe siècle était clair : à une discipline scientifique ou technique correspondait un métier, une profession d'où découlait un statut identifiable, un rôle défini et une fonction précise. Aujourd'hui, cette réalité devient de plus en plus floue à cause de *l'ultra spécialisation* qui fragmente les disciplines et n'en finit plus de courir, de cohérences en *co-errances*, et de coordinations en synchronisations, derrière des équilibres de plus en plus difficiles à atteindre à mesure que les statuts disciplinaires et professionnels se multiplient, au risque de peser sur la vie des organisations.

---

[64] B. Nicolescu : *La transdisplinarité. op. cit.* p. 66 (*cf. infra,* Chap. VI., II.).

Autrefois, le travail en équipe pluridisciplinaire dans les hôpitaux, par exemple, était relativement simple. Professionnel ou usager, on savait « qui faisait quoi ». Aujourd'hui, lire l'organigramme d'un hôpital ou d'un service est une épreuve pour le profane en quête de repères. Et les graphistes n'en finissent plus de dresser des panneaux indicateurs. Les médecins sont tous des *spécialistes* (y compris les *généralistes*), dont le titre et la fonction s'imposent d'autant plus aux visiteurs, qu'ils relèvent d'un langage réservé aux initiés ; les équipes soignantes, sont de plus en plus hiérarchisées et spécialisées elles aussi ; les services informatiques et services de la qualité débordent de besoins croissants pour satisfaire le traitement exponentiel de données en tous genres, les acronymes fleurissent, et l'administration pour répondre aux normes juridiques, financières et économiques, s'adapte en multipliant ses effectifs de plus en plus spécialisés et hiérarchisés par la force des choses. Les médecins et les cadres empruntent des mots au langage de l'administration, et l'administration s'acculture au discours médical. Les services techniques deviennent de véritables petites et moyennes entreprises et les frontières entre le bâti, le matériel et le vivant s'ouvrent à de nouvelles formes de relations professionnelles qui rapprochent, comme aux urgences, ambulanciers, brancardiers, infirmiers(ères), aides-soignants(tes) et médecins dans des espaces techniques de plus en plus sophistiqués et bientôt aussi étroits, toutes proportions gardées, que la cabine d'un avion de ligne où la compétence des pilotes n'est rien sans la compétence des navigateurs, des mécaniciens de bord et des hôtesses de l'air garantes du confort, de la discipline et de la sécurité des passagers. Des espaces, à l'hôpital, où des corps et des esprits, des êtres humains, apprécient la chance de voir des blouses blanches et d'entendre les voix rassurantes pour les accueillir du début à la fin d'un parcours de soins. Mais, ça, c'était avant ! Aujourd'hui on a des structures scientifiques, administratives, techniques, matérielles, etc., mais il manque étrangement de « personnels » dans la plupart des métiers de la santé. Paradoxalement, les « ressources humaines » s'épuisent là où, précisément, on en a le plus besoin.

Certains se souviennent de l'appel du Ministère de la Santé, au début des années 2000 pour le recrutement d'infirmières espagnoles en France. Aujourd'hui, la pénurie n'est plus *un scoop*, elle est générale. Pénurie quantitative et pénurie de vocations, pénurie de compétences, on est, outre la reconnaissance financière, à la recherche de solutions pour renforcer l'attractivité du métier et la rétention des personnels. Paradoxalement, on observe que les instituts de formation font le plein et que la profession infirmière continue d'attirer des candidats jeunes et moins jeunes. Mais « les jeunes générations ne veulent plus, s'accommoder des mêmes conditions de travail que les précédentes ». C'est face à ces constats, que le SIDIIEF (Secrétariat international des infirmières et infirmiers de l'espace francophone) a tenu son Congrès mondial à Ottawa/Canada, du 16 au 20 octobre 2022, sur le thème « Créer de la santé : La force du savoir infirmier ».

Soucieux de parler vrai et de réfléchir aux valeurs auxquelles la profession est attachée ce congrès s'est efforcé d'honorer les principes fondateurs de son organisation : l'humanisation des soins, l'excellence de la pratique infirmières, l'engagement sociétal, la solidarité professionnelle, l'équité d'accès à la formation et à la recherche, ainsi que le partenariat interprofessionnel. Tout n'est pas simple aujourd'hui à l'heure des changements intergénérationnels, et on ne peut plus se voiler la face quand on prend la parole dans un congrès dont l'enjeu est de faire avancer le progrès : « Les nouveaux diplômés ne veulent pas prendre plus qu'un temps partiel, soit pas plus de deux jours de travail par semaine », remarque Linda Silas. « Les jeunes ne cherchent qu'une chose : concilier vie personnelle et vie professionnelle », ajoute François Giraud Rochon. « J'ai pu voir des collègues fatigués, qui travaillent beaucoup plus qu'un temps plein pour combler les manques de personnels. Ce n'est pas très motivant pour les nouveaux », confirme une auditrice, jeune diplômée.

Pourquoi, après des siècles de progrès, l'histoire de l'action sanitaire et de l'action sociale nous montre-t-elle aujourd'hui le visage tourmenté et défiguré de ces deux institutions phares de la santé et de la société ?

IV.3. L'approche plurielle des situations sanitaires et sociales

Optimiser les valeurs de la santé par le savoir scientifique et le savoir faire technique est un projet ambitieux du fait que les principes mis en jeu sont portés par des idées avant d'être traduits en actes. Des valeurs polysémiques et hétérogènes dont les composants, stables *a priori,* peuvent surprendre parce qu'ils ne se retrouvent pas dans les indicateurs d'attitudes et de comportements que l'on attend, au sens où J. Ardoino traitant des relations éducatives traduit le parallélisme des problématiques entre l'éducation et la santé, quand il s'agit d'analyser les pratiques en vue de leur optimisation (*cf. : Éducation et relations. op.cit.*, p. 16). Ainsi le discours scientifique sur les valeurs manque de fermeté quand il s'agit de la rupture épistémologique entre l'action et la tradition et la durabilité du bien. L'analyse de cette rupture ne peut se faire qu'au prix d'une *approche compréhensive et constructiviste des valeurs.* Observer les valeurs sous le prisme de la philosophie, de l'histoire et de la géographie humaine ne suffit pas si on les sépare des sciences de la Santé publique (médecine, psychiatrie, psychologie générale et médicale, psychologie sociale, sociologie générale et médicale, théories des organisations et du management), où l'on retrouve le fait politique et le fait économique dans leur relation à la santé. Même si l'on y ajoute les sciences sanitaires et sociales et la psychosociologie de la santé (dont l'un des objets est d'étudier les valeurs en termes de processus relationnels en milieu sanitaire et social), etc. : tout cela ne suffira pas ! Il est nécessaire de combiner toutes ces approches à la fois pour accéder à un savoir équitable entre toutes, en laissant son autonomie à chacune et en les intégrant les unes aux autres pour faire de leurs richesses épistémiques différentes des ressources complémentaires.

V. LE CHAMP DES VALEURS

Autrefois le champ des valeurs coïncidait avec les périmètres identifiés et identifiables de la religion, de l'école, du travail et de la famille. Elles étaient d'inspiration morale et se transmettaient sous cette forme, toujours plus ou moins prégnante aujourd'hui, même si les listes de valeurs dépassent l'esprit des origines. Mais aujourd'hui, avec les progrès de la communication et de l'information, les valeurs se sont étendues dans l'espace et dans le temps aux dimensions de la société et de la vie collective tout entières en diversifiant et se complexifiant. En « grandissant », puisque générer de la complexité, c'est grandir. L'exemple du sport est probant, qui englobe toutes les valeurs possibles et imaginables, morales, politiques, culturelles, sanitaires, sociales, économiques, éducatives, personnelles, professionnelles, etc., chacune référant à des codes éthiques et déontologiques de plus en plus complexes, dont l'actualité nous montre chaque jour les faiblesses. Éparpillement des valeurs, donc qui se propage à tous les domaines. La santé n'est pas épargnée dont les progrès manifestes conduisent à ne plus comprendre comment on en est arrivé à devoir fermer les portes des urgences hospitalières, aux moments où on en a le plus besoin. Comment se fait-il que l'on réagisse si mollement face au réchauffement climatique, à la famine et aux violences en tous genres ? Et pourquoi les guerres et les crimes quotidiens dans le monde se reproduisent-ils dans la réprobation généralisée entretenue par les médias, mais dont l'effet réel n'aboutit qu'à la banalisation de l'horreur et du pire comme si la mécanique du renforcement des réflexes conditionnels de Pavlov était à l'œuvre sur des pentes dangereuses. On sacralise les valeurs en pensée, mais on ne réussit pas toujours à appliquer ce qu'elles nous enseignent et à quoi nous sommes sensibles au plus profond de nous-mêmes. Alors on les contemple, on en parle plus ou moins, et toutes les assemblées résonnent implicitement des promesses explicites qu'elles engagent, mais qui, paradoxalement, ne nous engagent pas toujours à la hauteur des enjeux qu'elles représentent. Soumission volontaire face à l'engagement, au courage, à l'effort et à la volonté, peut-être ? Mais face à la solidarité, sûrement, car, abdiquer collectivement, c'est tout simplement tordre le cou aux valeurs.

Toutes les valeurs, aussi empiriques, omniprésentes par les noms qu'on leur donne (*valeurs déclaratives*) et utiles (*valeurs en actes*) soient-elles, restent difficiles à classer d'un point de vue théorique et pratique[65], tant elles sont

[65] Les valeurs fournissent des données empiriques, qui sont des preuves de leur influence sur les êtres, le milieu et l'environnement ; elles correspondent aux connaissances acquises par les sens, c'est-à-dire aux savoirs obtenus par

hétérogènes et contradictoires, du champ psychologique où elles naissent au champ social à travers lequel elles se propagent dans la direction qu'on leur donne. Si bien qu'elles n'ont souvent de spécificité et de transparence que celles que les acteurs veulent bien leur prêter, et les situations vécues leur apporter.

V.1. Essai d'objectivation du champ des valeurs

Le champ des valeurs, production de l'esprit humain et de l'action collective réfère à l'hétérogène. De ce point de vue, le modèle des « trois mondes » de Karl Popper peut nous aider à mettre de l'ordre dans le rapport épistémologique des valeurs à la science dans son combat pour la vie : 1) le *monde un* est le monde des « choses » et des « objets physiques » ; 2) le *monde deux*, est le monde des mécanismes de la pensée, c'est-à-dire des processus et des représentations mentales ; et 3) le *monde trois*, celui élaboré par l'homme pendant la genèse du vivant avec ses « niches écologiques » bien réelles où s'agencent les problèmes qui conduisent aux théories et au raisonnement critique, c'est-à-dire au monde civilisé où l'on apprend la vie et la croissance non génétique dans le respect des valeurs.

En transposant ce modèle au domaine de la santé, on peut concevoir que le *monde un* est le monde du cabinet médical ou du lit d'hôpital, par exemple, du scanner ou de la table d'opération, autant que du médicament et de la tarification des activités médicales et médico-sociales. Que le *monde deux* est le moule où se forment les valeurs individuelles en fonction des représentations mentales des acteurs (*valeurs déclaratives* qui expliquent les motivations de base qui sous-tendent les attitudes et les comportements et constituent le socle des intentions, promesses et engagements susceptibles d'en découler). Et que le *monde trois*, est celui des dialectiques individuelles et collectives qui donnent forme et force aux valeurs en situation (*valeurs en actes,* fondées sur une éthique du passage de la pensée à l'action, sans oublier qu'en matière de morale des valeurs, toute absence d'acte est un acte en lui-même).

V.2. Le sens caché des valeurs

De l'ordre des *compétences sociales* et *morales*, les valeurs sont incluses dans la structure systémique des relations humaines où elles circulent sous forme de flux psychiques néguentropique, à travers des réseaux maillés où le hasard et la nécessité jouent un rôle permanent entre les symboles, l'imaginaire et la réalité. Bien conscient que la vie est la plus grande des valeurs, le langage populaire ne s'y trompe pas, qui parle de *systèmes de valeurs*, plutôt que de la valeur de telle ou telle valeur dont le caractère abstrait ne permet pas toujours de trouver les mots justes pour désigner l'objet dont on parle, c'est-à-dire le

---

l'observation en situation, en opposition à des données qui ne relèveraient que de la théorie.

décrire, définir sa portée et évaluer ses effets[66]. Aussi, le langage des valeurs est-il un instrument de pouvoir par la langue. Et ceux qui en parlent le mieux, ne sont pas toujours ceux qui y sont le plus attachés ou cohérents vis-à-vis d'eux-mêmes et de la société.

À la limite, entre la liberté et la soumission auxquelles les valeurs peuvent conduire en tant qu'idées libres autant que comme principes établis, codifiés et contrôlables, cela peut vouloir dire, comme l'écrit F. Simonet que les valeurs courent le risque de donner « à la planète la vision d'un modèle unique de fonctionnement social : comptable et gestionnaire, encadré par des normes et des réglementations aliénantes, [et que] cela participe de manière exacerbée du conditionnement mental » (2020, p. 9). Il y aurait là comme une souveraineté des valeurs, capable de déstabiliser quiconque n'est pas soumis au système dominant qui les détermine et les conditionne. Les valeurs seraient bipolaires, et l'éthique leur servirait d'arbitre entre le monde tel qu'il est et le monde tel qu'il devrait être, développe-t-il.

L'Histoire de France nous fournit un bel exemple de l'art consommé de prescrire l'application de valeurs de façon contraire, au nom des mêmes valeurs. L'exemple est tiré de la lettre du gouverneur d'Auvergne, François de Montmorin-Saint-Hérem, à Henri IV, en pleine période des massacres de la Saint-Barthélémy : « Sire, j'ai reçu un ordre sous le sceau de Votre Majesté, de faire mourir tous les protestants qui sont dans ma province. Je respecte trop votre Majesté pour ne pas croire que ces lettres sont supposées ; et si (ce qu'à Dieu ne plaise) l'ordre est véritablement émané d'elle, je la respecte aussi trop pour lui obéir. » 24 août 1572, Saint Barthélémy, Saint-Hérem, gouverneur d'Auvergne. »

Valeurs politiques, valeurs diplomatiques, juridiques, monnaies d'échanges ou simples valeurs du quotidien domestique, les valeurs sont partout du moment qu'on les ressent et les utilise comme telles. La passion théorique et pratique des valeurs, est à l'origine de listes infinies de valeurs (valeurs utiles et pragmatiques, « vraies » valeurs , valeurs morales, existentielles ou spirituelles) qui viseraient, à la limite, à les faire toutes entrer dans un moule de relations humaines sous forme de notices prêtes à l'emploi. De quoi gaver les ordinateurs de données en faisant du roman des valeurs des suites d'algorithmes improbables : « Vérité en deçà des Pyrénées, erreur au-delà… »

---

[66]Au-delà la problématique relative à leur caractère intrinsèque (objectif) ou extrinsèque (subordination aux représentations subjectives), et au-delà de leur réduction à des normes ou des intérêts, les valeurs, dans leur survivance ou leur effacement, leur rôle et leur nécessité, sont interrogées dans le cadre judiciaire. Mais elles y souffrent du relativisme contraire à la neutralité axiologique que l'État et le droit, entendus comme systèmes normatifs institués, imposent de soutenir.

(B. Pascal). On rejoint là encore les problématiques multidimensionnelles, hétérogènes et pluri factorielles de l'éducation avec ses rapports entre l'instituant et l'institué, pour faire s'ajuster l'objectivité de l'analyse historique des valeurs avec la subjectivité des expériences vécues du microsocial au macrosocial. Éducation ou santé, nous partons du même point d'analyse pour faire « coïncider la notion d'institution avec la praxis interne qui la crée en tentant de l'objectiver », nous soufflent les théoriciens de la *psychothérapie institutionnelle,* qui précisent : « Il n'est d'institution que pour et par les entreprises de connaissance transformatrice qui [...] créent [la praxis] et qu'elle crée »[67].

La problématique des valeurs se précise en ce sens épistémologique au niveau de celles qui interrogent les sciences sociales en général, car selon la réflexion de Samir Amin : « la dialectique nouvelle du social et de l'individuel dans une société libre d'individus libres est à inventer. Caractériser dès à présent sa nature exacte, tenter de lui passer la camisole étroite des sciences actuelles qui s'occupent de l'homme serait se livrer à un exercice vain »[68]. Les valeurs, en effet, sont des *croyances* (associées aux affects, elles rendent heureux les personnes qui les pratiquent avec intelligence et discernement, et dépendantes celles qui ne savent pas ou ne peuvent pas les mettre en œuvre avec succès) ; elles dénotent et connotent à la fois des *objectifs désirables* qui déterminent l'action (ce qui indique la spécificité identifiable de la valeur activée) ; et elles *transcendent les gestes et les situations spécifiques* (ce qui pousse à devoir essayer de les classer par ordre d'importance).

V.3. Des inventaires de valeurs, aux champs des valeurs

La Vie et la santé sont les premières des valeurs, pourtant elles ne figurent pas en tant que telle dans les listes usuelles des valeurs. Pourquoi ? Parce que vraisemblablement il est plus facile de renvoyer la réflexion à des listes de mots et de définitions figées, que de fonder *in vivo* les conditions réelles, humaines et sociales, de valeurs stables et durables, sans discrimination de nature et de hiérarchie. Hélas, il n'est pas facile de montrer *la liberté* du doigt, et encore moins de la comprendre si on ne perçoit pas sa réalité intelligible, c'est-à-dire la chose en soi, le *noumène* en philosophie (Kant), opposé au phénomène sensible.

1. Les listes de valeurs

Si on classe les valeurs par ordre d'importance, il est courant de trouver des listes commentées allant de 5 à 295 valeurs (recherche sur Internet). Parmi les

[67] Chanoit P. et *al* : « Le contre-transfert institutionnel », in *Psychothérapie institutionnelle*, 1965, 1968, p. 28.
[68]: *L'impérialisme et le développement inégal.* Editions de Minuit, Paris, 1976, p. 96.

premières de celles-ci, les « 10 valeurs de base » les plus importantes parmi les valeurs humaines sont : *le respect, l'amour, la liberté, la justice, l'équité, la paix, la tolérance, l'honnêteté, la responsabilité* et *la loyauté.* Et parmi les valeurs personnelles que chacun juge indispensables dans la vie, on trouve des listes indiquant des attitudes et des comportements : le *contrôle,* la *conviction,* la *convivialité,* la *coopération,* la *cordialité,* la *courtoisie* et la *créativité.* D'autres classifications y ajoutent *l'honnêteté, l'intégrité, la loyauté, l'éthique, le professionnalisme, l'adaptabilité, l'ouverture d'esprit et la fiabilité.*

On retrouve dans ces listes, toute une *sémiologie des valeurs* propre à indiquer les sentiments qu'elles inspirent lorsqu'on les interprète. Mais, cette abondance de signes et d'arguments, si elle a une consistance visible dans le domaine du *marketing* où la *sémiologie* se confond avec la *sémiotique* (toutes deux ayant pour but l'interprétation des signes et des symboles), ne renseigne guère sur la nature des valeurs, les buts du marketing n'étant pas fondés sur la *philanthropie*, qui prend le risque d'être une attitude de bienfaisance plus ou moins ambigüe, surtout à l'égard des personnes malades ou démunies. De la lettre A, avec : *abondance, acceptation, accessibilité, accomplissement, adaptabilité, affection, altruisme, ambition* ; à la lettre V, avec *valeur, vérité, vertu, victoire, vigilance, vision, vitalité, vivacité* ; en passant par : *santé, satisfaction, sexualité, solidarité, soutien, spiritualité, tranquillité, travail d'équipe*, tout n'est que valeur dans le monde du « commerce des valeurs », qui est celui où il s'agit de valoriser les principes qui les sacralisent, à défaut de pouvoir communiquer avec les valeurs elles-mêmes, pour qu'elles nous disent ce qu'elles sont et à quel rendez-vous elles peuvent nous être utiles en renforçant l'idée que chacun d'entre nous participe à *l'invention de la réalité* quand il faut la construire ensemble. C'est en substance ce que Paul Watzlawick nous a enseigné avec le constructivisme : « Nous construisons le monde, alors que nous pensons le percevoir. [...] Ce que nous appelons "réalité" (individuelle, sociale, idéologique ou même scientifique) est une interprétation, construite par et à travers la communication »[69].

2. Les valeurs à l'échelle de la santé

S'agissant des inventaires de valeurs et de leur herméneutique, Schwartz (1992) dans une version antérieure de la théorie des 10 valeurs importantes émettait l'hypothèse d'une onzième valeur de base universelle : *la spiritualité.* Parmi les valeurs fondamentales, la spiritualité et la morale soutiennent les principes de *vérité*, de *justice*, de *paix*, d'*amour* et de *non-violence*, thèses chères à E. Morin. Ces valeurs sont le fondement de la vie personnelle, du métier, des racines, de l'identité et de la vitalité dans leur

---

[69] Paul Watzlawick et al. : *L'invention de la réalité, Contributions au constructivisme.* Paris, Seuil, 1988.

rapport au développement normal de l'être socialisé et acculturé. Mais, le monde moderne est celui de la domination de la science, de la technique et des experts, qui éprouvent des difficultés avec le sujet de la spiritualité. C'est compréhensible, car les faits et la science sont respectés, et ce qui ne peut être expliqué est rejeté. Valeurs et compromis, sont deux mots qui ne vont pas très bien ensemble mais qui, dans la réalité, doivent se construire de pair.

C'est bien là le cas des valeurs, isolées ou en systèmes. Comme toute pratique sociale, celle des valeurs se fait dans un contexte idéologique et « toute science, si elle vise à produire des connaissances vraies, présente également des connaissances fausses », note Paul Feyerabend réagissant au carcan méthodologique et au dogmatisme caché des épistémologies modernes[70]. Et Alain Etchegoyen, le philosophe conseil en management, qui interrogeait les mots pour savoir ce qu'ils avaient « dans le ventre » en se demandant si les entreprises avaient « une âme », répondait à la question en définissant ainsi les valeurs dans son dictionnaire critique de l'entreprise moderne : « Valeurs, idée reçue : il faut en avoir. Locutions courantes : "Ils ont perdu le sens des valeurs". "Notre éthique, ce sont nos valeurs". "Management par les valeurs" ». "Lieux privilégiés : Direction générale. Direction des ressources humaines. Direction de la communication. Direction financière" » [71]. On n'échappe pas à la directivité des valeurs !

Les valeurs ont évolué. Le monde a changé. Il n'est plus celui, du petit commerce et de l'artisanat. Que dire alors des valeurs de la santé et de son univers sanitaire et social, autrefois temple de la charité humaine et de la compassion face à la souffrance, à la maladie et à la pauvreté, corps et âmes confondus ? Il y avait des médecins autrefois à la campagne. Et, il n'y a pas si longtemps encore, nul ne pensait qu'on nous fermerait la porte aux urgences de l'Hôpital. Des hôpitaux dont on est toujours fiers, mais que l'on sait désormais être gérés comme des entreprises où les valeurs ont subi leur mue. Leur métamorphose. Mais tout le monde sait qu'un hôpital n'est pas une entreprise. Du moins une entreprise comme les autres, puisque qu'au service du bien le plus convoité au monde : la santé, dans la probité et l'équité.

---

[70] *Contre la méthode, Esquisse d'une théorie anarchiste de la connaissance.* Paris, Seuil, 1979.

[71] *Le pouvoir des mots. Dictionnaire critique de l'entreprise moderne.* Paris, Dunod, p. 114.

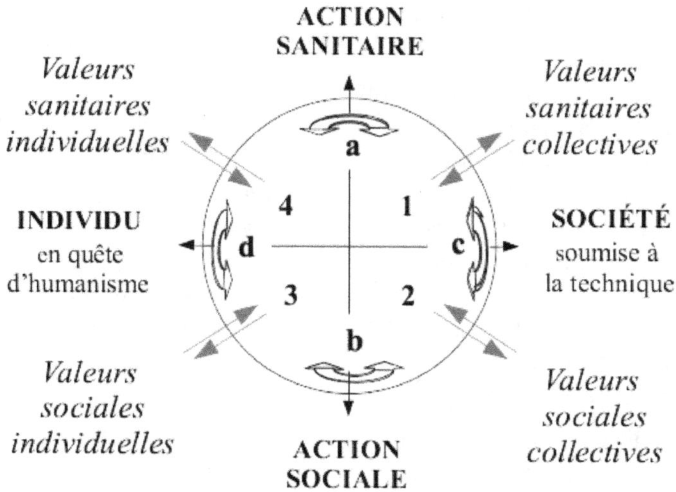

a) Champ de l'action sanitaire	1) Champ des valeurs de la médecine
b) Champ de l'action sociale	2) Ch. des valeurs sociales de la santé
c) Champ de la santé publique	3) Ch. valeurs individuelles de la santé
d) Champ libéral de la santé	4) Ch. valeurs de la médecine libérale

Fig. 4. *La rose des vents des valeurs de la santé*

Dans les chapitres qui suivent, il va s'agir d'arpenter cet édifice monolithique de la santé aux protubérances multiples, pour mieux l'observer à travers le *kaléidoscope* des valeurs, d'un champ à l'autre de l'action sanitaire et sociale où elles évoluent entre le dit et le non dit. « Percevoir, c'est déjà un acte » énonce J.L. Le Moigne qui précise : « si nous parlons d'action, alors nous ne pouvons pas ne pas entreprendre à la fois l'acte et l'acteur, nous ne pouvons pas séparer celui qui fait et ce qui est fait, nous ne pouvons pas concevoir une action sans acteur - et un acteur sans action »[72] Ce qui le conduit avec E. Morin à traduire cette complexité en qualifiant l'organisation qui tente de canaliser l'ordre et combat le désordre, du terme d'« *organis-action* », propre à signifier le « va-et-vient entre le « savoir pour faire et le « faire pour savoir » (*ibid.*, p. 17). D'où le schéma ci-après (*Fig. 4*), qui représente la structure du système de la santé où se tissent les valeurs en fonction des interrelations en interactions entre les infrastructures du *système* (axe vertical des opérations sanitaires et sociales de la santé) et les *acteurs* (axe horizontal de l'action organisée/organisante).

Ce schéma va nous guider dans les chapitres qui suivent selon la conception constructiviste de la complexité, qui aide à concevoir que l'organisation des

[72] E. Morin et J.L. Le Moigne : *Comprendre la complexité dans les organisations de soins*. ASEPS Édition, 1997, p. 19.

institutions de santé comme celle des valeurs, leur façon d'être et de se structurer pour agir dans une même direction donnée, est *systémique*.

C'est par la pensée complexe et dans les systèmes que l'on peut le mieux comprendre que les valeurs (systèmes de pensée elles-mêmes) sont réductibles aux actes individuels, mais ne sont formalisables et partiellement compréhensibles qu'au niveau des comportements collectifs et des modèles qu'ils inspirent. Ceux-là mêmes qui relèvent de la complexité du *paradigme systémique* qui tient compte de « la multiplicité des phénomènes que nous percevons par leur *organis-action* qui, à la fois, maintiennent, relient, produisent et se maintiennent, se relient, se reproduisent » (*ibid.*, p. 20). Et qui montrent que « pour être autonome, nous sommes obligés de dépendre de notre environnement » (*ibid.*, p. 34).

De fait, on peut voir les valeurs depuis « le balcon » et déclarer qu'elles sont bonnes ou mauvaises, mais la vérité est que les valeurs s'expriment « dans la rue » ou la place publique (*l'agora*) en écho à tout ce qui se vit dans la société, en famille, au travail et dans les loisirs. C'est là qu'elles prennent forme dans leur *incomplétude*, car si les valeurs se révèlent dans l'action, elles n'ont pas d'autre pouvoir dans l'absolu, que les messages qu'elles transmettent d'un lieu à un autre du champ social et d'un moment à un autre de la vie collective. On se bat pour des valeurs, parce que rien n'est jamais écrit d'avance. Les valeurs ne sont, finalement, que le reflet de la personnalité de chacun et l'expression relativiste de l'opinion de tous.

Ainsi, paraphrasant G. Bachelard qui disait : « Il faut mettre la société au service de l'école et non pas l'école au service de la société », on peut penser, pour que la solidarité existe, **qu'il faut mettre la société au service de la santé et non pas la santé au service de la société**. Il en va, du sens et de la direction à la fois des messages que nous adressent les valeurs. Où irions-nous, par exemple, avec une espérance de vie artificiellement prolongée ? Après les colonisations réduites à l'échelle de la planète, irons-nous coloniser l'Univers ? Avec quels risques et à quel prix ? À chacun de choisir, personne ou citoyen, dans l'ordre des valeurs de la santé qui sont, comme celles de l'éducation, une *construction dialectique bio-psycho-anthropo-politico-sociale* dans une quête inachevée et inachevable d'idées et de principes, où *l'ego* (je, moi, soi) est inscrit d'office dans un « diachronisme de la suite » des valeurs individuelles et collectives, confrontées au « vécu de l'instant ». C'est-à-dire au prix que l'on met dans l'action.

Avec les valeurs de la santé, valeurs universelles s'il en est, il ne suffit pas de professer des croyances et d'entretenir des traditions, mais de transmettre des savoirs et d'exposer toute opinion à la critique et au débat, dont dépend *in fine* le destin de l'humanité.

CHAPITRE III

LE DOMAINE DE LA SANTÉ : UN CADRE SOCIOTECHNIQUE PRODUIT ET PRODUCTEUR DE VALEURS

Le *vécu de l'instant* – qu'on l'aborde avec Lacan ou Kierkegaard dans la dialectique du rapport au temps, ou avec Platon (Le *Parménide*) à propos des passages et de l'angoisse –, s'il révèle le sens du maintenant d'un moment de vie est, aussi et avant tout, l'histoire d'un contexte isolé dans le temps entre le moment donné où on l'observe (*synchronie*), et la succession des états individuels et collectifs qui déterminent son évolution *(diachronie*). Observant ainsi les faits sociaux, ces « moments de la suite » qui se succèdent, il n'a pas échappé à Émile Durkheim que : « **pour les sociétés comme pour les individus, la santé est bonne et désirable, la maladie, au contraire, est la chose mauvaise et qui doit être évitée** »[73].

S'agissant donc du monde des valeurs dans leurs rapports au *monde sensible* (monde de *la Caverne* de Platon, accessible à l'âme seulement par la réflexion philosophique) et au *monde intelligible* (monde extérieur, accessible par les sens au commun des mortels), il convient de tenir compte des deux dimensions contextuelles qui relient les valeurs en général au réel de la santé en particulier : a) le *contexte socio-historique*, diachronique, et b) le *contexte sociotechnique et organisationnel,* synchronique. Le premier est le fil conducteur des chapitres suivants, et le second, celui du présent exposé destiné à présenter les structures de la santé, telles qu'elles sont institutionnalisées aujourd'hui selon les normes établies : sanitaires, sociales, politiques, juridiques et administratives. C'est-à-dire selon les principes généraux et particuliers qui portent en eux le sens des valeurs héritées, en même temps que les enjeux de celles à adapter au réel actuel et au futur à venir. Valeurs qu'il appartient à la société de transmettre par l'éducation, et à la culture de développer pour maintenir l'*homéostasie*[74] du système de santé dans la logique de l'idéal humain et démocratique d'un projet de société qui, faisant de la santé un symbole d'harmonies, pousse à agir, avancer et réussir dans la vie, selon la devise : « la santé pour tous ».

---

73 Les règles de la méthode sociologique. Paris, F. Alcan, 7e éd, 1919, p. 61.

74 *L'homéostasie* est le processus dynamique de régulation et d'adaptation par lequel les systèmes vivants maintiennent leurs équilibres internes, en résistant aux changements et perturbations des environnements externes au sein desquels ils évoluent.

I. LE SYSTÈME DE SANTÉ AUJOURD'HUI : UN CADRE ARTIFICIEL QUI SÉPARE LE SANITAIRE DU SOCIAL

Au-delà des fractures synchroniques et diachroniques entre la socialisation et l'acculturation le champ postmoderne de la santé (*cf.* Chap. II), l'un des paradoxes du progrès social en matière de santé est que, s'il est une évidence dans ce domaine, c'est bien celle du *progrès médico-technique* qui, sous la pression croissante des besoins de santé, crée sans cesse de nouvelles structures sanitaires et sociales de plus en plus lourdes et difficiles à gérer. Des structures qui engendrent de nouvelles *attitudes*, *conduites* et *cultures*, fondées sur des *valeurs, internes* au système sanitaire et social (relations personnelles et professionnelles sur le terrain) et externes à ce même système (relations aux autres institutions de la société), qui tendent à cloisonner plutôt qu'à rassembler. Qui se souci par exemple, dans l'opinion publique et même professionnelle, de savoir que les troubles dépressifs sont le 13e problème de santé par ordre d'importance au Kenya, et qu'un indice de masse corporelle élevé (IMC) est le 3e facteur de risque au Portugal ? (données de l'Institute for Health Metrics and Evaluation). En termes de valeurs, la question est simple : de quoi souffre l'humanité et comment veille-t-on du quadruple point de vue sanitaire, social, politique et économique, à canaliser cette souffrance ?

La réalité est que les services de santé se sont complexifiés avec le temps et que son organisation en se développant ne rentre plus dans des cadres intelligibles par le sens commun ni, à la limite, par les initiés eux-mêmes. Et les démocraties sanitaire et sociale s'en ressentent. Car, on finit par se perdre dans des structures multiples et variées, qui, d'époque en époque et de crise en crise, deviennent de plus en plus difficiles à connecter et laborieuses à faire fonctionner. Techniquement et humainement, que l'on soit usager ou professionnel, on a du mal à se représenter les choses de la santé. Surtout quand la part d'objectivité et de tolérance qu'elles imposent à la conscience collective, se trouble sous la pression des subjectivités individuelles[75]. D'une structure à l'autre, et d'une culture à l'autre de l'action sanitaire à l'action sociale, où jouent pourtant des valeurs, des normes, des codes et des symboles indissociables, on n'en finit pas de buter contre les obstacles de la vie et de lutter contre les contradictions et paradoxes qui en découlent : paradoxe de la vie et de la mort (Héraclite) ; paradoxe de la liberté[76] ; de la reliance sociale

---

75 « En sciences humaines, l'objectivité est dans l'essai de compréhension à la rencontre des subjectivité » : Juliette Favez Boutonnier, philosophe (1926) médecin (1938), psychanalyste, a créé le premier Laboratoire de psychologie clinique à la Sorbonne, qu'elle dirige jusqu'en 1974.

76 La liberté dans la course au progrès, notamment, et des impératifs qu'elle présuppose : *« il faut faire tout ce qui est possible, toutes les expériences ;*

et de la contre-culture (Bolle de Bal) ; paradoxe de l'intelligence et de la complexité ; biais-cognitifs (G. Bronner, E. Klein), doubles-liens et effets pervers ; paradoxes sémantiques et paradoxes pragmatiques, etc.

Comme l'analyse Vincent-Pierre Comiti quand il traite de *l'Histoire sanitaire et sociale*[77], le malaise est plus que jamais palpable aujourd'hui, quand **l'objectif de la santé « est d'accorder à tous les mêmes droits et les mêmes possibilités au sein de la société. La notion de solidarité [étant] étroitement liée à celle d'égalité.** » (*op. cit.*, p. 8). Comme avec le problème intergénérationnel des retraites, par exemple, qui doit concilier équité, démographie, espérance de vie économie et rapports qualitatif et quantitatif au travail.

I.1. Les notions de santé, de maladie et d'action sur le terrain

Dans le langage courant, on parle de bonne ou de mauvaise santé, de santé fragile ou précaire. La santé, c'est l'état d'équilibre de l'organisme de la personne qui est saine et se porte bien, mais qui peut décliner de façon passagère ou chronique. Et c'est cet état, bon ou mauvais, que prennent en charge les hôpitaux, les établissements médico-sociaux et les services sociaux, sous couvert des administrations pour le fonctionnement et des organismes d'assurance maladie pour les frais de santé quand on va consulter, se faire hospitaliser, suivre ou héberger dans le secteur public ou privé, et, aider ou accompagner par les services sociaux (allocations, logement, alimentation, hygiène de vie, etc.).

La santé, si elle est un état individuel est aussi un bien collectif qui relève des prérogatives et de la responsabilité de l'État. Ainsi, l'individu n'est pas le seul juge et gestionnaire de sa santé. L'expérience de la pandémie, ne l'a que trop rappelé aux populations avec les valeurs qui s'y sont trouvé confrontées sur toute la gamme des attitudes et comportements possibles, entre la liberté et la solidarité. De fait, la santé est une notion subjective qui évolue en fonction des besoins fondamentaux individuels, tels que les décrit Abraham Maslow (*cf.* Chap. IV, V.1.) et les reprend l'OMS quand elle intègre aux définitions de la santé *l'évaluation subjective* du « bien être » dans ses rapports aux capacités fonctionnelles, physiques, psychiques, intellectuelles et affectives des individus. Ainsi, conjointement aux *représentations mentales* et expériences personnelles de la santé se superpose la *réalité collective* de la santé avec les droits et les devoirs de chacun, qui impliquent la valeur première *d'éducation à la citoyenneté*. Celle-ci est issue des symboles et autres valeurs qui sont à la

---

« rien n'est impossible », *cf.* : *Richard Rorty : Ambiguïtés et limites du postmodernisme*, Vrin, 1994.

[77] *Histoire sanitaire et sociale.* PUF, Que sais-je ? 1997. Ancien responsable du département d'histoire de la médecine au Laboratoire d'anthropologie physique du Collège de France, V.-P. Comiti est médecin et historien.

source de nos institutions sanitaires et sociales, telles qu'elles se fondent dans la notion de « santé publique » et l'esprit même de la *Déclaration universelle des Droits de l'Homme et du Citoyen* : droits égaux et inaliénables qui constituent le fondement de la liberté, de la justice et de la paix dans le monde comme le précise son article 25, véritable pilier de la démocratie sanitaire : « **Toute personne à droit à un niveau de vie suffisant pour assurer sa santé, son bien-être et ceux de sa famille, notamment pour l'alimentation, l'habillement, le logement, les soins médicaux, ainsi que les services sociaux nécessaires : elle a droit à la Sécurité en cas de chômage, de maladie [...], par suite de circonstances indépendantes de sa volonté** ».

Il s'agit bien là de *valeurs déclaratives*. Potentielles, putatives au sens d'imaginaires dans la bonne plutôt que la mauvaise, et virtuelles car *en puissance*, c'est-à-dire sans effet actuel dans la réalité du moment vécu en pensée, quel que soit l'idéal à atteindre. Or, en matière de santé, l'idéal face à la maladie, au handicap ou la précarité est dans les *valeurs en actes* de *l'action sanitaire ET sociale*, celle-là mêmes qui transforme la *réalité imaginée* (qui n'est qu'une *représentation du probable* existant dans la pensée) en *réel absolu* (ce qui est).

La maladie et l'action sanitaire et sociale. *Médicalement*, la maladie consiste en une altération de la santé physique et/ou mentale. Elle conduit à devoir être diagnostiquée selon sa nature et traitée selon les facteurs qui la déterminent, en fonction des symptômes qu'elle présente et des conséquences qui en découlent, en termes de pronostic et des conduites individuelles et collectives à tenir. *Sociologiquement* et *socialement*, la santé publique est *un lieu*, un contexte et un cadre de vie à la fois, un endroit où des gens vivent et habitent ensemble. Vivre en ville, en banlieue ou en milieu rural, ne procède pas des mêmes conditions sanitaires vis-à-vis de la santé, en effet, ni ne présente les mêmes dispositions d'esprit en termes de valeurs. *Politiquement*, l'impact de la maladie est réel sur l'organisation, la planification, la programmation, le fonctionnement, le financement et l'économie des « affaires sanitaires et sociales », comme on disait autrefois (1977-1986), du temps des schémas régionaux et départementaux d'application des mesures législatives et réglementaires décidées par les politiques gouvernementales et relayées sur le terrain, par les directions régionales et départementales des affaires sanitaires et sociales (DRASS et DDASS).

I.2. Les différents parcours de santé des usagers

Avec la consultation, *l'anamnèse*[78] et *le diagnostic médical* sont l'étape à partir de laquelle s'organise les *parcours de santé du* malade en fonction de la

---

78 Récit des antécédents d'un malade, *l'anamnèse* retrace les antécédents médicaux et l'historique du motif à consulter (douleur du patient, rappel des

maladie, du handicap et des besoins liés à la dépendance sociale. On distingue trois types de parcours :

*1) **Le parcours de santé*** proprement dit, qui articule de façon graduelle les soins avec, en amont, la prévention sanitaire et sociale, et, en aval, l'accompagnement médico-social et social jusqu'au retour à domicile.

2) ***Le parcours de soins***, qui débute avec la consultation destinée à orienter le patient en fonction de son état vers une hospitalisation programmée (urgence, soins ambulatoires, hospitalisation de longue durée, hospitalisation à domicile), ou d'autres formules suivant le cas (soins de suite, d'adaptation ou de réadaptation, soins de longue durée et placement en établissement pour personnes âgées).

3) ***Le parcours de vie***, qui, relativement à l'état général du patient et des traitements administrés et soins appliqués, évolue de façon plus ou moins autonome dans le contexte de vie qui le relie à son environnement familial et social en fonction de son âge et de sa situation particulière, scolaire ou professionnelle.

Selon la nature de la maladie, du handicap et des besoins sociaux, l'usager des services se trouve ainsi engagé dans des démarches personnelles qui le rendent tributaire de l'action sanitaire, de l'action sociale ou des deux conjuguées, sans qu'il soit réellement possible aux frontières des lois et règlements, d'isoler l'une par rapport à l'autre. L'action sanitaire et l'action sociale sont en fait les *deux-sous-systèmes* d'un *même système* : celui de la santé, où elles fonctionnent en réseaux maillés et coordonnés de structures, de flux de matières, d'information, d'énergies, de finalités, de buts et d'objectifs différents et complémentaires, qui tendent à se réguler pour assurer, de sous-systèmes en sous-systèmes, la survie et le développement de l'ensemble des éléments qui composent ce système général.

I.3. La dynamique du système de santé

Avec ses paradigmes d'*entropie* (désordre) et de *néguentropie* (ordre), l'approche systémique – qui se développe depuis une cinquantaine d'années dans le domaine social sur les bases de l'anthropologie et de l'ethnologie, et plus récemment dans le domaine sanitaire sur celles de l'organisation et du management – considère les sociétés comme des systèmes d'action et non pas des systèmes cybernétiques. En distinguant le niveau des individus, le niveau des établissements et services, et le niveau de la société, les théories systémiques permettent tout à la fois de distinguer ce qui est *formel* dans une organisation (le cadre plus ou moins statique et mécanique des structures

---

résultats des examens et traitements antérieurs, etc.). Mais si elle est clinique et biologique, l'anamnèse pousse corrélativement ses investigations jusque dans la sphère familiale et sociale du patient (hérédité, conditions et modes de vie, etc.).

considérées sous l'angle des interactions de l'information, de la communication, de la rétroaction et du signal, de l'ordre du contrôle et de *l'institué*), et ce qui y est *informel,* (la dynamique du changement et de l'adaptation, qui réfère aux valeurs et pouvoirs de *l'instituant*).

Selon la *Théorie du système général* de J.-L. Le Moigne, tout système est un « objet actif et stable et évoluant dans un environnement par rapport à quelque finalité » (1984, p. 62). C'est à partir de cette conjonction de facteurs dialectiques, formels et informels que la systémique permet de modéliser les objets que l'on observe dans l'espace et dans le temps en analysant leurs relations structuro-fonctionnelles, c'est-à-dire *opérationnelles*, *informationnelles* et *décisionnelles*. Celles-là mêmes qui déterminent, sous-système par sous-système, ce que le système *est*, *fait* et *devient.*

Ainsi, par exemple, quand Jean-Claude Lugan modélise le système général de *l'action sociale* en s'inspirant de la notion de structure chez Talcott Parsons, il dresse le tableau de quatre *sous-systèmes*[79] : *culturel, social, psychique et biologique*, dont les fonctions correspondantes réfèrent à : 1) la *stabilité du modèle culturel* ; 2) à *l'intégration sociale* ; 3) à la *poursuite des objectifs psychiques* ; et 4) à *l'adaptation biologique*. Il introduit dans ce modèle le constat que *l'énergie d'information des contrôles de l'action* et celle des *conditions de ces contrôles* varient en sens inverse, du culturel au biologique. Ce qui met en exergue le fait que, de l'anthropologie culturelle aux sciences sociales, et de la psychologie à la biologie, aucun mécanisme sanitaire ou social ne peut être réduit à un seul niveau de contrôle de type cybernétique ignorant les valeurs, mais participe bien globalement et localement aux équilibres systémiques des sous-systèmes en interaction, allant bilatéralement et récursivement de l'individu à la société et de la société aux individus, quel que soit le parcours de vie du sujet (*cf. supra*, Fig. 5).

L'approche systémique marque la rupture avec le rationalisme cartésien et reste complémentaire de ses préceptes qu'elle n'exclut pas, car « le rationalisme est un humanisme » (G. Bronner, 2019). Mais avec la modélisation des systèmes complexes, les voies de la perception sont renforcées et celles de l'action optimisées. De fait, comme la définit E. Morin en posant le problème du « paradoxe de l'un et du multiple », *la complexité* (*complexus* : ce qui est tissé ensemble) « se présente avec les traits inquiétants du fouillis, de l'inextricable, du désordre, de l'ambiguïté et de l'incertitude… D'où la nécessité, pour la connaissance, de mettre de l'ordre dans les phénomènes en refoulant le désordre […] de désambiguïser, clarifier, distinguer, hiérarchiser… Mais de telles opérations, nécessaires à l'intelligibilité, risquent de rendre aveugle si elles éliminent les autres caractères du complexus… » (1992, p. 21).

---

[79] *La systémique sociale* : Paris, PUF, Que sis-je ? 1996, p. 56.

II. ESSAI DE CLARIFICATION DANS LA RÉPARTITION DES COMPÉTENCES ET LA DÉLIMITATION DES SECTEURS DE LA SANTÉ

C'est dans ce *cadre dynamique structuro-fonctionnel* des secteurs de la santé, qu'évoluent les valeurs de l'action sanitaire et sociale à travers les médiations qu'elles propagent entre le système et son environnement. Inapparentes, mais diffuses à l'image des ombres qui, en peinture, donnent du relief aux tableaux, les valeurs pèsent au mieux de leur force potentielle sur le réel de la santé, en interne comme en externe. Mais, il ne suffit pas d'observer les valeurs sous l'angle du sanitaire d'une part et du social d'autre part, mais bien de chercher un modèle d'approche susceptible d'apporter à l'analyse des rapports entre secteurs différents et complémentaires une vision théorique plus explicite que celle, plutôt statique et cloisonnée, sous laquelle on « ordonne » du strict point de vue administratif les relations entre les acteurs et le système. Car les valeurs donnent à voir, dans leur relativisme même, un *tropisme* affirmé, une orientation de croissance accrue par la perméabilité des frontières qu'elles traversent et irriguent de leur énergie humaine. Et cette perméabilité vitale demande une attention particulière parce qu'elle porte en elle les clés de l'ouverture des réseaux de communication, c'est-à-dire le transport des *flux de matières, d'énergies* et *d'informations*[80], du sous-système sanitaire au sous-système social, dans les deux sens, en passant par le sous-système médico-social imbriqué entre les deux (*cf. infra*, Chap. VI, I.2.).

C'est pourquoi, prenant quelques libertés avec les manuels et les nomenclatures expertes, il est concevable de représenter le cadre de la santé dans sa complexité sans le déformer, comme un champ aux frontières de compétences et de territoires de trois secteurs différents et complémentaires où s'expriment des valeurs : a) *le secteur sanitaire* limité au domaine hospitalier et à celui de la médecine urbaine et rurale; b) *le secteur médico-social*, traditionnellement dédié à l'enfance, au handicap et au vieillissement, mais relié dans les deux sens au secteur sanitaire et au secteur social ; et c) *le secteur social,* qui interagit avec les deux précédents sous des formes plus ou

---

80 Selon la typologie universelle des flux intervenant dans un *processus* modélisé conformément à la théorie du Système Général, les objets *processés* sont de trois types (*cf.* J.-L. Le Moigne, 1984, p. 99) : la *Matière* (matériaux et objets tangibles), l'*Énergie* (sous toute formes énergétiques concevables), et l'*Information* (signes ou symboles représentant les transactions du système et de l'environnement), qui constituent les *intrants* (IN) et les extrants (EX) des systèmes où ils circulent du *sous-système opérant* (qui reçoit, transporte et conditionne), au *sous-système d'information* (qui mémorise, communique et calcule), et au *sous-système de pilotage* (qui finalise, conçoit et décide), en coordonnant et régulant les processus entre le système et son environnement.

moins spécifiques et variables qui constituent l'identité du travail social proprement dit.

Le motif de cet essai de représentation du « complexus » du système de santé est de regrouper les composantes de l'action sanitaire et sociale, relativement à la logique des valeurs qui y circulent, sans se limiter à la stricte référence aux structures et codes établis selon un ordre de critères législatifs et juridico-administratifs formels, qui n'entrent pas toujours en résonnance avec la *problématique transversale* des valeurs, qui oblige à emprunter des voies plus souples et dialogiques. Les valeurs sont *déterminées par la culture*, qu'elles déterminent en retour *par l'action*. Elles oscillent constamment entre l'offre et la demande, c'est-à-dire l'intérêt général stratégique et rationaliste, et l'intérêt subjectiviste tourné vers le jugement du sujet pensant. C'est là *l'obstacle épistémologique*[81] à aborder pour essayer d'observer les rapports entre *le contenant* (le système dans son cadre dynamique) et *le contenu* (les valeurs vues et vécues dans ce cadre). Pour mémoire, *le Code de la santé publique* français, créé en 1953, a été refondu par ordonnance, en 2000, pour la *partie législative* et par cinq décrets importants pour la *partie réglementaire,* entre 2003 et 2005. Sa publication a entraîné l'abrogation simultanée de plusieurs centaines de textes désormais codifiés. Les valeurs quand elles sont bonnes gagnent à être stables et renforcées ; les lois et règlements sont tenus de s'adapter.

Globalement, le principe des actions de santé repose sur le partage des compétences sanitaires et des compétences sociales suivant des critères à la fois homogènes et hétérogènes. L'un de ces critères fondamentaux est la différenciation des compétences en précisant les attributions de l'État et celles du département, que précise la loi du 22 juillet 1983 : 1) l'État prend en charge les prestations et actions de solidarité relevant d'une politique menée au niveau national ; 2) le département est responsable des actions menées localement.

L'État recouvre trois domaines de compétences : 1) les prestations liées aux cotisations de sécurité sociale ; 2) les prestations de subsistance (personnes âgées, personnes handicapées, allocations familiales) ; 3) les prestations rattachées à une politique nationale (remboursement des frais non pris en

81 *L'obstacle épistémologique* désigne selon G. Bachelard ce qui vient se placer entre le désir de connaître du scientifique et l'objet qu'il étudie : « Face au réel, ce que l'on croit savoir clairement offusque ce qu'on devrait savoir. » (*La formation de l'esprit scientifique*, 1938). « Le simple n'existe pas : il n'y a que du simplifié », disait-il pour signifier que la science n'est pas l'étude de l'univers simple, mais une simplification heuristique incontournable pour dégager certaines propriétés, voire certaines lois du réel.

charge par l'assurance maladie, comme l'IVG, interruption volontaire de grossesse, par exemple ; comme les frais de fonctionnement des établissements de rééducation professionnelle non pris en charge par l'assurance maladie également ; les centres d'aide par le travail, CAT, devenus établissements et services d'aide par le travail, ESAT ; sans oublier les mesures d'aide sociale pour le logement, l'hébergement et la réadaptation pour les personnes en situation d'inadaptation sociale).

Le Département est compétent le domaine sanitaire de la famille et de l'enfance (aide sociale à l'enfance : ASE ; la protection maternelle et infantile : PMI. ; adoption, soutien aux familles en difficulté), la lutte contre la tuberculose, le cancer et les maladies vénériennes, les vaccinations. Il joue un grand rôle en matière de handicap où il intervient au niveau de l'hébergement, de l'insertion sociale et l'aide financière aux personnes handicapées. Il gère des maisons départementales pour personnes handicapées (MDPH) et assure des prestations de compensation du handicap (PCH, loi du 11 février 2005). Il est actif dans le domaine de la dépendance en créant et gérant des maisons de retraite et en développant une politique de maintien des personnes âgées à domicile (allocation personnalisée d'autonomie : APA). Et il assure la gestion du revenu de solidarité active (RSA), dont le montant est fixé au niveau national.

Le rôle des compétences du département, acteur de santé publique à part entière, évolue constamment en fonction des besoins d'innovation territoriale dans le domaine de l'action sociale et médico-sociale. Il œuvre par exemple aujourd'hui dans la lutte contre les déserts médicaux. Et comme la commune, il a la possibilité d'attribuer des aides en faveur de l'installation et du maintien de professionnels de santé dans les zones défavorisées.

Les Communes en matière de santé n'exercent pas de compétence obligatoire, en dehors des mesures spécifiques que les maires peuvent être appelés à prendre dans le cadre de leur pouvoir de police. Toutefois, une commune ou un groupement de communes peut exercer par délégation certaines compétences sanitaires attribuées au département, dans le cadre d'une convention. Elle peut organiser et financer, par exemple, des services de désinfection, d'hygiène et de santé (article L. 1422-1 du Code de la santé publique) et mettre en œuvre des programmes communaux de santé relatifs à la lutte contre l'alcoolisme et les maladies transmissibles. La commune et les groupements de communes peuvent également attribuer des aides en matière sanitaire pour l'installation ou le maintien de professionnels de santé dans les zones déficitaires en offres, et dans le respect des décisions des ARS, pour la construction, en zone de montagne, d'équipements sanitaires (article L. 1511-8 du Code général des collectivités territoriales).

Les communes et leurs groupements ne disposent donc que de quelques leviers d'action en matière de santé : une compétence générale en matière de salubrité publique, la possibilité d'attribuer des aides en matière sanitaire, et la création des centres et maisons de santé. Mais, force est de constater que ces quelques réseaux de santé restent maillés, sous couvert des ARS, aux réseaux des départements et de l'État.

Les ARS. C'est dans ce contexte géographique et territorial, qu'une ordonnance intervient en 1996 dans le cadre de la Réforme de la Sécurité Sociale, pour mettre en place des *Agences régionales de financement* « chargées de répartir les crédits entre les établissements en fonction des critères financiers et médicaux » et entretenir une meilleure coopération public-privé. Puis, la société évoluant et les besoins de santé allant croissant qualitativement et quantitativement, des *agences régionales de santé* (ARS) sont instaurées par la *loi Hôpital, patients, santé et territoires* du 21 juillet 2009 (*Loi HPST*). De l'offre de soins, à la prise en charge médico-sociale et à la prévention, etc., les ARS sont « chargées d'organiser la politique de santé dans les régions, de piloter et réguler l'offre de soins pour répondre aux besoins des populations locales ».

Installées en avril 2010 au nombre de 26, ces agences ne sont plus que 17 aujourd'hui, après la création des grandes régions.

III. LE SECTEUR SANITAIRE, DOMAINE DES SOINS EN MILIEU HOSPITALIER ET EXTRAHOSPITALIER

Est *sanitaire* tout ce qui est relatif à la santé publique et à l'hygiène. Le concept s'étend à tout ce qui touche la santé individuelle et collective pour les conserver ensemble de la prévention aux traitements. Mais le mot reste abstrait et le fait est que, quand on craint d'être malade, quand on est malade ou que l'on a été malade, on pense davantage à son *médecin traitant ou référent* et à *l'hôpital*, qui sont le premier maillon d'une chaîne de soins allant alternativement d'un traitement médical ou médico-social, à la prise en charge financière et donc sociale de ce traitement. Sanitaire, social, médical, médico-social, socio-éducatif sont des termes qui fonctionnent selon le mouvement spiralé de structures et des fonctions enchevêtrées guidées par des valeurs dont le sort et l'influence est qu'elles sont dirigées depuis les coulisses de l'organisation entre les représentations du *tangible collectif* (la maladie, l'altération physique et mentale) et du *sensible individuel* (la douleur physique et psychologique).

Le terme « sanitaire » évoque le *rapport santé-maladie* et soins médico-techniques à l'hôpital, en clinique ou en cabinet, plutôt que l'arrière plan social (caché ou refoulé), mais qui s'impose toujours à un moment ou à un autre du *parcours individuel de vie,* quand il s'agit de préserver de façon durable la santé en général. Le « sanitaire » n'est pas détaché du social et du sociétal. À commencer par les conséquences familiales, professionnelles, et financières de la maladie, dont les coûts individuels englobent *l'ensemble des dépenses de santé* qui vont de la prévention au suivi médical, médico-social et social d'actes sociotechniques, qui coûtent de plus en plus cher à la collectivité tout en étant de strictes histoires de vies personnelles, singulières et particulières. Notamment quand se soigner revient toujours plus cher, que la Sécurité sociale rembourse de moins en moins et que se creuse le fossé de l'accès aux soins entre les classes sociales, les âges et les revenus. Or, les dépenses de santé des Français ont augmenté de 75% depuis cinq ans. Selon une étude Cofidis le budget de la santé était de 715 euros par an et par personne en 2018 ; en 2023, il s'élève à 1249 euros. Soit une augmentation de 534 euros.

Aux avant postes pour les consultations et les traitements courants, « le sanitaire » évoquerait donc tout particulièrement le champ d'intervention de la médecine en première ligne. *Médecine hospitalière* avec l'hébergement des malades et l'étendue des plateaux techniques rassemblés en un même lieu, depuis l'accueil aux urgences à l'offre de soins spécialisés dans toutes les disciplines médicales, paramédicales, biologiques, pharmaceutiques et dentaires, etc. selon les catégories de cabinets ou d'établissements. Et *médecine de ville* avec l'ensemble des professionnels de santé libéraux ou salariés en dehors de l'hôpital et des établissements d'hébergement médico-social. Le sanitaire, en grossissant le trait, est le contexte sociotechnique où domine traditionnellement l'image de blouses blanches, d'instruments emblématiques (du stéthoscope au bistouri en passant par les robots thérapeutiques aujourd'hui) et de médicaments sous toutes les formes. Un monde d'efficacité, mais où paradoxalement les grands moments de l'humanisme qui ont fait ce que la médecine est devenue, ne sont plus réellement portés par des symboles populaires comme ceux du temps où s'évoquaient le nom des hommes (*Laënnec* pour l'auscultation directe ou *Pasteur* pour le vaccin contre la rage), mais par une course aux instruments (l*e stent* en cardiologie ou *le scanner* en radiodiagnostic).

III.1. La fonction publique hospitalière

L'*hôpital* désigne aussi bien un hôpital en particulier, que l'ensemble des établissements publics et privés qui ont pour fonction : a) d'assurer un diagnostic, de dispenser des soins de phase aiguë ou de convalescence ; b) de participer aux actions de prévention médico-sociale et d'éducation pour la santé ; c) de concourir à l'enseignement et à la recherche ; et d) d'assurer le service médical d'urgence.

Ces fonctions sont très évolutives. À l'aube du XXIe siècle, par exemple, la loi du 9 janvier 1986 regroupe, à l'exception du personnel médical (médecins, biologistes, pharmaciens et orthodontistes), l'ensemble des emplois des établissements d'hospitalisation publics ; les établissements d'hébergement pour personnes âgées ; les établissements publics ou à caractère public relevant des services départementaux de l'aide sociale à l'enfance ; les établissements publics pour mineurs ou adultes handicapés ou inadaptés; les centres d'hébergement et de réadaptation sociale publics ou à caractère public (*Tableau 2*).

	Entités géographiques	*Nombre de lits*	*Nbre de places*
Secteur public	**1 3452**	**237 813**	**43 204**
CHR/CHU	180	69 848	11 078
CH, dont anciens hôpitaux	931	137 951	18 062
CH spécialisés en psychiatrie	92	21 362	13 583
Autres établissements publics	139	8 652	481
Secteur privé non lucratif	**667**	**55 479**	**14 815**
CLCC (lutte contre le cancer)	20	2 702	708
Autres établts à but non lucratif	647	52 777	
Secteur privé à but lucratif	**974**	**93 543**	**22 070**
Établissements de soins de SSR	342	29 402	5 012
Établts de SCD,	468	49 492	14 772
Etablts de lutte /maladies	154	14 141	2 211
Etablts de SLD	7	359	0
Autres	3	149	75
Ensemble	**2 983**	**386 835**	**80 089**

CHR : centre hospitalier régional ; CHU : centre hospitalier universitaire ; CH : centre hospitalier ; CLCC : centre de lutte contre le cancer ; SSR : soins de suite et de réadaptation ; SCD : soins de courte durée ; SLD : soins de longue durée. (Source : Direction de la recherche, des études, de l'évaluation et des statistiques (DREES, *drees.solidarites-sante.gouv.fr*)

Tableau 2. *Entités géographiques et capacités d'accueil en hospitalisation par catégorie d'établissement de santé en 2020*

La loi hospitalière de 1991, marque en son temps une réelle avancée dans le domaine hospitalier de la santé sur les plans technique et administratif, selon des valeurs sociales et humanitaires. Cet effort se voit confirmé en mars 1995 avec les nouvelles prescriptions portées par *l'Association pour l'amélioration des conditions d'hospitalisation des enfants* qui avait prévu de faire de leur accueil à l'hôpital une priorité. Et, en mai 1995, c'est une *charte réactualisée du patient hospitalisé*, qui est adressée aux préfets de région et de département dans le but d'informer de ses droits et devoirs « chaque patient accueilli, le cas échéant en urgence ou en consultation externe ». Toutes dispositions qui ont fait avancer la notion de *qualité des soins* vers le concept de qualité totale, tel qu'il se développe dans toutes les entreprises, à ceci près que les services rendus aux patients ne sont pas de même nature et de même nature que les autres activités de production.

Parmi les dernières lois réformant le système de santé, la *loi du 24 juillet 2019* relative à l'organisation et la transformation du système de santé traite de la modification de l'accès aux études médicales, pharmaceutiques, odontologiques et maïeutiques, notamment en supprimant le *numerus clausus*. Et *la loi n° 2021-502 du 26 avril 2021visant à améliorer le système de santé par la confiance et la simplification*, dite « loi Rist » du nom de son auteur, traduit le volet non financier des conclusions du *Ségur de la santé* en traitant des professions paramédicales, et en rénovant la gouvernance de la santé. Mais, 600 000 malades chroniques n'ont toujours pas de *médecin référent*, en France aujourd'hui, début 2023. Et, c'est donc bien d'une « réforme systémique » dont la santé a besoin.

III.2. Les personnels

Les ressources humaines sont la clé de la qualité. Elles jouent sur le plan de la technique comme sur le plan de la reliance sociale. Selon le code de la santé publique, les professions de la santé se classent en trois catégories :

1) *les professions médicales* : médecins, odontologistes, chirurgiens-dentistes et sage-femmes (art. L4111-1 à L4163-10) ; 2) *les professions de la pharmacie et de la physique médicale* : pharmaciens d'officine (exerçant en ville) et hospitaliers et physiciens médicaux (art. L4211-1 à L4252-3) ; et 3) *les professions d'auxiliaires médicaux* : aides-soignants, auxiliaires de puériculture, ambulanciers, assistant dentaires, infirmiers, masseurs-kinésithérapeutes, pédicures-podologues, ergothérapeutes, psychomotriciens, orthophonistes, orthoptistes, manipulateurs d'électroradiologie médicale, techniciens de laboratoire médical, audioprothésistes, opticiens-lunetiers, prothésistes, orthésistes, diététiciens (art. L4311-1 à L4394-4).

Selon les statistiques de la DREES, l'évolution des effectifs de personnels médicaux et soignants (*Tabl. 3*) va connaître un creux démographique d'au moins dix ans en termes de probabilités statistiques, auxquelles il conviendra d'apporter les données psychosociologiques de l'évolution des vocations pour les métiers de la santé. D'autres indicateurs peuvent donner une idée du panorama général de la santé indiquant ses valeurs : 11% des Français vivent dans un désert médical et Il n'y a pas de maternité à moins de trente minutes du domicile. 7 Français sur 10 sont en bonne santé, mais, selon *Eurostat*, la France (avec 73% de bien portants) ne se classe que 14e sur 27 dans l'Union européenne, loin derrière le leader irlandais (83%), et en avance sur la Lettonie (50%). 7 internes sur 10 travaillent plus que le maximum légal. Et, s'agissant des conséquence de la pandémie de Covid-19, il est établi que celle-ci a eu un impact appuyé sur la santé mentale des Français : à l'automne 2021, 17% des Français montraient *"des signes d'un état dépressif"*, contre 10% hors épidémie, et 23% *"des signes d'un état anxieux"*, contre 14% hors épidémie (enquête CoviPrev de Santé Publique France). Impact d'autant plus fort que teinté du mystère anxiogène de ses origines.

Au 1er janvier	***2017***	***2018***	***2019***
Infirmiers	681 459	700 988	722 572
Médecins	224 875	226 219	226 859
Pharmaciens	74 399	73 818	73 782
Chirurgiens-dentistes	42 197	42 348	42 525
Opticiens-lunetiers	35 718	37 145	38 506
Manipulateurs ERM	35 525	36 467	37 428
Orthophonistes	25 467	25 607	26 336
Sages-femmes	22 787	22 812	22 941
Psychomotriciens	11 890	12 770	13 600
Ergothérapeutes	11 216	11 971	12 765
Orthoptistes	4 643	4 876	5 185
Audioprothésistes	4 876	5 185	3 264

Tableau 3. *Les professions de la médecine et des soins*

IV. LE SECTEUR MÉDICO-SOCIAL

Du fait qu'il recouvre des compétences générales et spécifiques en termes d'organisation territoriale extrêmement larges, ce secteur mérite une attention particulière. Il s'agit, en effet, d'un champ « métissé » de la santé où le médical et le social interfèrent d'un point de vue systémique, c'est-à-dire technique et humain, identifiable à ce qu'il y a de plus objectif et sensible de la naissance à la mort : l'enfance, le handicap et la vieillesse. Un *champ-interface* de tous les instants de la vie et de ses accidents au sens large, l'interface étant suivant la métaphore de Jean-Pierre Dupuy : « ce qui rompt le face à face »[82]. Le médico-social c'est, au-delà de la contiguïté, la continuité du médical et du social. Au sens sociotechnique comme à celui des principes, qui conduisent à reconnaître que les valeurs sont le lieu à partir duquel les

---

[82] JP. Dupuy et Jean Robert : *La trahison de l'opulence*. Paris, PUF, 1976, p. 18.

besoins médicaux et les besoins sociaux des individus, quel que soit leur état de santé physique ou mentale, sont inséparables, car immédiatement connectés avec ceux de la Société.

IV.1. Les fondements philosophiques et organisationnels

Définir scientifiquement la santé est une tentative amitieuse puisque le concept de santé est avant tout philosophique. Et de surcroît complexe, avec toutes ses composantes endogènes et exogènes enchevêtrées d'un secteur à un autre du système. Comme l'analyse M.-F. Collière, dont l'expérience aux États-Unis lui a appris que « la carence en soins, leur insuffisance, leur inadéquation, affecte de façon déterminante les capacités de vie » (1996, p. 384), la *notion de vie est inséparable de la notion de soins.* Et le langage et les classifications ne suffisent pas toujours, entre le *care* et le *cure* qui définissent la méthode du « prendre soin », à discriminer les significations profondes des normes objectives et des manières subjectives de « prendre en charge » la personne d'autrui, telles qu'elles engagent les politiques de santé à devoir réguler ces normes et manières à la fois en termes de compétences organisées.

Les soins à la personne portent, en effet, sur l'ensemble des capacités de vie : physiques, psycho-affectives et mentales des individus : c'est ce qu'on appelle désormais en France *le care.* Le *care* : « prendre soin de… », est la valeur essentielle de la vie. Lié à toutes les fonctions de la vie, il est le fruit d'un travail en équipe pluridisciplinaire et pluriprofessionnelle au-delà des frontières structurées et standardisées de l'organisation sanitaire et sociale. Il développe, sollicite et maintient les capacités de vie. Le *care* est « médico-social » et procède d'une notion existentielle spirituelle bienfaisante envers les personnes. De valeurs manifestement.

Aiguë ou chronique, *la maladie* est du domaine de la médecine en ce qui concerne les capacités de vie altérées sur le plan organique, qu'elle a pour rôle de traiter. Les *traitements* (le *cure*) sont et ne sont en fait que la méthode technique de la médecine pour prendre soin des patients en se focalisant sur tout ce qui peut lutter contre la maladie et l'endiguer sous la forme, non plus de *soins d'entretien* de plus ou moins longue durée et d'investissement relationnel professionnalisé (le *care),* mais de *soins de réparation* de nature médico-technique, tels que les précise et finit par l'imposer la notion de « cure ». La médecine est un art autant qu'une science. Il ne faudrait pas l'oublier à l'heure de la télémédecine peut-être bientôt triomphante. Car le *cure*, ne s'oppose pas, de mémoire d'homme, à l'idéal relationnel ni aux valeurs humanistes d'empathie et de compassion. Cet idéal est inclus dans l'éthique médicale, et il est délégué aux médecins comme à tout soignant, du fait de la répartition des compétences dans l'organisation des rôles et des fonctions. Ainsi à la base de tout acte de santé – et quelle que soit la manière de prendre soin, méthode relationnelle ou technique médicale ou médico-sociale – les valeurs professionnelles des acteurs de santé procèdent *a priori* des mêmes dispositions affectives, mentales, intellectuelles et morales dans l'exercice de métiers différents et complémentaires où plane, comme par imprégnation, l'esprit du serment d'Hippocrate.

Le secteur du handicap

Au-delà de la maladie et complémentairement à sa médicalisation, la *Loi du 11 février 2005, art. 14* dispose que : « Constitue un handicap, toute limitation d'activité ou restriction de participation à la vie en société subie dans son environnement par une personne en raison d'une altération substantielle, durable ou définitive d'une ou plusieurs fonctions physiques, sensorielles, mentales, cognitives ou psychiques, d'un polyhandicap ou d'un trouble de santé invalidant. »

Selon les *définitions et classifications des handicaps du* CIH (Comité interministériel du handicap) et de l'OMS (Organisation mondiale de la santé), on distingue : *le handicap moteur*, *le handicap sensoriel* (visuel, auditif), *le handicap psychique* (pathologies perturbant la personnalité), *le handicap mental* (déficiences intellectuelles), et les *maladies invalidantes.*

D'après l'Enquête HID (Handicap-Incapacité-Dépendance) de l'INSEE, de 2001 : 12 millions de français (sur 66 millions), personnes handicapées, souffrant d'une incapacité ou d'une limitation d'activité sont touchés par un handicap ; 1,5 million sont atteints d'une déficience visuelle et 850 000 ont une mobilité réduite. Globalement**,** 9,6 millions de personnes handicapées sont reconnues administrativement comme des personnes qui déclarent avoir un problème de santé depuis au moins six mois et rencontrer des difficultés importantes dans leur activité quotidienne, ou avoir eu un accident du travail dans l'année, d'après (*Les Tableaux de l'économie française, Edition 2011*, INSEE et *L'Enquête Handicap-Santé 2008-2009, volet ménages*, INSEE). Plus particulièrement, 730 000 personnes cumulent les 3 formes de handicap : ressenti du handicap, limitation fonctionnelle et reconnaissance administrative. (*Enquête Handicap-Santé 2008-2009, volet ménages*, INSEE - *Les chiffres clés de l'aide à l'autonomie 2018,* CNSA).

IV.2. Les personnels du secteur médico-social

Toutes les catégories professionnelles de la santé interviennent à un niveau ou à un autre selon la catégorie d'établissement public ou privé, à but lucratif ou non lucratif, en fonction de la nature de la prise en charge des personnes, dans ce secteur qui occupe une place centrale dans le domaine de la santé, au carrefour des « métiers de l'humain » entre le *scientisme*[83] biomédical et le relativisme idéologique et social des valeurs.

---

[83] Attitude philosophique selon laquelle la connaissance ne peut être atteinte que par la science, d'où la croyance que la connaissance scientifique suffit à résoudre les problèmes philosophiques.

Une caractéristique marquante de ce secteur est la très forte féminisation de ses métiers. Il apparaît par ailleurs que *"les travailleurs sociaux sont moins souvent diplômés de l'enseignement supérieur que les autres salariés"*, constate encore la Drees. Le niveau de diplôme baisse en moyenne en englobant les assistants maternels ou les aides à domicile, dont le degré de qualification est le plus bas dans le secteur, alors que plusieurs métiers du travail social – tels que ceux d'éducateur spécialisé, d'assistant de service social ou d'éducateur de jeunes enfants – requièrent un diplôme d'État de grade licence. Mais des réformes ont commencé à se mettre en place dans les universités pour aligner les niveaux de certains diplômes professionnels sur des parcours et titres universitaires.

IV.3. Sur le plan législatif. La loi n° 2022-217 du 21 février 2022, dite « 3DS », relative à la différenciation, la décentralisation, la déconcentration et portant diverses mesures de simplification de l'action publique (JO du 22 février 2022), est dense et multithématiques. Dans son chapitre dédié à la participation des collectivités territoriales, elle introduit en matière de sécurité sanitaire territoriale, ainsi que dans celle dédiée à la cohésion sociale des changements concernant les secteurs de la santé et du médico-social. Très axée sur la place des collectivités territoriales, cette loi n'apporte pas de bouleversement majeur dans le système de santé, à l'exception du rattachement des directeurs d'établissements de la petite enfance à la fonction publique territoriale. Elle introduit malgré tout des mesures facilitatrices pour le secteur médico-social et le handicap, de manière accessoire mais notable pour les établissements publics de santé et la place des élus au sein de leur conseil de surveillance. Les modifications apportées ne changent pas le paradigme de la santé en région, qui reste avant tout l'affaire de l'État. Mais un rôle actif est désormais réservé aux collectivités territoriales et aux élus locaux, à charge pour eux de se l'approprier et de l'exercer utilement. La place des maires dans les conseils de surveillance des établissements publics de santé issus d'une fusion est redéfinie autour des contrats locaux et des projets régionaux de santé (PRS), et le rôle des ARS au niveau départemental en est revalorisé. De plus, cette loi de démocratie sanitaire renforce la prise en compte des usagers et des personnes en situation de pauvreté, de précarité ou de handicap.

V. LE SECTEUR SOCIAL

Le secteur social est difficile à saisir dans son unité, chaque cas, qualifié de « social », étant intime et impersonnel à la fois. Plus que les deux autres secteurs de la santé, un champ d'identités plus floues les unes que les autres. Et il est plus facile de parler de *l'identité du travail social,* que de celle des personnes qui sont affiliées à l'action sociale parce que leurs parcours de vie sont brouillés et « voilés » par discrétion compréhensible.

V.1. Évolution. Depuis les lois de 1983 et leur dispositif complété et renforcé par la loi n° 2004-809 du 13 août 2004 relative aux libertés et responsabilités locales, les compétences sociales et médico-sociales se répartissent au niveau des collectivités territoriales (commune, département, région) qui sont des acteurs majeurs en matière de politiques sociales (action sociale, revenu minimum d'insertion, aide sociale à l'enfance, protection maternelle et infantile, formation professionnelle...) et médico-sociales (protection générale de la santé publique et de l'environnement, devoir d'alerte sanitaire, etc.).

L'identité du travail social est marquée par le caractère évolutif de ses définitions, du fait des changements accélérés qui s'opèrent en continu au sein de la société. Pragmatique, l'OMS définit, en 1955, le travail social comme « une adaptation des hommes aux structures et réciproquement une adaptation des structures aux hommes ». Non dites, les valeurs en jeu transparaissent derrière cette définition. Comme derrière celle que rappelle Jean-Marc Dutrénit abordant la question du travail social du point de vue théorique des sciences humaines : « **Le travail social consiste en tout acte qui, au moyen d'interactions, d'enseignement ou de service, vise à entretenir ou développer la compétence sociale d'individus ou de groupes sociaux tombés au dessous ou en dehors des normes de la société locale** »[84].

Compétences professionnelles au service de besoins individuels, le secteur social est une construction *auto, co et écosystémique*. L'exemple, de la situation d'une personne sans domicile fixe, « cas social » pour la société sous l'identité de SDF, atteint par l'âge et porteur d'une pathologie physique et/ou mentale chronique pour la médecine suffit à nous le monter. Il est manifeste que le parcours de soins, d'assistance et d'accompagnement de cette personne s'inscrit dans le cadre transitif de l'action sanitaire et sociale à la fois, de façon plus ou moins durable et compliquée pour le sujet et l'institution de santé publique, suivant son état physique et mental. Un cas à la limite de ce qu'il y a d'humain dans l'humanité et de réel « définissable-organisable », face à l'inégalité des chances de et dans la vie.

V.2. Les bénéficiaires et les personnels. Selon les statistiques, 9,6 millions de personnes en situation de handicap ont été recensées, c'est-à-dire reconnues administrativement comme ayant déclaré avoir un problème de santé depuis au moins six mois et rencontrer des difficultés importantes dans leur activité quotidienne, ou avoir eu un accident du travail dans l'année (Sources : *Les Tableaux de l'économie française, Edition 2011*, INSEE et *L'Enquête Handicap-Santé 2008-2009, volet ménages*, INSEE). Parmi elles 730 000 personnes cumulent les 3 formes de handicap : ressenti du handicap, limitation

---

84 *Travail social.* ANPE, La documentation Française (coll. ROME, Description et évolution des métiers), 1996, p. 6.

fonctionnelle et reconnaissance administrative (Sources : *Enquête Handicap-Santé 2008-2009, volet ménages*, INSEE - *Les chiffres clés de l'aide à l'autonomie 2018,* CNSA). Selon la DREES, il y a en France métropolitaine 1 300 000 travailleurs sociaux, répartis selon des métiers très variés. En février 2022, au jour de la *conférence des métiers de l'accompagnement social et médico-social,* on comptait (selon les statistiques de 2018) : 520 000 *intervenants à domicile*, 400 000 *assistants maternels*, *gardes à domicile* ou *assistants familiaux*, 250 000 *professionnels socio-éduc*atifs, 60 000 *aides médico-psychologiques* et 90 000 *autres professions de l'action sociale (assistants de service social et conseillers en économie sociale et familiale)*.

En ce qui concerne les compétences attendues, « les employeurs mettent en avant la capacité à être autonome, le sens des responsabilités et le sens de la relation client pour les aides à domicile. La capacité d'adaptation, à travailler en équipe et les compétences à utiliser les outils numériques sont particulièrement demandées pour les éducateurs et assistants de service social.» (Source : F. Lainé et *al.*, Dir. des Statistiques, des Études et de l'Évaluation, Pôle emploi). Et, d'après les travaux de prospective des métiers et qualifications à l'horizon 2022, le nombre d'emplois dans les métiers de l'action sociale devrait continuer de progresser à un rythme plus soutenu que celui de l'ensemble des métiers. Ces chiffres représentent de solides indicateurs sur l'état de santé de la société, compte tenu des crises passées et de celles à venir.

IV.3. Un aperçu de l'aspect législatif des relations entre le secteur médico-social et le secteur social

Les grandes lois qui ont structuré l'action et l'organisation du secteur social font référence à la loi n° 75-535 du 30 juin 1975 relative aux institutions sociales et médico-sociales, qui sera à plusieurs reprises complétée et modifiée, jusqu'à la loi n° 2002-2 du 2 janvier 2002 rénovant l'action sociale et médico-sociale. Cette dernière sera encore modifiée ou complétée, par la loi n° 2004-626 du 30 juin 2004 relative à la solidarité pour l'autonomie des personnes âgées et des personnes handicapées créant notamment la Caisse nationale de solidarité pour l'autonomie et la loi n° 2009-879 du 21 juillet 2009 portant réforme de l'hôpital et relative aux patients, à la santé et aux territoires. D'autres textes apportent des dispositions nouvelles pour les établissements et services, notamment la loi n° 2005-102 du 11 février 2005 pour l'égalité des droits et des chances, ou la participation et la citoyenneté des personnes handicapées Plusieurs lois de finances et de financement de la Sécurité sociale complètent ces avancées. Concernant l'ensemble ou une large part du champ social et médico-social, ces lois sont transversales. En partant de la loi de 1975 et de la visée promotionnelle de l'autonomie du champ social et médico-social, ces lois se déclinent par rapport à chacun des secteurs de la santé, depuis la protection de l'enfance jusqu'aux personnes âgées.

Partenariat, coopération, solidarité, dialogies multiples et variées, techniques et humaines, fondent des unités d'action et se fondent dans des pratiques démocratiques (sanitaires, sociales, juridiques, économiques et politiques), qui confirment le principe qu'on ne peut pas organiser sans référence à des valeurs. Celles qui s'incarnent dans les ressources humaines sont fondamentales, mais celles qui découlent de l'économie sont tout aussi essentielles.

VI. LA DIALECTIQUE « PRIX » ET « COÛT » DES VALEURS

Si les valeurs ont, dans tous les domaines, la valeur qu'on leur prête, il n'en reste pas moins qu'elles ont sans cesse à prouver et à se prouver. Celles de la santé n'échappent pas à la règle ; elles sont aux prises avec la *réalité économique*, notamment, qui est valeur en soi.

L'histoire de la médecine, comme celle de l'éducation, est liée à l'histoire socio-économique civilisatrice. Le monde de la santé et le monde économique sont en crise avancée aujourd'hui. Non seulement en raison des conséquences « syndémiques » de la pandémie (*cf.* note 118), mais du fait du contexte, surtout, d'une société qui possède de plus en plus de biens matériels, de moins en moins équitablement répartis. Ce qui crée de plus en plus de frustrations, d'injustices, d'inégalités et d'insatisfactions. Alors, c'est toujours pacifiquement ou violemment, que l'on se bat pour des valeurs. Rien n'est simple, en fait, avec les valeurs, qui ne sont jamais gratuites. À commencer par les plus essentielles comme *la paix* et la *liberté*, qui partagent les mêmes contraintes paradoxales : « si vis pacem, para bellum », énonce la sentence : *si tu veux la paix, prépare la guerre* !

En 2021, les dépenses de santé en France (DCSI) s'élèvent à 307,8 milliards d'euros. En 2022, selon le comité d'alerte sur l'évolution des dépenses d'assurance maladie dans le contexte de crise sanitaire, elles dépassent déjà de 3 milliards d'euros le budget voté, et vont continuer à déraper jusqu'à 4 voire 5 milliards à cause de l'épidémie de Covid-19. À elles seules, les maladies cardiovasculaires (8% de la population) coûtent, après les maladies mentales et les cancers, 3 448 € par patient (*La lettre du cardiologue*, 28 fév.2022).

Le monde économique est rivé à des règles impératives, à la rationalisation budgétaire et au langage chiffré, là où la demande de santé est dans le besoin de secours physique et matériel, d'attente de guérison, d'apaisement de la douleur et d'accompagnement dans les vicissitudes de la vie. À cette *dualité de prévalence*, s'ajoutent : 1) une *dualité de pouvoir* entre le monde de l'économie (qui « détient » les moyens), et le monde de la santé (qui « connaît » les besoins et les ressent dans l'écartèlement entre la règle à calcul et les débordements psycho-affectifs et sociaux de la maladie, du handicap et de la précarité). 2) une *dualité de structures* : *structure économique* (qui décide des moyens à engager, mais ne subit pas les conséquences de la contrainte à financer) d'une part, et *structures sanitaires et sociales* (qui assument ensemble les réalités à court, moyen et long terme) d'autre part, sans pouvoir peser sur les décisions, si ce n'est par la voie des moyens toujours insuffisants alloués aux administrations pour gérer les institutions. Toutes ces dualités s'expriment dans une *dualité de finalité et de recherche de l'efficacité* pour satisfaire des besoins théoriquement mesurables et quantifiables, c'est-à-dire une *finalité sociotechnique* propre à répondre à des besoins essentiellement qualitatifs et relationnels, qui échappent en partie aux quantifications absolues. L'attractivité des métiers de la santé s'en ressent, qui se dégrade. À commencer par l'attitude des jeunes générations vis-à-vis la médecine générale en particulier. Hormis les conditions de travail, on sait que le tarif de la consultation est de 25 € en France, alors qu'il s'élève à 76 € en Allemagne, 69 en Espagne, 40 au Portugal, et qu'il fluctue entre 65 et 78 € en Italie[85]. Des médecins « jettent leurs plaques et leurs stéthoscopes » titrent volontiers les journaux pour faire de l'effet.

C'est dans ce contexte que le Président de la République, Emmanuel Macron, fait son devoir politique et moral, d'homme et de citoyen, en intervenant à la télévision française le 5 janvier 2023, depuis l'Hôpital de Corbeil-Essonnes pour prononcer ses vœux aux Acteurs de la Santé. Déclaratif, l'acte est symbolique. Mais que pourra-t-il en découler de réel et d'efficace sur le territoire ? C'est là toute la question dans cette crise même, où le Président confie qu'il sait « l'épuisement des soignants » et expose que « le Covid a montré que la Santé est une politique publique qui permet de soutenir toutes les autres ». Mais, « Le système est surcontraint, et il ne fonctionne pas bien : il faut le repenser pour éviter de nouvelles crises », car « nous sommes dans une situation qui risque de se dégrader. « Notre défi c'est de repenser notre organisation » affirme Emmanuel Macron. Et ce, d'autant plus qu'on « ne peut pas demander aux personnels de santé de tenir le même rythme que leurs parents, parce que le monde a changé ». Or, pour atteindre ces objectifs, « le défi des prochains mois sera de réussir à grader les soignants qui sont en place ». Il faudra « accélérer le recrutement des assistants médicaux pour les médecins », et d'ici le mois de juin, prévient-il, les hôpitaux devront se réorganiser « avec les équipes et les partenaires sociaux ».

Dans les mêmes heures que cette intervention du Président de la République, Jean de Kervasdoué, ancien directeur général des Hôpitaux au Ministère de la

---

85 Il faut interpréter ces chiffres d'un pays à un autre suivant le statut de résident ou d'étranger du patient. Le revenu comparé des médecins est un indicateur globalement plus expressif, qui renseigne sur le fait que chez nos voisins les revenus moyens sont plus élevés qu'en France : d'après l'OCDE, en France, un médecin gagne 2,4 fois plus que le revenu moyen de l'ensemble des travailleurs. Dans son pays, le médecin allemand gagne quatre fois plus ; le médecin britannique, 3,2 fois plus ; et au Pays-Bas, 2,8 fois plus.

Santé (1981-1986) présentait son futur ouvrage à paraître : *La santé à vif* (Humensciences, Débat, fév. 2023). Sous la forme d'une chronique intitulée « Ordonnance pour la médecine » (*Le Point*, abonnés, Débats, 6.01.2023), l'ancien titulaire de la chaire d'économie et de gestion des services de santé au CNAM, annonce un *état des lieux*, un propos sur la *médecine de ville*, et une mise en observation de l'hôpital en s'attardant sur les fonctions de *planification et d'expertise de l'État*. Et, à l'heure où se prépare le débat sur la réforme explosive des retraites, il appuie sur l'une de ses conclusions phares : « L'épreuve de vérité commence par constater que la demande de soins médicaux et leurs coûts vont croitre plus rapidement que la richesse nationale et ceci sous l'effet cumulé de deux facteurs : le vieillissement de la population française marqué par la place des baby-boomers (1947-1973) qui prennent de l'âge, et le progrès technique mondial, aussi extraordinaire qu'onéreux » (*cf. infra*, chap. VIII, V.3).

EN RÉSUMÉ : de conjonctures en conjectures, les notions d'action sanitaire et d'action sociale ne sont pas univoques. Elles ne se limitent pas à interroger l'une sans interpeller l'autre. Ni à les mettre ensemble et séparément sur les plateaux de la balance. C'est ce qui fait la force du système de santé et sa *complication*[86] à la fois, quand l'organisation se perd dans les *dialogies* de la *complexité*[87]. La complexité (cet « ordre dont on ne connaît pas le code ») pose en effet la question axiologique des valeurs, du fait que chaque *individu* dans son rapport praxéologique à la santé est un *sujet*, avant même d'être un citoyen et que l'un peut à tout moment rétroagir de façon agoniste ou antagoniste par rapport à l'autre. « Être sujet, c'est se mettre au centre de son

86 Selon E. Morin *la complication* est « un des constituants de la complexité » : *ordre dans le désordre* en quête de cohérence, elle réside dans « les enchevêtrements extrêmes des inter-rétroactions » (1992, p. 93). Le principe dialogique « nous permet de maintenir la dualité au sein de l'unité. Il associe deux termes à la fois complémentaires et antagonistes » (*ibid.,* p. 99). *La complication* signifie que les composantes du système perdent en capacité de régulations internes sur le terrain, et externe avec l'environnement. Il y a perte d'autonomie au niveau de l'action et répercussion sur la gouvernance au niveau politique.

87 Ordre et désordre à la fois, *la complexité* est en quête de sens. « La vision non complexe des sciences humaines, des sciences sociales, est de penser qu'il y a une réalité économique, d'un côté, une réalité psychologique de l'autre, une réalité démographique de l'autre, etc. » : E. Morin (*ibid.,* p. 90). Ainsi l'intérêt de se pencher sur la question des *valeurs* dans le domaine de la santé est que ce concept fondamental, aussi universel que vagabond, procédant de la transversalité, oblige à voir le réel et aide à comprendre l'imaginaire.

propre monde, c'est occuper le site du "je" », écrit E. Morin (1992, p. 88), qui explique : « être sujet, c'est être autonome, tout en étant dépendant » (*ibid.*, p. 89). Ce qui implique comme le développe J.-L. Le Moigne, qu'en matière de gestion de la santé comme dans toute entreprise, « piloter un système organisé ne consiste pas à activer ses structures, mais à gérer ses projets dans le temps » (1984, p. 184). Des projets ouverts à des lendemains bienfaisants pour tous en termes de finalités générales, et porteurs de garanties pour la santé de chacun en termes d'objectifs spécifiques. Des lendemains qui obligent à concevoir, chemin faisant, que le parcours se fait en marchant (A. Machado) entre *la réflexion* et *l'action* dans ses cadres multiples, juridique, administratif, économique et politique avec leurs valeurs propres et dérivées, dans leurs dimensions réelles et additionnelles, à l'épreuve de la culture et de l'usage que l'on en fait.

La maladie comme le handicap sont hétérogènes et leurs catégories sont multiples et variées, qui relèvent ensemble de l'action sanitaire en même temps que de l'action sociale. Or, il est difficile d'établir des classifications absolues entre la maladie et le handicap, la dépendance et l'autonomie. Et l'objectivité, le juste et le vrai sont à chercher sous d'autres valeurs que celles du *total pragmatisme*, artificiel et fragile, lié au *mythe de l'efficacité* et au pouvoir des sophistes qui l'instrumentalisent. Il faut approfondir la notion de *parcours de vie*, qui transporte les valeurs universelles de l'humanité.

Dans son livre, *Délivrez-nous du management !*, sous-titré *Monde d'avant et Monde d'après dans les métiers de l'humain*, (Ed. Libre & Solidaire, 2022), Jean-François Gomez [88] se transporte dans le domaine de l'ingénierie relativiste et constructiviste du travail social dans sa diversité théorique et pratique. Il décrit les liens entre l'identité sociale, biologique et subjective des personnes handicapées et analyse les conditions dans lesquelles elles vivent en institution. Ce livre n'est ni un traité de gestion ni un pamphlet contestataire, mais un regard authentique sur les parcours de santé et de soins de milliers de « sujets » « en situation ». On est là, au cœur de l'humain dans ce contexte précis où se cultivent les valeurs de la santé, sur la *crête*

---

[88] Éducateur spécialisé, psychomotricien, ancien directeur d'établissement médico-social, spécialiste de la psychothérapie institutionnelle et des rites de passages, chargé de cours à l'Université et conférencier, J.-F. Gomez a écrit des ouvrages de référence où il montre comment fonctionne le symbolique suivant la dimension culturelle du travail social et ses méthodes.
Comprendre, est la base de toute relation humaine en général, et du travail sanitaire ET social en particulier ? Mais, « La plupart des gens n'écoutent pas avec l'intention de comprendre : ils écoutent avec l'intention de répondre » (Stefen Covey, professeur de gestion, Université d'État de l'Utah).

tranchante[89] du *réel* encadré, géré, administré, et du *virtuel* ressenti, imaginé, idéalisé.

C'est à cet exercice que se livre J.-F. Gomez. quand il analyse les différences et la complémentarité entre *le trajet* (le sens) et la *trajectoire* (la direction) : il faut « faire des choix », explique-t-il en rappelant le souvenir des cours du Dr Tosquelles à l'École d'éducateurs spécialisés de Toulouse : « sa venue était toujours un évènement. Il nous racontait des histoires d'impasses, de passes et de passages. Cela lui plaisait de citer la pièce de théâtre de Tennessee Williams *Un tramway nommé désir* : ce titre fut l'occasion de nous dire, je crois, qu'il faut savoir descendre du train quand l'institution (le tramway) ne nous convient pas, et s'il le faut, entre deux stations ou prématurément » (*op. cit.*, p. 185). L'élève a retenu la leçon des enjeux du rapport entre *l'instituant* et *l'institué*. Et, ayant assimilé le modèle de Piaget (« Réussir et comprendre », PUF, 1974, 1992), il sait, d'impasses en passages, que toute *valeur déclarative* est une prise de conscience de l'action en compréhension ; et toute *valeur en acte*, le facteur d'une réussite des intentionnalités de l'acteur.

À lire ce livre, on comprend que tout ce qui fait obstacle aux valeurs oblige à inventer pour organiser et résister pour construire. C'est là une question de volonté et de coopération sanitaire et sociale. De réactivité solidaire et de créativité collective, au sens où Jean Jaurès définit le courage comme la capacité « d'aller à l'idéal et de comprendre le réel» (*« Discours à la Jeunesse »*, Albi, 1903). C'est, vraisemblablement, dans un élan de cette veine et en période de crise sanitaire majeure, que le premier Ministre Jean Castex a confié à Michel Laforcade, à compter du 11 février 20121, une mission de méthode pour renforcer « l'attractivité du secteur social et médico-social », en réponse aux questions posées « par la non-valorisation des métiers non pris en compte par le Ségur de la santé ».

Pendant ce temps, soucieuse de la qualité des produits de santé, la *Haute Autorité de Santé* poursuit sa mission sanitaire et sociale dans les établissements de santé. Même cachée, on y retrouve l'empreinte des valeurs. Comment ne pas les voir ? Ne serait-ce qu'au travers des procédures expertes qu'elle conduit et des mesures de certification que cette autorité prononce en matière de qualité et de sécurité des soins, les valeurs, objectives et subjectives, finissent toujours par émerger à la surface. « Évaluez, évaluez, il en restera toujours quelque chose ! » disait R. Franck Mager, le psychologue de la performance humaine. Évaluez et surtout « regardez ».

---

89 Parmi les étymologies du mot *culture* (*cultura*, *cultus*, etc.), celle qui relie « *colere* » (cultiver et célébrer) et « *culter* » à *la systématique morale du culte de l'humanité* signifie cultiver à l'aide d'un couteau, comme avec le fer de la charrue, qui a donné « *coutre* », c'est-à-dire la partie tranchante du soc de la charrue, en Français.

Regarder consiste à faire en sorte de voir et de bien voir (*cf.* Intro., Fig. 2). Dérivé du vieux-français, le verbe exprime l'idée de *garder* et *de prendre garde à,* avec le sens d'accorder toute son attention intellectuelle et morale à quelqu'un ou quelque chose. Regarder les valeurs, c'est doublement les prendre en considération. C'est compter avec elles en continu, des *valeurs déclaratives* (croire en ses valeurs) aux *valeurs en actes* (ne pas trahir ses valeurs pour ne pas se trahir). Ainsi, regarder si patients et soignants réussissent à vivre dans un univers partagé, c'est voir un « réseau », comme l'Univers lui-même, avant même que la science ne trouve commode et rationnel d'assimiler la santé à un réseau d'hommes et de structures, en la concevant comme un système :
– *médicalisé* pour mieux prendre en compte le résultat de la prise en charge du patient, individu social et citoyen ;
– *capable de simplification* pour que la démarche de certification dans ses différents aspects d'amélioration de la qualité et de la sécurité des soins au service des usagers soit une réalité ;
– et *adaptable aux évolutions* sanitaires et sociales, en valorisant l'insertion et la coordination territoriale des établissements de santé parallèlement au développement des compétences professionnelles en qualité comme en diversité et en mutiplicité.

La tâche en matière de santé est considérable. Elle est à la hauteur d'enjeux où p*articipation et pluralisme* ont un rôle majeur à jouer pour peu que ces enjeux soient rendus viables grâce à une nouvelle façon critique de penser et de se comporter[90], c'est-à-dire de se voir et de *regarder* pour apprendre les choses de la vie et comprendre ce qu'elles nous enseignent, afin de réussir à vivre ensemble.

Ainsi pour fixer les idées, on postulera que les valeurs de la santé obéissent à une forme de triangulation systémique dont on peut résumer les principaux facteurs à partir des trois processeurs élémentaires (*les acteurs*) que constituent les usagers, les professionnels et l'institution.
1- Les usagers expriment individuellement et collectivement leurs besoins personnels de santé dans leur dépendance à la science, aux ressources humaines, matérielles et financières dans l'ordre d'une *hiérarchie de valeurs HCS* où l'Humain prime, en général, sur la Culture et le Social. On est là dans une dynamique naturelle et spontanée de l'*autoréférence.*
2. Les professionnels exercent leurs compétences en réponse aux demandes des usagers, en fonction de leurs engagements, capacités et compétences à prendre en charge les demandes et les personnes dans le besoin, selon une *hiérarchie CHS de valeurs et de moyens* plus ou moins variables selon les

---

[90] *Cf.* B. Feltz : *La science et le vivant, Philosophie des sciences et modernité critique*. De Boeck, 2014.

situations générales, singulières et particulières. La dynamique de la relation usager-professionnel est par vocation de l'ordre du *champ socialisé de l'hétéroréférence*, même si la culture scientifique, technologique et professionnelle des actes prime, ici, sur l'Humain et le Social immédiats.

3. L'institution assure la promotion générale et l'organisation contrôlées de l'action sanitaire et sociale. Elle constitue par fonction, vocation et responsabilité sociétale le *champ de l'auto, co, éco et hétéroréférence*, avec la dominante Politique et Économique que lui confère, prioritairement par rapport à la dialectique Humaniste et Culturelle en temps réel, la réalité de « l'ici et maintenant » du pouvoir vivre ensemble.

Ces trois processeurs (qui, comme tout processeur dans un système général, processent de l'information, de la matière et de l'énergie) sont en tension permanente d'objectifs agonistes et antagonistes partagés, en vue de résultats toujours plus exigeants en termes de faisabilité et de qualité évolutive de l'action. Aussi, les valeurs combinées qui guident les acteurs ne peuvent jamais procéder d'un engagement rationnel absolu, dicté par les seuls principes surplombants d'humanisme et d'humanité. Notamment en matière de relation thérapeutique où l'engagement professionnel face à la douleur et à la mort par exemple, ne peut pas être dicté par la seule sensibilité. « Tout ce qui érafle l'autre me déchire », disait Gustave Flaubert né en 1861 dans l'hôpital où son père était chirurgien. Il n'aurait vraisemblablement pas pu faire un bon soignant au sens des priorités d'aujourd'hui. Et c'est peut-être pour cela que, fragile de santé et réaliste, il avait choisi d'entreprendre des études de droit. Science et conscience sont liées en matière de santé. Ce que, remontant aux origines de la vie, Jacques Monod formalise ainsi : « Toute action signifie une éthique, sert ou dessert certaines valeurs ; ou constitue un choix de valeurs ou y prétend. Mais d'autre part, une connaissance est nécessairement supposée dans toute action, tandis qu'en retour l'action est l'une des deux sources nécessaires de la connaissance » (Jacques Monod : *Le hasard et la nécessité, essai sur la philosophie naturelle de la biologie moderne*, Seuil, 1970, p. 189. Ne pourrait-on donc pas faire coexister aujourd'hui, face aux enjeux sanitaires, sociaux, économiques et politiques de l'humanité et au-delà même de de l'axiologie morale et sociologique, une science des valeurs dans le domaine de la santé ? Ne serait-ce que parce que, comme s'interrogeait Balzac, « les peines doivent produire sur l'âme de l'homme les mêmes ravages que l'extrême douleur sur son corps ».

Planification, espaces d'organisation de l'offre de soins et d'éducation conjointe à la santé, politique de relance des investissements stratégiques, humains et financiers en vue d'un fonctionnement interne plus cohérent et d'une force de travail plus réactive pour accompagner les mutations sociales et sociétales sont en effet – nul ne peut le nier – continuellement à l'ordre du jour.

DEUXIÈME PARTIE

LES VALEURS DE LA SANTÉ DANS LE CHAMP SANITAIRE ET SOCIAL

Le problème auquel seront confrontés presque tous les leaders à l'avenir sera de développer l'architecture sociale de leur organisation de manière à ce qu'elle génère du capital intellectuel.

Warren Bennis,
Universitaire, consultant en organisation

Chaque génération, sans doute, se croit vouée à refaire le monde. La mienne sait pourtant qu'elle ne le refera pas. Mais sa tâche est peut-être plus grande. Elle consiste à empêcher que le monde se défasse.

Albert Camus,
discours de réception,
Prix Nobel de littérature, 1957

La science est ce que le père enseigne à son fils.
La technologie c'est ce que le fils enseigne à son papa.

Michel Serres, philosophe et
historien des sciences

La vie mettra des pierres sur ton chemin.
À toi de décider si tu en fais un mur ou un pont.

Coluche, humoriste et comédien

Avec les valeurs on pense au sens de l'action, telle que l'illustre la parabole de Péguy : « Vous taillez des pierres ? – Non, je bâtis une cathédrale ». Chacun a ses valeurs, les conçoit, les exprime (valeurs déclaratives) et les applique (valeurs en actes) suivant les usages du milieu, les mœurs et les normes de la société.

Parler des valeurs de la santé ce n'est pas évoquer en partant de rien, que la santé « a des valeurs ». Ça, tout le monde le sait. De fait, les valeurs de la santé existent et traversent toutes les frontières du champ social. Mais sont-elles réelles pour autant ? D'ailleurs, ce n'est pas la santé qui « a » des valeurs, ce sont les hommes qui font la santé, qui « ont » des valeurs et les mettent en actes, quand ils en jouissent, l'inventent et la construisent par eux-mêmes, pour eux-mêmes et pour les autres en bâtissant du sens commun.

Le champ social intègre le secteur sanitaire et le secteur social. Mais il fait de plus en plus problème depuis l'avènement de l'individualisme libéral. Quand on l'aborde sous l'angle global de la santé, on prend conscience qu'il se complexifie et se complique quand on accole les deux termes, santé et société : soit que le « social » s'identifie à la société au sens des sciences sociales, soit qu'il désigne un domaine à part et en marge, celui des activités sanitaires (soins et traitements), qui se distingueraient alors des activités sociales (aide et assistance médico-sociale aux individus victimes de la société).

La difficulté avec les valeurs réside ainsi dans le fait qu'elles sont hétérogènes, diversifiées et fuyantes à la fois. Elles changent et se transforment car elles subissent l'empreinte de la culture et de la civilisation, c'est-à-dire l'influence du vivant-social complexifié par l'organisation et ses « combats aux frontières-des organisations » (cf. G. Pineau, 1980). Elles sont partout en quête permanente d'équilibres et de régulations entre la pression instituante du pouvoir politique et la réaction déterminante, auto-instituée, des libertés individuelles, quand elles sont poussées par les évènements à devenir instituantes. Mais une constante demeure, certes menacée dans ses équilibres, car les valeurs sont un facteur d'ordre et de désordre à la fois, à l'orée des croyances, des idéologies, des mythes et de l'imaginaire ; et cette constante, recouvre tous les enjeux de la qualité du système de santé, au centre de la vie, qui porte les valeurs de l'action sanitaire (Chap. III) et de l'action sociale (Chap. IV), en les renforçant l'une et l'autre, et l'une par l'autre quand elles s'ajoutent dans le champ social et sociétal (Chap. V).

CHAPITRE IV

L'ACTION SANITAIRE ET SES VALEURS

Quand on parle de santé, on pense *a priori* à deux choses : sa propre santé d'une part avec celle de sa famille et de ses proches, et à l'hôpital d'autre part, symbole non plus de refuge, hospice ou asile (d'où on préférait s'éloigner autrefois, fussent-ils des Hôtels-Dieu), mais de soins de la plus haute technicité dans le monde de la science médicale d'aujourd'hui, et de progrès dans celui de la solidarité et de la sécurité sociale. À la pénurie a succédé le confort. On en oublie la longue histoire de la santé au fil des époques, et ne se préoccupe même plus de l'origine du « salut » dont le rituel est universel. Tout se passerait comme si le rapport à la pauvreté, la maladie, l'âge, l'infirmité, l'incapacité physique ou mentale, la souffrance et l'exclusion avaient disparu du seul fait de la performance des produits de santé, parmi lesquels on se demande parfois si les anesthésiques ne franchissent pas les murs poreux de l'hôpital, promu héraut des nouvelles sociétés : ne nous en faisons pas, la médecine et l'hôpital veillent sur nous ! Ils nous protègent et nous guérissent. Du moins, on le croyait.

« L'anesthésie sociale dans l'entreprise », qu'elle soit commerciale, industrielle, sanitaire ou sociale, est le titre d'un ouvrage de Léon Loué, qui se situe dans le prolongement de la pensée de Gérard Mendel, psychiatre, socio psychanalyste et anthropologue français, dénonçant la crise des générations. Selon Léon Loué : « l'homo économicus du XIXe siècle, issu en droite ligne des théories philosophiques du XVIIIe siècle, créatrices de l'avènement du prolétariat de la révolution industrielle, après avoir pris les traits de Robinson Crusoé, sous quelle forme doit-il continuer à vivre au XXe siècle ? Quel visage doit-il prendre ? »[91].

La question reste d'actualité au XXIe siècle, dans les hôpitaux, où l'ère des « robinsonnades », ces aventures pré-civilisées, est dépassée depuis des décennies. « Autrefois – écrivait le Pr Jean Bernard, il y a cinquante ans à peine – le médecin, tout au long de sa vie professionnelle, utilisait quelques recettes apprises à l'école et, par sa bonté, sa sagesse, aidait le malade soit à mourir, soit à attendre patiemment le moment de la guérison spontanée. Les administrateurs d'hôpitaux moralisaient et économisaient. »[92]

Tout a basculé très vite et il aura fallu comme l'écrit E. Morin, qu'un

---

91 *L'anesthésie sociale dans l'entreprise*. Préface de Pierre Rosanvallon, Payot (Sciences de l'homme), 1974, p. 14.

92 *Grandeur et tentations de la médecine*. Buchet/Chasterl, 1973, p. 8. (« Un ouvrage qui mérite de faire date », soulignait l'éditeur).

« minuscule virus » apparaisse soudain dans une « lointaine ville de Chine », un certain16 novembre 2019 à Wuhan, pour que l'on puisse se rendre compte que ce colosse aux pieds d'argile qu'est l'hôpital, pouvait s'écrouler sous le poids des urgences venues s'y agglutiner, au point de voir un corps médical capable de soigner, devoir battre en retraite et se retrouver dans l'impossibilité de respecter le serment d'Hippocrate face à des usagers refoulés aux portes du salut, à un corps infirmier dépassé par les évènements, et à des ambulanciers éprouvés par la charge des transports accumulés. Le tout sous l'œil des médias, eux-mêmes malmenés par la masse des informations au rythme des évènements de la crise répandant une atmosphère pesante de confinement et de confiscation des libertés. Au risque, il faut le dire, de provoquer un état de violence et d'*anomie*[93] par incapacité de maintenir les liens sociaux, comme on l'a vu exploser avec les *Gilets jaunes* en 2018 et se confirmer sous l'effet de la pandémie en 2019-2022 avec les mesures sanitaires, sociales et économiques, qui se prolongent depuis avec plus ou moins de convictions et d'incertitudes.

Jusque là, à vrai dire, les réformes hospitalières se sont succédé à bas bruit, sans que l'opinion publique ne s'inquiète réellement du sens de leurs orientations. La peur qu'inspirait l'hôpital il y a quelques décennies encore s'était estompée. Les antibiotiques, l'hématologie géographique, le traitement du cancer et des leucémies, le remplacement des organes altérés ou usés, la chirurgie, ont fait de la médecine moderne un monde où se côtoient dorénavant des disciplines voisines, de l'éthique à l'embryologie, de la biophysique et de la biochimie à la sociologie. Mais voici qu'avec le Covid, la peur allait renaître sous d'autres formes dans le contexte de nouvelles pratiques préventives, médicales, biologiques et pharmaceutiques, liées à l'urgence dans leurs rapports aux évènements socio-politiques et économiques. Sans plus avoir le temps de se préoccuper, ni du sens de la santé, pas plus que de celui de la maladie. Du sens de la vie, tout simplement. L'hôpital public débordé, cela rappelle la pensée de Tenon à la fin de l'Ancien Régime : « ***Les hôpitaux sont en quelque sorte la mesure de la civilisation d'un peuple*** ».

---

93 *L'anomie* chez Durkheim se caractérise par la dégradation du climat et du lien social quand les normes régulatrices s'épuisent ou ne fonctionnent plus, en période d'incertitude ou d'instabilité sociale. Elle correspond à un état de désintégration sociale lié à des différenciations sociales qui mettent en jeu l'ordre collectif, et peut avoir pour conséquence une augmentation des taux de suicide et de criminalité. Cette théorie issue de l'observation des effets de la division du travail peut, *a fortiori*, s'étendre à toute situation englobante où la cohésion sociale est menacée, car quand les règles sociales ne sont plus observées, l'ordre collectif se dissout et l'état d'anomie surgit.

I. L'IMPORTANCE DES MOTS : PETIT LEXIQUE COMMENTÉ DE L'ACTION SANITAIRE

Valeurs le mot est important. Imposant même, car il n'est pas simplement complexe : il a de la valeur, celle de l'intelligence des valeurs.

En matière de santé, il faut toujours raison garder, surtout quand la menace gronde et rebondit. À commencer par le respect de la langue, car *du sanitaire à la santé* et de *la santé au sanitaire*, il n'y a pas qu'un pas. Tout le monde sait ou a eu dans sa vie l'expérience que « mal nommer les choses, c'est ajouter au malheur du monde. Ne pas nommer les choses, c'est nier notre humanité. » (A. Camus). Or, avec le Covid, le langage s'est compliqué de mots savants et techniques, décrits par la science et prescrits par les autorités : *cas contacts, quarantaine, cluster, taux de positivité, pic de réanimation, taux de dépistage, taux d'incidence, variant, ARN messager, charge virale, passeport vaccinal, pass sanitaire*, *confinement*, etc. jamais dans l'histoire, le peuple n'a été davantage informé d'une situation sanitaire, ni instruit par des méthodes relevant de la *pédagogie active* (rendre le sujet acteur de ses apprentissages au sens des méthodes de Célestin Freinet et Maria Montessori). Saisi par le processus en voie de développement dans le tourbillon de la pandémie, le philosophe des sciences, Étienne Klein (*op.cit.*, 2021), s'est essayé à disséquer le concept émergeant de l'actualité : *l'ultracrépidarianisme*, à cheval entre le goût du vrai et le discours scientifique et démocratique sur la quête de vérité sans cesse parasitée (en situation de crise surtout) par des biais socio-cognitifs.

Si l'on attribue à la Grèce, berceau de la civilisation occidentale, les premiers actes de la médecine inspirée des philosophes, et qu'on se rappelle les joutes qui les opposèrent (« Hippocrate dit oui, mais Galien dit non ! »), il ne faut pas oublier l'optimisme de Galien qui défendait la médecine avec ses remèdes et le bon sens des mots pour seule arme. C'est parce que Galien « croit en l'homme qu'il arrivera à l'idée d'une divinité, mais il refuse énergiquement de se perdre en des nuées métaphysiques. », juge Patrice Boussel (dans *Présence de Galien*, 1961, *p. 12*) qui explique : « C'est parce qu'il donne aux mots une valeur qu'il veut définir la valeur des mots… sans oublier jamais la valeur des choses que ces mots désignent. » (*ibid.*, p. 13).

De fait, la parenté lexicale et sémantique des mots *santé* et *sanitaire*, mérite qu'on s'y attarde quand la puissance de la technique avec ses mots nouveaux et logiciels conversationnels aventureux se barricade derrière les portes de ses temples modernes, faute de savoir anticiper le risque en confondant progrès et sécurité avec prévision et prévoyance. Un *comportement de prévision* (raisonner par anticipation sur les choses futures) n'est pas un *comportement de prévoyance* (se prémunir contre les conséquences de ces mêmes choses). Aussi, la prévision relevant des experts et la prévoyance des individus, il y a là matière à conflits, sinon de valeurs, du moins d'intérêts et de comportements. Toute *praxis* en général, et *praxis des valeurs* de la santé en particulier, entre un modèle proclamé et une expérience vécue se fait, en effet, avec le temps, se nourrit de lui et le nourrit en retour, ainsi que toute activité humaine visant à modifier ou adapter les rapports sociaux.

I.1. Santé (La)

Parler des valeurs de la santé c'est délibérer avec soi-même et avec les autres sur ce que vaut la santé – du technique à l'humain – pour chacun d'entre nous et pour tous réunis. Ce qui équivaut à se représenter les valeurs que l'on attribue à la santé, car la vie des valeurs, si elle est embryonnaire en amont, se joue dans l'action en aval, entre les valeurs véhiculées par la culture et les valeurs intériorisées par les individus, les groupes, les organisations et les institutions. Parler des valeurs en matière de santé, c'est donc chercher à comprendre (prendre ensemble) ce qu'il y a de sanitaire et social à la fois dans la santé ou, plus exactement (à travers une approche pluri, inter et transdisciplinaire de type *bio-anthropo-psycho-sociologique*), ce qu'il y a de social dans le sanitaire et de sanitaire dans le social.

Les valeurs sont parfois *tranchantes* (*cf.* note 92) et catégoriques. Notamment lorsqu'on se représente sommairement la santé comme le contraire de la maladie. Maladie qui, précisément, pose le sens des valeurs de la santé, ne serait-ce que parce qu'elle est inséparable de la relation au savoir médico-technique et technico-social auxquels chaque être humain, malade potentiel soit-il médecin soignant ou travailleur social lui-même, est destiné à être confronté un jour. Si bien que dans sa constitution de 1946, l'OMS définit la santé, comme « ***un état de complet bien-être physique, mental et social et pas seulement l'absence de maladie ou d'infirmité*** ».

De fait, cette définition est statique, structurelle ; elle ne laisse entrevoir que l'illusion d'un optimum de bien-être total, qui serait le même pour tout le monde. Il n'est donc pas étonnant que suivant, les civilisations et les époques, la notion de santé ait évolué du « temps des tribus » aux « soulèvements d'aujourd'hui » (M. Maffesoli, 1988, 2021), avec des relents de croyances et de superstitions qui ont traversé le temps, les régions, les normes et les religions. Ainsi, certaines mentalités primitives liées à l'idée de causes surnaturelles de la maladie ou à celle de vengeance des dieux et de prix du péché, persistent à l'ère contemporaine, même chez des sujets instruits et cultivés. C'est dire que ces travers des représentations individuelles de la santé et de la maladie, ne sont pas lettre morte dans *la parole sociale* et *l'inconscient collectif*. Et qu'il n'est pas rare de voir se côtoyer dans des immeubles modernes, des clientèles médicales et des adeptes de l'envoûtement et autres pratiques de sorcellerie. Autrefois, la médecine était clinique, et s'observait directement au lit du malade (*klinikos*). Elle l'est toujours, mais de plus en plus par écrans et autres robots interposés. Ce qui n'est certainement pas sans influence sur l'orientation des jeunes générations, qui ne trouvent plus dans les professions de santé d'aujourd'hui l'attrait de la relation humaine qui en faisait, il n'y a pas si longtemps encore, la motivation essentielle à s'engager dans des carrières médicales et médico-sociales.

Le mot santé définit l'état physiologique d'un être vivant. Chez l'homme, il traduit cet état de l'organisme, bon ou mauvais, qui est le signe de l'équilibre de la vie psychique et somatique de la personne. Avec les progrès de la civilisation, les préoccupations de la santé s'étendent aux groupes, aux pays, aux nations. On s'attache à la santé de sa famille, on est soucieux de celle de l'entreprise où l'on travaille, on s'intéresse à celle de l'hôpital où siègent des représentants des usagers, et l'on s'inquiète de celle du monde.... On organise la santé publique, et après l'époque où, en France, la santé était du ressort des administrations départementales et régionales de « l'action sanitaire et sociale), puis des « affaires sanitaires et sociales » (DDASS et DRASS), elle est aujourd'hui confiée aux Agences régionales de santé (ARS). La santé a pris possession des territoires, et la crise du Covid passant par là sans qu'on l'ait pressentie et encore moins prévue, le mot « sanitaire » (relatif à la santé publique et à l'hygiène) est désormais passé dans le langage courant, qu'il marque d'une empreinte forte et moderne – parce que l'on veut y croire, comme à celui d'*urgence sociale* et de *SAMU social* dont on parle moins – face à la menace de la pandémie et des autres drames qui portent atteinte à l'homme et à la civilisation. Tout cela fait réfléchir, et l'on entend parler de « retour des valeurs » et d'appel à de « nouvelles valeurs ».

La santé, c'est quand tout va bien et qu'on a la chance de pouvoir la célébrer sans même y penser, au quotidien chez soi ou au travail, dans le bien-être et les loisirs. C'est après, que les choses se compliquent, quand avec la maladie qui fait qu'on y pense, il faut alors changer sa perception de la réalité, et revoir le sens de ses valeurs pour continuer à participer, à un niveau ou à un autre, à la vie face à de nouveaux besoins qui engendrent de nouvelles façons de vivre et de se comporter. Bref, de prendre soin de soi, quand on sait que le mal est là et, qu'ayant besoin des autres on découvre ou comprend mieux que l'on n'est pas seul au monde. On n'est plus dans la contemplation de valeurs abstraites, autoréférentes et auto satisfaisantes comme dans le mythe d'une santé éternelle servie sur un plateau et dont il ne resterait plus à l'intelligence artificielle (IA) qu'à définir le symbole et dessiner le logo. Avec la santé publique, ce n'est plus simplement de valeurs individuelles et déclaratives qu'il s'agit, mais bien de valeurs collectives en actes, qu'il est du rôle de la chose politique de d'orienter et du devoir du citoyen de comprendre pour ne pas finir sous la domination des vraies fausses valeurs de la servitude.

I.2. Sanitaire (L'action)

Du latin savant, *sanitas*, est sanitaire ce qui a rapport à la santé et particulièrement à la conservation de la santé. Le mot porte en lui le germe de l'action individuelle et collective. Il colle à la notion de santé pour tous, qui est action de santé autant qu'action sociale puisque la santé publique est la santé pour tous… sous couvert et au prix des normes et des règlements qui la dirigent et la contrôlent. Du moins, c'est ce que la pandémie nous a brutalement appris ou rappelé et poussé à comprendre. Mais l'expérience vécue du virus sera-t-elle bonne pédagogue ? Et, *l'éducation à la santé à* l'école, si elle en sort renforcée[94] et que la leçon porte ses fruits, suffira-t-elle à faire front ? L'avenir nous le dira. C'est en ce sens, en tous cas, que travaillent les acteurs de santé publique dans tous les pays dotés des moyens nécessaires mais jamais suffisants, pour lutter contre les drames de la santé quand elle est en péril.

Sanitaire, il y a quelque chose d'expiatoire dans ce terme à la sonorité cristalline et aux accents œdipiens de la théorie freudienne au niveau du stade génital de la période de latence de l'adolescence. Quelque chose de refoulé dans l'inconscient individuel et collectif, une sorte de ressentiment vis-à-vis de l'ambivalence des valeurs traditionnelles de la santé agressée et que l'on n'a pas su ou pu défendre, telle qu'on a appris à l'idéaliser entre le fantasme de *l'individualisation* occultante et *l'individuation* clivante, qui oppose le tout et la partie dans les relations ambigües de l'acteur avec le système.

1.3. Valeurs (de et dans l'action sanitaire)

Santé, sanitaire, social : des mots engageants et frustrants à la fois. Car la réalité visible et palpable du problème, au-delà des pulsions et de leur auto-contrôle avec les clés du surmoi aux portes du moi, s'exprime, quoiqu'il en soit, dans le choix de valeurs individuelles confrontées à des valeurs collectives pour organiser de façon concrète, instituante et instituée des actions sanitaires et sociales dans, par et pour la santé. Mais la santé, concept abstrait en soi ou état concret individuel autant que patrimoine matériel et immatériel collectif, ne porte pas d'autres valeurs que celles que l'on met en œuvre (valeurs en actes) en fonction de désirs et besoins individuels confrontés à des rêves et des jugements collectifs qui se traduisent dans des plans, des programmes et des projets de santé (valeurs déclaratives).

II. l'ACTION SANITAIRE AU FAÎTE DES JEUX ET ENJEUX DES VALEURS DE LA SANTÉ

Liées à l'histoire de la médecine et des hôpitaux, les valeurs de la santé donnent le *la* de la partition des jeux et des enjeux globaux et particuliers de l'action sanitaire et sociale. Mais dans la locution « sanitaire et social », quand la préoccupation *santé* domine, c'est au *sanitaire* que l'on pense en général

---

94 *Cf.* Christian Philippe : *L'éducation à la santé à l'école, Processus de réflexivité, conformité et convenance dans les projets de médiation sanitaire en milieu scolaire.* Thèse de doctorat de Sociologie (*sld* de François Dubet), Université Victor Segalen-Bordeaux 2, UFR des Sciences de l'Homme, 2005.

avec ses structures son organisation et, à son épicentre, l'emblématique hôpital en ligne de mire.

II.1. Aux origines de la notion de santé

Ainsi otage de la maladie qu'il fuit, et client potentiel de l'entreprise-santé rendue incontournable aujourd'hui, l'individu, *homo œconomicus* – qu'il vote ou ne vote pas, qu'il soit *sapiens, faber, mythologicus, ludens* ou *liber*[95] – est assigné dans la vie postmoderne à devoir compter avec l'hôpital et ses avatars.

Avant que l'hôpital n'existe, le lien entre la santé et la maladie préoccupait déjà les anciens. En Grèce, Deux modèles s'opposaient et se complétaient déjà : *le modèle platonicien* et *le modèle Hippocratique*. Pour Platon, les valeurs que sont le juste et l'injuste, le mal et le bien, la vérité et le mensonge, la santé et la maladie, la vie et la mort se superposent, et la justice devient « la médecine de l'âme malade ». Chez Hippocrate, c'est l'attention au corps et l'habitus[96] qui prédominent. La maladie est l'expression d'un déséquilibre fonctionnel des organes, qui se traduit par des symptômes cliniques et des syndromes physiologiques sur lesquels la médecine à pouvoir d'intervenir selon ses références aux normes établies relativement aux besoins de l'espèce. Les effets du froid et du chaud sont ainsi repérés comme des influences du milieu agissant sur l'individu en fonction de ses capacités de réaction.

Si bien que l'on peut se poser la question : — les valeurs de la santé, n'auraient-elles pas pris corps, dès l'Antiquité, dans l'esprit de Platon et de Socrate réunis, qui, ensemble, n'auraient fait que formaliser dans la pensée philosophique ce qui devait déjà être inscrit dans les gènes de l'humanité et

---

[95] *Cf.* E. Morin : *Leçons d'un siècle de vie,* op. cit., p. 74, où il décrit la complexité humaine à travers des catégories bipolaires : « *Homo sapiens* (raisonnable, sage) est aussi *Homo demens* (fou, délirant) ; *Homo faber* (créateur d'outils, technicien, constructeur) est aussi *Homo fifelis ou religionis, mythologicus* (croyant, crédule, religieux, mythologique) ; *Homo œconomicus* voué à son profit personnel est également insuffisant et doit faire place à *Homo ludens* (joueur) et à *Homo liber* (pratiquant des activités gratuites » (p. 74).

[96] La médecine emploie aujourd'hui le mot d'*habitus* pour désigner la « présentation générale d'une personne dont l'observation, premier temps de l'examen clinique, peut conduire à des considérations diagnostiques » (Académie de médecine). En relation avec la notion d'*habitus social* (Bourdieu), l'habitus est la « manière d'être » (Littré). Pour le Trésor de la langue française informatisée (TLFI), *l'habitus* en médecine est « l'apparence générale du corps considérée comme le reflet de l'état de santé ou de maladie d'un individu : La chute de température s'accompagne d'une modification complète de l'habitus extérieur du malade ».

les premiers instincts de l'homme, condamné dès l'origine à devoir se protéger pour survivre contre les éléments, pour et contre lui-même en même temps que pour et contre les autres ? Les siècles ont passé, les riches vivaient dit-on dans l'angoisse de la mort, et les pauvres imploraient au gré de leurs croyances qu'elle les épargne le plus longtemps possible.

II.2. De la notion de santé au concept d'action sanitaire

C'est ainsi qu'a fini par s'implanter, au fil du temps, du progrès et des luttes sociales, le concept de *santé publique* fondé sur la relation inséparable de l'homme et de son environnement social d'abord, puis étendu ensuite au climat et à la géopolitique ensuite. En 1928 déjà, la santé avait fait l'objet d'un symposium de la jeune *American Public Health Association.* Parmi les formulations multiples proposées par les spécialistes de l'époque, celle de Charles-Edward Winslow (initialement publiée dans la revue Science en 1920) est restée célèbre et demeure toujours valide aujourd'hui :

> « *La santé publique est la science et l'art de prévenir les maladies, de prolonger la vie et d'améliorer la santé et la vitalité mentale et physique des individus par le moyen d'une action collective concertée, visant à assainir le milieu, à lutter contre les maladies qui présentent une importance sociale, à enseigner les règles d'hygiène personnelles, à organiser des services médicaux et infirmiers en vue du diagnostic précoce et du traitement préventif des maladies, ainsi qu'à mettre en œuvre des mesures sociales propres à assurer à chaque membre de la collectivité un niveau de vie compatible avec le maintien de la santé, l'objet final étant de permettre à chaque individu de jouir de son droit à la santé et à la longévité* ».

Ainsi, les valeurs ancestrales de la santé apparaissent-elles sous le sceau de cette définition qui en appelle à la sagesse en faisant penser au dialogue de Platon, le *Charmide* : « L'âme est la source d'où découlent pour le corps et pour l'homme entier tous les biens et tous les maux ». Ce qu'il explique dans *Le Banquet* en marquant les limites avec le modèle hippocratique : « Il faut cependant, en plus d'Hippocrate, consulter la raison et examiner si la voix de celle-ci est à l'unisson »[97].

Plus proches de nous, l'hôpital moderne serait ce lieu que les auteurs classiques, philosophes, médecins, infirmiers et politologues, spécialistes de l'histoire des hôpitaux, du droit et de l'économie de la santé, de la psychologie médicale, de la psychosociologie ou de la sociologie de la santé s'accordent à reconnaître comme emblématique de l'évolution raisonnée du système de santé français. est marquée, depuis ses origines, par trois périodes, phases ou étapes distinctes liées à l'histoire socio-économique et à celle de la médecine :

---

97 Platon : *Le Banquet, Phèdre*. Flammarion, trad. E. Chambry, 1993.

1) Les premiers établissements hospitaliers ont pour fonctions essentielles l'hébergement et l'assistance des miséreux, des indigents et des malades

2) la naissance de la clinique, amorcée par les débuts de la médicalisation des hôpitaux à la fin du XVIIIe siècle, développe la pratique des soins, favorise l'élaboration d'un savoir médical et entraîne la transmission de ce savoir. Elle met les pauvres et les incurables à l'écart. Mais si elle déroge à l'esprit de charité religieuse des siècles précédents, elle assure désormais dans les hôpitaux une double fonction de soins et d'observation de la maladie au lit du malade, la clinique au sens propre (du latin *clinicus,* et du grec *klinikos* et *Klinê*, la clinique est ce qui est propre au médecin qui exerce son art auprès du lit des malades).

3) L'époque contemporaine se caractérise par le développement scientifique de la médecine, l'avènement de la sécurité sociale et, comme corollaire de ces deux facteurs, l'organisation de la prévention et de la lutte contre les risques inhérents à la santé.

Encouragé par A. Touraine, F. Steudler apporte, en sa qualité de spécialiste de la sociologie médicale, une observation de l'évolution hospitalière dont l'exposé éclaire l'organisation actuelle des hôpitaux et où l'analyse économique et l'analyse sociologique font apparaître, à l'aube des années 1960-1970, l'urgence d'une politique globale de la santé. On retrouve dans l'ouvrage de F. Steudler, *L'Hôpital en observation,* un modèle socio-historique, genèse en trois phases de l'hôpital, « qui sont en rapport structurel avec l'évolution du secteur sanitaire et celle du système social », tel que l'on peut en détacher l'action sanitaire proprement dite en la différenciant et en l'intégrant à la fois à l'action sociale inséparable (1974, p. 24) :

1) Le « *système traditionnel* » correspond à la mise en place et au développement des premiers établissements hospitaliers. Au cours de cette première phase qui va jusqu'à 1850, il n'y avait pas de prise de conscience collective du phénomène de santé. Seules les grandes épidémies et les maladies dites sociales auraient pu constituer un risque de débordement du pouvoir religieux contrôlant l'institution charitable qu'était alors le système hospitalier. Ce système représentait, en fait, un moyen de contrôle social que l'État, pour sa part, ne réussit pas à reprendre à l'Église au cours de cette période pour des raisons économiques et financières. « L'hôpital n'est alors, pour le médecin, qu'un lieu de passage. Les riches font appel à leur médecin privé, les pauvres n'ont que les charlatans ou l'hôpital comme recours. » (*ibid.,* p. 24).

2) Le « *système professionnel libéral* » s'étend de la deuxième moitié du XIXe siècle aux années 1940. Au cours de cette seconde phase, identifiée par tous les observateurs comme l'ère de la naissance de la clinique, l'hôpital devient une « organisation complexe » selon la définition de F. Steudler. En dépassant le stade primaire de l'hébergement et en se transformant peu à peu

en centre de soins qui se professionnalise et se technicise, « l'hôpital devient un lieu privilégié pour les médecins hospitaliers ; il leur offre, réunis en un seul et même endroit, une multiplicité de cas observables » (*ibid.,* p. 25). C'est de cette conjoncture favorable qu'émergent les progrès des sciences et des techniques médicales. Ceux-ci modifieront l'activité hospitalière tout entière. Les valeurs traditionnelles de la médecine se confirment et l'hôpital devient alors l'enjeu de trois types d'acteurs entre 1850 et 1950 : l'État, l'administration locale et les professionnels de santé. Ainsi tiraillé entre la tendance à la centralisation, la résistance du pouvoir communal à la mainmise de l'État sur son territoire et la politique de laisser-faire entretenue par l'action privée, « l'hôpital tend à devenir un système bureaucratique où dominent les professionnels qui se conforment à une logique

3) La « *phase contemporaine* » tire ses principales significations des facteurs intrinsèques qui la déterminent, au-delà même des grands évènements de l'Histoire. F. Steudler définit cette phase de l'évolution des hôpitaux selon trois caractéristiques : l'hôpital est un *« système technique »*, d'où l'apparition d'une logique rationalisatrice, qui entraîne le développement d'un « *système consultatif* » pour équilibrer les rapports entre le pouvoir technique aux mains des médecins, et le pouvoir décisionnel de l'administration dont les rôles sont depuis de plus en plus chargés et diversifiés. Devenue un « *enjeu pour la société elle-même* », la santé est désormais l'objet d'une « politique particulière qui tend à se mettre en place avec le souci de contrôler prévoir et maîtriser l'évolution de l'institution par la planification, la programmation et la participation du corps médical aux enjeux économiques » (*ibid*, p. 26).

Les centres hospitaliers que nous connaissons aujourd'hui ont hérité sous des formes transformées les principales fonctions que chacune de ces étapes a contribué à mettre en place : l'hébergement et l'assistance, les soins et le traitement, la prévention et la lutte contre les risques. Ces trois fonctions coexistent au niveau de la politique de santé. Elles entrent en synergie lorsque les situations sont favorables, et se parasitent les unes les autres lorsque la conjoncture fait vaciller le système sur ses bases. Ensemble, elles définissent la mission hospitalière, fondée sur les valeurs de notre système de santé. Toujours plus importante, exposée et instable l'offre de services de santé ne répond plus à la demande, les besoins ne sont plus satisfaits et les dysfonctionnements s'accumulent. La mission hospitalière est ainsi devenue, avec les chocs de la pandémie, un enjeu de société encore plus considérable, où les valeurs individuelles et collectives ne résonnent plus ensemble à la hauteur des attentes. L'hôpital est engorgé et la médecine de ville en supporte les conséquences, qui lui renvoie la balle. « Résonnance » : ce qui fait vibrer le cœur et l'esprit. Le mot est juste. En termes de valeurs, il rime avec attente, patience et espérance. Hélas, quand les valeurs sont touchées, elles cèdent la place aux menaces de *l'anomie*, cet état de « désorganisation sociale » et d'anesthésie des normes (E. Durkheim) qui dérègle les conduites et trouble l'ordre public, au risque de pousser la société vers des *seuils d'anergie institutionnelle*[98]qui la menaceraient directement dans ses équilibres et son fonctionnement.

C'est dans ce contexte évolutif, dont l'interprétation diachronique est significative des progrès de la civilisation occidentale, qu'il ne faut pas oublier la grande tradition d'enseignement et de recherche dans les hôpitaux où les valeurs de la santé, globalement conçues, ont toujours intégré la formation à une liste déjà longue d'opérations à conduire, médicales, médico-sociales et sociales en vue du maintient et de l'amélioration de la santé de la population. Et, c'est dans cette tradition qu'il faut saluer l'émergence de la formation permanente en milieu hospitalier comme fonction nouvelle de l'hôpital moderne porteur de valeurs scientifiques, pédagogiques et sociales ainsi confirmées en 1974 et 1975 par les décrets d'application de la loi du 16 juillet 1971 sur la formation continue dans le cadre de l'éducation permanente, et leur consécration par la création, en 1974, de l'Association nationale de la formation permanente du personnel hospitalier (ANFH).

III. L'ORGANISATION DE L'ACTION SANITAIRE

On l'a vu en introduction à propos du modèle systémique de J.L. Le Moigne, « l'organisation, la chose organisée, le produit de cette organisation et l'organisant sont inséparables ». L'enjeu de la chose organisée en matière d'action sanitaire renvoie directement aux notions de *système de pilotage* (pour les systémiciens), de *gouvernance* (pour les responsables politiques, juristes, administrateurs ou managers), et de *droits à la santé* et *d'espérance de vie* pour les usagers. L'organisation, c'est avant tout la notion de plans, de programmes et de projets, concepts dont le dénominateur commun désigne les *finalités* du système qui se déclinent de façon hiérarchisée en *buts* et *objectifs*, aux différents niveaux de finalisation structurelle et fonctionnelle de l'action individuelle et collective pour éclairer les rapports de cette catégorie de termes techniques que l'on qualifie habituellement sous le terme générique d'« objectifs», qui réfère aux structures de l'action sanitaire (III.1.) aux objectifs de cette action, à la fois différents et reliés à l'action sociale (III.2.) par le sens et la portance de la

---

[98] Expression développée par René Barbier (*La recherche-action dans l'institution éducative*) : « On franchit le seuil d'anergie institutionnelle quand "s'allument" et "résonnent" les clignotants institutionnels. Par ce terme, emprunté au vocabulaire de l'économie politique, j'entends toutes sorte de faits signifiants l'impact de l'activité instituante de groupe sociaux dans l'organisation et liés [...] à l'interaction de l'organisation avec sa totalité sociale englobante, c'est-à-dire au phénomène de transversalité. Tout acte qui, d'une façon ou d'une autre, conteste la situation des groupes-objets constitue un clignotant institutionnel. » (*op. cit.*, pp. 111-112).

démocratie sanitaire (III.3). Ceci, pour la raison que c'est précisément entre les *finalités* (niveau des valeurs de *l'universel*), les *buts* (niveau du *singulier* et ses valeurs) et les *objectifs* (niveau du *particulier* et ses valeurs), que se joue les situations individuelles et collectives de la santé.

III.1. Les structures de l'action sanitaire

Les lois de décentralisation de 1982 ont modifié la répartition administrative entre les différents niveaux des pouvoirs publics entre l'État, la Région, le Département et la Commune.

Avant la mise en place des Agences régionales de la santé (ARS), le 1er avril 2010, l'action sociale et médico-sociale apparaissait comme un ensemble diversifié de services partagés entre quatre d'intervention: *la prévention* et *la santé*, *l'action sociale globale*, et *l'aide aux personnes*, répartis en partenariat entre : 1) l'État et ses services extérieurs (Direction régionale des affaires sanitaires et sociales) et Direction départementale des affaires sanitaires et sociales) ; 2) le Conseil Général et ses services sociaux et médico-sociaux (Direction de la solidarité départementale) ; 3) les Communes (Centres communaux d'action sociale) ; et, 4) les organismes de protection sociale (Caisses d'allocations familiales, Caisses primaires d'Assurance maladie, et la Mutualité sociale agricole).

Ainsi maillée l'organisation sanitaire et sociale est de la compétence de ces quatre niveaux d'interventions qui se répartissent en réseaux selon des thèmes et des champs d'actions spécifiques : soins ; enfance, adolescence, famille ; adultes en difficulté ; handicapés, inadaptés ; personnes âgées ; organismes polyvalents d'intérêt général. Ces compétences sont partagées, mais ont des frontières. Les prestations sociales relèvent des caisses d'allocations familiales (CAF) ; la majeure partie des soins est de la compétence des caisses d'assurance maladie (C.P.A.M.), sous contrôle de l'État ; l'insertion professionnelle et les politiques générales d'action sociale nationale, restent de la compétence de l'État ; et l'intervention de l'Autorité judiciaire est autonome.

Depuis le 1er avril 2010, le système est partiellement transformé avec la création des Agences régionales de la santé (ARS) et de leurs délégations départementales qui suppléent aux anciennes dénominations de Direction régionale et départementale des Affaires sanitaires et sociales. Régies par le titre III du livre IV de la première partie du Code de la santé publique, les ARS sont chargées de définir et de mettre en œuvre la politique de santé en région et dans les départements, au plus près des besoins de la population.

La *fonction publique hospitalière* concerne les établissements publics liés à aux actions médicales et médico-sociales, tels les hôpitaux, maisons de retraite, aide sociale à l'enfance, structures d'accueil des handicapés, etc... Elle désigne l'ensemble des personnels exerçant dans les établissements publics dépendant de l'État.

III.2. Les objectifs de l'action sanitaire

Selon l'axe conceptuel de la présente approche de la santé où le seul mot de sanitaire apporte aux représentations de la réalité une connotation où dominent l'image de la médecine et de ses pratiques à l'hôpital, il convient d'essayer de trier à travers la notion d'*objectifs*[99], ce qui est plus spécifiquement sanitaire que social dans les faits, au-delà de l'imagerie populaire et de la culture qu'elle influence. Celle, notamment, qui fait que lorsque l'on n'est pas malade, on ignore tout de sa santé[100], et que dès lors que l'on tousse, on pense à l'hôpital avec ses blouses blanches. L'hôpital que l'on fuyait autrefois avec ses cris de douleurs et ses odeurs d'éther et de chloroforme. Celui où l'on se précipite aujourd'hui pour les valeurs que l'on en sait, et dont on avait fini par croire qu'il peut tout donner à la vie de chacun.

L'objectif du secteur hospitalier de la santé est de garantir à tous les patients le meilleur accès possible aux soins en renforçant la coopération entre hôpitaux publics autour d'un projet médical. L'hôpital public se distingue en ce sens des soins dispensés en médecine de ville et en médecine rurale. Sommairement, les activités des établissements hospitaliers se regroupent en trois catégories principales : 1) les disciplines de *médecine, chirurgie, obstétrique et odontologie* (MCO), qui correspondent à l'activité la plus répandue ; 2) *la psychiatrie* (PSY) qui accueille les patients souffrant de troubles psychiques à l'hôpital (départemental) ou en centre d'accueil de jour ; 3) les soins de suite et de réadaptation (SSR) ; qui concernent les soins faisant suite à des lésions traumatiques, pose de prothèses, etc…

Chaque année, c'est près de 15 millions de patients qui sont hospitalisés, et depuis 2002, l'hospitalisation partielle se développe, plus confortable et moins coûteuse que l'hospitalisation complète qui recule, et que les alternatives à l'hospitalisation comme l'hospitalisation à domicile (HAD) qui se développent. Si bien que les objectifs de soins se multipliant et les structures se complexifiant, le secteur hospitalier crée de nouvelles fonctions, qui engendrent de nouvelles catégories professionnelles, soignantes et non soignantes, à commencer par les personnels administratifs en forte hausse.

---

99 *Objectifs*, ici au sens large, c'est-à-dire hors des distinctions de niveau entre les concepts corrélatifs et hiérarchisés de *finalité*s et de *buts*.

100 « Quand on se porte bien, aucune partie du corps ne nous instruit de son existence ; si quelqu'une nous en avertit par la douleur c'est, à coup sûr, que nous nous portons mal ; si c'est par le plaisir, il n'est pas toujours certain que nous nous portions mieux ? » : Diderot, *Lettre sur les sourds et muets à l'usage de ceux qui parlent et entendent*, 1751. « Encore que la santé soit le plus grand de tous ceux de nos biens qui concernent le corps, c'est toutefois celui auquel nous faisons le moins de réflexion et que nous goûtons le moins. » Descartes, Lettre à Chanut, 31 mars 1649.

C'est une évidence, l'hôpital public, porte drapeau de l'évolution de la médecine, stimule les besoins et nourrit les croyances, mais comme l'observe J. de Kervasdoué, « c'est seulement depuis 1930, à part quelques interventions chirurgicales, qu'on a le plus de chance d'être soigné en allant voir un médecin qu'en allant voir n'importe qui d'autre. »[101]. Tout est allé très vite, et pas toujours dans le bon ordre, et le « nouvel hôpital », s'il s'est affiché dans le sens d'une institution à dimension humaine (« le malade au centre du dispositif ») vit depuis, cette époque dans la contradiction entre ce que la médecine hospitalière a gagné en science et en technique, mais perdu en humanité. Situation que Philippe Meyer analyse en précisant que : « Reconstruire une médecine visant au bonheur de l'homme, et non plus à son propre épanouissement, est peut-être la première urgence de notre temps. »[102]

III.3. La démocratie sanitaire

Partout où elle existe, *la démocratie sanitaire* en soi est une idéologie fondée sur des principes nés de la perspective de valeurs par rapport à des besoins. Portée par les valeurs qui lui sont propres, la démocratie est également fondatrice de valeurs entre celles que la société déconstruit, à tort ou à raison, et celles qu'elle cherche à reconstruire à raison ou à tort. Ainsi la démocratie sanitaire préside-t-elle au fonctionnement et aux destinées des actions de santé organisées et contrôlées sous la gouvernance des autorités de l'État, relayées par les collectivités territoriales dans l'esprit de la définition de Winslow (1920) et de la Charte d'Ottawa du 21 novembre 1986 définissant *la promotion de la santé* comme « ***le processus qui confère aux populations les moyens d'assurer un plus grand contrôle sur leur propre santé, et d'améliorer celle-ci*** ».

En France, le régime politique démocratique est un étendard de la démocratie sanitaire. *La démocratie sanitaire* est le sous-système politique du système général *de la santé qui intègre le sous-système de la démocratie sociale* où l'on peut observer, de l'une à l'autre de ses entités sociotechniques, les conditions de dépendance et d'autonomie que déterminent les acteurs relativement au fonctionnement du tout institué dans le champ social. C'est-à-dire conformément aux missions de santé (*politique générale*) et aux moyens alloués à la santé pour assurer les équilibres de l'offre et de la demande de produits et services de santé (*politique économique*). Le modèle vise à rassembler les capacités à penser et à agir des *usagers*, des *personnels* de santé, tous *citoyens* de la nation, sujets et objets à la fois des démocraties sanitaire, sociale, politique et économique au sein d'institutions, d'établissements et de services unifies en partages équitables.

---

[101] Revue *Gestion hospitalière*, n° 298, août-septembre 1990, pp. 581-585.

[102] *L'irresponsabilité médicale*, Grasset, Paris, 1993, pp. 147-148.

S'agissant donc des grands principes qui traversent le temps, le poids des valeurs humanistes, que veille à entretenir la démocratie sanitaire, est déterminant de la qualité des actes produits par l'ensemble des synergies établies, publiques et privées. Mais les conditions de cette production se heurtent aux limites des ressources humaines et économiques du système. S'agissant de l'hôpital, le juriste Jean Imbert observait déjà en 1958 : « Nous voulons toujours souhaiter [...] un réveil de l'opinion publique en faveur de l'élaboration d'une politique hospitalière cohérente. » [103] . L'expérience ne lui donne que davantage raison aujourd'hui où l'on sait que la véritable *Réforme hospitalière*, après toutes celles qui se sont déjà succédées depuis, reste plus que jamais à faire, dans ce climat que scrute Michel Mafessoli quand il décrit la *transfiguration du politique* (1992), depuis le *temps des tribus* (1988) jusqu'à l'ère des soulèvements (2021), en passant par l'examen de la *conquête du présent* où le banal au quotidien fait la perdurance de la cohésion sociale (1979, 1988). La pandémie a ébranlé les hôpitaux, qui déstabilisent l'économie, qui renforce l'emprise du pouvoir politique sur le contrôle administratif pour rationaliser les dépenses de santé. Ainsi le débat politique est-il exposé à toutes les tempêtes possibles entre le Charybde de *l'humanisme sanitaire* et le Scylla de *l'économie de la santé* déséquilibrée par la croissance de la demande explosive de soins, avec ses courbes tourmentées, ses pics de contamination et ses vagues de confinement/déconfinement, qui multiplient les facteurs de morbidité et de risques sanitaires et sociaux collatéraux.

IV. LA CULTURE SANITAIRE

Qu'entend-on par *culture sanitaire* ? Et comment sortir de l'amalgame quand la santé, la société et les facteurs socio-culturels allient leurs complexités pour déterminer ensemble et séparément ce que les valeurs apportent à la santé ? Il faut donc chercher à définir les rôles et la place des valeurs dans le domaine de la santé, à travers la culture qui les qualifie et fait d'elles de « vraies valeurs », par opposition à des « valeurs ordinaires », c'est-à-dire ne relevant pas d'un idéal *transcendantal*. L'exercice est périlleux, d'autant plus qu'il n'est pas spécifique à la santé, mais s'y impose car la santé, côté sanitaire autant que social, est partout et au-dessus de tout : *santé de l'esprit* (c'est là que siègent les valeurs), *santé du cœur* (c'est là qu'elles s'épanouissent), et *santé du corps* (c'est là qu'elles puisent leurs forces et produisent leur énergie).

IV.1. Essai de définition. Dans son sens le plus large, l*a culture* est considérée comme l'ensemble des traits distinctifs, spirituels et matériels, intellectuels et affectifs, qui caractérisent une société ou un groupe social. On peut donc définir la *culture sanitaire* comme un champ privilégié de mise en

---

103 *Les Hôpitaux en France*. PUF, *Que-sais-je ? n° 795, 1958.*

œuvre de connaissances et de pratiques médicales et médico-sociales, qui participent au développement de l'humanité par le savoir et l'« organis-action » (*cf. supra.,* Chap. I, V.2.3.) en produisant des services à doubles effets :

— *un effet individuel* produit par l'ensemble des actions en milieu sanitaire qui, outre les soins directs proprement dits, assure une *socialisation* indirecte des personnes dans le sens du meilleur épanouissement possible de leur santé globale, c'est-à-dire physique et mentale en même temps que leur intégration par la santé, dans la société ;

— et *un effet collectif*, centré sur la santé des populations dans les groupes et les organisations, de manière à préserver la qualité du lien social et la santé de la société tout entière, dans un esprit de *solidarité*, d'*équité* et d'*égalité*.

Comme nous y reviendrons (*cf. infra,* Chap. VI, I.), veiller aux régulations du fonctionnement de ce double effet, c'est s'assurer de la qualité de la transmission et du partage des valeurs de la santé par la culture. Si bien que quand on s'interroge sur la valeur du système de santé, cela revient à se demander si le dispositif sanitaire est capable ou non de répondre aux besoins, et approprié ou non à la demande de soins Il faut donc voir dans cette stabilité relative, liée à l'ensemble des facteurs en interaction dans l'espace et dans le temps, le fait que ***le système de la santé est tout entier inséparable de la culture***. La culture qui est une façon de vivre avec les outils qu'elle apporte à la société, ses croyances, ses techniques, son organisation, et ses règles de vie comme disent les ethnologues.

IV.2. L'empreinte des valeurs. Qu'il s'agisse du sous-système sanitaire ou du sous-système social, qui évoluent ensemble dans le grand bain de la culture, mais qui, en dehors de certaines zones d'actions partagées, comme à l'hôpital, laissent apparaître que, si elles ont des valeurs communes, l'action sanitaire et l'action sociale ont dans la vie personnelle et professionnelle des acteurs, des cultures séparées et des rapports au travail compliqués. On ne vit pas de la même façon, on ne ressent pas les choses avec les mêmes sensibilités, et on n'a pas les mêmes mots pour décrire les mêmes situations, en effet, quand on est médecin ou infirmière, assistante sociale ou éducateur spécialisé. Pourtant on regarde dans la même direction quand on prend en charge la personne d'autrui dans le besoin. Certes, on n'accomplit pas les mêmes gestes dans tous les métiers de la personne mais, au fond, on est animé par les mêmes valeurs humanistes transcendantales. Un peu comme un psychiatre et un chirurgien, qui sont médecins tous les deux, ou un pianiste et un saxophoniste ne pratiquent pas le même instrument, mais sont aussi fondamentalement musiciens l'un que l'autre.

De plus, les systèmes de formation initiale et continue persistent à spécialiser à outrance les professions sanitaires et sociales, et les profils de gestion des carrières renforcent les tendances professionnelles à s'éparpiller plutôt qu'à se rassembler, alors même que les travailleurs sanitaires et sociaux vivent avec bonheur, les valeurs du travail en équipes multidisciplinaires et pluriprofessionnelles, d'un champ à l'autre de l'action sanitaire et sociale. Ce qui donne à la culture de la santé un aspect de mosaïque délestée de sa plus belle pépite : une culture authentiquement sanitaire et sociale. Mais on aborde là aux rives de l'utopie, entre des valeurs que l'on souhaiterait voir en actes, et des aspirations qui restent en miettes au niveau du réel.

Parmi ses observations sur le terrain, François Steudler rapporte qu'« une fois passé le seuil de l'hôpital, le sociologue se trouve moins dépaysé qu'il ne s'attendait à l'être et ceux qu'il rencontre, médecins, administrateurs, infirmières, personnel ouvrier, etc. sont très conscients de vivre des problèmes sociaux en même temps qu'ils exercent une activité professionnelle »[104]. Toutefois, il faut convenir avec le sociologue qu'il y a 50 ans à peine, l'hôpital public était encore « hors du champ social », car « domaine de la maladie et de la mort, c'est-à-dire à la fois de la technique et du surnaturel » (*ibid.,* p. 4). Les choses ont évolué depuis, et la crise du Covid a renforcé l'image du rôle social de l'hôpital dans la cité. Mais celui-ci, soumis aux règles de la technicité et de la multiplication des fonctions évolue vers la spécialisation à outrance des personnels de santé, médicaux, paramédicaux, techniques, et administratifs. Cette dynamique de spécialisation et de hiérarchisation des rôles, qui s'étend en diluant les tâches, freine la communication interne et externe auxquelles l'informatique s'affaire à apporter des réponses de substitution en se rendant ainsi de plus en plus indispensable. On avait connu le pouvoir médical absolu à l'hôpital. On l'a vu se partager avec la responsabilité administrative et la conquête de l'autonomie du corps infirmier. Il va maintenant falloir compter avec la puissance du tout numérique auquel les professionnels comme les usagers des services de santé sont de plus en plus soumis chaque jour à l'hôpital où la peur n'est plus celle, infantile et gentille, de la piqure d'autrefois mais celle du rendez-vous qu'il faut obtenir, puis « gérer » pour accéder aux consultations, en même temps qu'il ne faut pas perdre les pièces d'un dossier médical « partagé » de plus en plus lourd, comme un cartable d'écolier. Sans oublier les piratages et autres bugs informatiques.

La culture sanitaire n'est donc qu'une partie du tout de la culture globale *de, dans* et par la société. Ainsi dans un hôpital il existe plusieurs types de cultures. Par professions par exemple, comme la culture médicale, la culture infirmière, la culture administrative, etc. Chacune avec ses propres valeurs au-delà des valeurs communes en référence à son histoire, et chacune tendant elle-même à se différencier au fil des spécialisations, à tel point que des psychiatres et des chirurgiens peuvent avoir moins d'atomes crochus entre eux que des pédiatres et des gériatres. De même la nouvelle formation des cadres

---

104 *L'hôpital en observation.* Armand Colin, Paris, 1974, p. 5.

de santé (Bac+5), semble aujourd'hui créer un problème au sein de la profession infirmière, du fait que cette catégorie hiérarchique dans la fonction publique hospitalière est en train de s'éloigner des soins pour s'avancer vers une pratique du management des soins qui l'écarte de sa culture d'origine en l'éloignant du lit du malade[105]. Mais le cas n'est pas isolé, puisque l'on constate que les médecins sont « pris » de plus en plus par des tâches administratives, qui grèvent le temps consacré aux malades, en même temps que ces tâches les enrichissent de nouveaux savoirs et de nouvelles expériences.

Un hôpital c'est en moyenne près de 200 professions différentes, chacune finissant par avoir son pré carré de culture spécifique dans un monde de savoirs et de traditions métissés. Du point de vue des *cultures professionnelles*, l'hôpital revêt chaque jour son « manteau d'Arlequin », dirait Michel Serres. L'hôpital est un bain de cultures, où émergent de nouvelles cultures et de nouvelles structures comme celle, de nature participative, de la *commission des usagers* (CDU), qui remplace la commission des relations avec les usagers et la qualité de la prise en charge (CRUCQ-PC). La « culture hospitalière » est largement exogène. Elle est le fait des apports directs et indirects de la culture en général et de l'enseignement professionnel et universitaire hors et dans ses murs. Et le souci est réel de faire entrer davantage encore la Culture à l'hôpital, au-delà des animations bénévoles (culte religieux, bibliothèque, clowns pour les enfants dans les services de pédiatrie, animateurs auprès des personnes âgées) se concrétise à travers de nouveaux accords entre les Ministères de la Culture et de la Santé dans le cadre d'un programme national « culture à l'hôpital », dont l'objectif est d'inciter acteurs culturels et directeurs d'établissements de santé à construire ensemble une politique culturelle, « en incluant la culture dans leur projet d'établissement, voire dans le contrat d'objectif, développant ainsi une politique culturelle globale coordonnée par un responsable culturel professionnel et faisant appel aux ressources culturelles et artistiques de leur région »[106] .

---

105 « Le chef de service et le cadre de santé sont associés au projet d'établissement, au projet de gouvernance et de management participatif et aux projets d'évolution de l'organisation interne de l'établissement. » (LOI n° 2021-502 du 26 avril 2021 visant à améliorer le système de santé par la confiance et la simplification, Chap. IV, article 22, Art. L. 6146-1-1.)

106 Ministère de la Culture et des Communications, Ministère de la Santé et des Solidarités *Direction de l'Hospitalisation* et de l'Organisation des Soins : « *Culture et hôpital, des compétences, des projets de qualité* ». Actes du séminaire des 30 et 31 mars, au ministère de la Santé, de la famille et des personnes handicapées (p. 1).

L'hôpital change au gré des valeurs qui irriguent la société (comme le sang dans l'organisme) et des moyens dont l'État le dote pour poursuivre et développer ses missions de santé. En interne comme en externe, l'hôpital évolue au gré de la démocratie. Mais les valeurs de la *démocratie sanitaire* sont-elles suffisamment comprises et ses canaux bien dessinés ? Place-t-on réellement la démocratie sanitaire – qui, à la fois multi référentielle et hyperpolarisée, dépasse les murs de l'hôpital tout en lui restant liée – à la place qu'elle devrait avoir ? Comme le remarque Michel Miaille : « Les expressions les plus banalisées et les plus quotidiennes peuvent être les plus difficiles. C'est le cas de la "démocratie sanitaire" qui fait partie, aujourd'hui, du vocabulaire le plus commun et, d'une certaine manière, le plus légitime »[107]. Mais le plus difficile, aussi, à cerner lexicalement et à interpréter sémantiquement, en termes de valeurs.

V. LES VALEURS « SANITAIRES » DANS LE DOMAINE DE LA SANTÉ

À y regarder de près, les valeurs de l'action sanitaire ont davantage de points communs avec les valeurs de l'action sociale que de différences entre elles. Ensemble elles assurent une forme d'harmonie dans la conception de la place, du rôle et du statut de la santé dans la société. Mais, cette quête permanente d'équilibres multiples et variés procède d'un paradoxe : quel que soit l'harmonie de fait des valeurs sanitaires et sociales dans les esprits et les régimes politiques qui visent à les promouvoir, on ne ressent sur le terrain ni cette proximité des actes, ni cet attachement en actes à une culture commune. Tout se passe comme si les « travailleurs sanitaires » et les « travailleurs sociaux », s'ignoraient, et même pis, se différenciaient par l'image et le salaire qui valorisent les techniques de *l'acte sanitaire* (isolable et codifiable) plus que celles de *l'acte social* (asservi à un contexte plus large et difficilement délimitable), alors qu'ils se croisent dans les mêmes établissements. Ce qui pousse à reconnaître que les uns et les autres n'ont pas la même conception du service médical, médico-social et social auprès de la personne humaine, ni la même culture de fond quand il s'agit de travailler ensemble.

Les travailleurs sanitaires, en règle générale exercent dans des « établissements de santé » bien connus (hôpitaux de la fonction publique hospitalière et cliniques privées de statut parapublic), ou dans des cabinets de statut libéral. L'expression de « travailleurs sanitaires » n'est pas consacrée et est hétérogène. Il existe des ordres nationaux chez les médecins, sage-femmes, pharmaciens, chirurgiens dentistes, infirmiers, kinésithérapeutes, orthophonistes, psychomotriciens, psychologues, etc., qui préservent leurs

---

[107] Michel Miaille : « La démocratie sanitaire », *Revue Générale de Droit Médical*, numéro spéciale, 2003 : pp 23-35.

valeurs professionnelles en maintenant des codes de déontologie. Les « travailleurs sociaux », et l'expression est consacrée à travers un flou unifiant. Ils ont en charge la *santé sociale*. Le terme est devenu courant mais, moins connu et moins valorisé, car reposant sur le secteur associatif à travers une mosaïque d'établissements plus ou moins spécialisés où il véhicule encore, dans les milieux qui ignorent réellement ce qu'il signifie, des sentiments dépréciatifs analogues à ceux que connaissent les infirmiers quand on leur accole l'étiquette dévalorisante de personnels « paramédicaux ». Terme générique, le « travail social » est de plus en plus important aujourd'hui et englobe celui des professionnels du service social proprement dit et de l'éducation spécialisée dans les hôpitaux, centres de santé, ESAT, crèches, EHPAD, Samu social, collèges, lycées, universités, entreprises, etc.). Toutes catégories de personnels médico-sociaux et sociaux solidement formés et d'autant plus motivés qu'ils sont sensibles aux valeurs profondes de la relation humaine qui est l'alpha et l'oméga des métiers qu'ils exercent et partagent plus ou moins avec les soignants attachés aux mêmes valeurs, mais qui restent sous l'influence d'un environnement spécifiquement médical.

Si bien qu'il se crée petit à petit des cultures professionnelles, qui « inventent » de nouvelles réalités qui accentuent les clivages entre la « culture sanitaire » et la « culture sociale », en construisant de nouvelles structures qui induisent de nouvelles valeurs. Valeurs auxquelles il est inconcevable de ne pas ajouter celles, tout aussi évolutives, des usagers en qualité de *personnes* pour le psychologue, *d'individus* pour le sociologue et de *citoyen* pour la *res publica*, sans lesquels il n'y aurait précisément ni valeurs, ni société.

V.1. Les valeurs des usagers

Tout individu sain et en bonne santé est un usager potentiel du système de santé. *L'usager* entretient des liens complexes, réels, virtuels, et symboliques avec les valeurs. Il est à la fois : a) une *personne* (sujet identifiable et identifiée, ayant des besoins à satisfaire, qui évoluent en fonction de la personnalité et des valeurs liées au développement de celle-ci) ; b) un *individu* (tout être humain vivant en société) ; et c) un *citoyen* (individu considéré du point de vue de ses droits politiques). L'usager, comme le professionnel, est au centre de ce triptyque. Ensemble et séparément, la personne, l'individu et le citoyen sont la clé de voûte des valeurs soumises aux oscillations des besoins individuels et des contraintes de la vie collective, en matière de santé comme dans tout autre domaine. Il en est ainsi, sinon de l'hétérogénéité des valeurs (fait établi), du moins de leur universalité (fait interprété) dans ce qu'elles ont d'absolu, relativement au statut de l'homme « tripolaire », en société.

1. En tant que *personnes*, les usagers ont dès le plus jeune âge des besoins de santé à satisfaire. D'inconscients et opaques à la naissance, ces besoins évoluent selon la condition physique, physiologique, psychologique et sociale de chacun. La théorie de Maslow, théorie de la motivation avec sa *pyramide de la hiérarchie des besoins*, est explicite, à ce carrefour des comportements de base en matière de santé : 1) dormir, se nourrir, boire, s'habiller (besoins physiologiques et physiques) ; 2) avoir une vie stable et savoir se protéger (besoins de sécurité) ; 3) réussir à s'intégrer dans un groupe et obtenir un statut social (besoins d'appartenance) ; 4) être reconnu, aimé et respecté par les autres (besoins d'estime) ; 5) se réaliser, s'épanouir, se développer (besoins d'accomplissement de soi). Mais ce n'est qu'une théorie destinée à éclairer un concept psychologique empirique, sans prise opérationnelle directe sur la complexité de l'organisation qui a la charge de trouver les équilibres entre besoins, demande et offre de santé en fonction des moyens de la société.

La conscience de ces besoins, au fur et à mesure qu'elle se développe à travers la réflexion (*épistémès*) et l'action (*pragmatiké*), induit des dispositions à épouser des valeurs personnelles, fruit de la confrontation au réel et de l'imaginaire capable de s'accrocher à des rites, à des mythes et d'y voir des symboles comme autant de croyances à ce qu'il est bon de manger, de faire, de réussir, d'aimer et de développer. Bref à ce qui a de la valeur en soi et pour soi, afin de vivre en bonne santé et profiter de la vie. Profiter de la vie, d'un point de vue sanitaire, c'est reculer le plus possible le moment de la maladie ou du handicap, facteurs de dépendance physique et sociale. C'est être le plus tard possible un « usager» régulier des services de santé, à commencer par le service hospitalier et ses urgences où l'on découvre parfois aujourd'hui le sentiment de perdre son identité. La liste serait longue à dresser les valeurs concernées, et les méthodes nombreuses et variées pour les classer.

Avec les usagers dans leurs rapports personnels, identitaires et moraux au sanitaire, on est dans la partie microsociale des valeurs de la santé, où la *psychologie médicale* domine en tant que discipline académique, mais reste très liée à la psychologie sociale et à la sociologie générale qui se prolonge dans des spécialités de psychosociologie et de sociologie de la santé.

En matière de psychologie médicale, on peut citer le XXIXe Colloque de Psychologie Médicale de Langue Française : « La santé a-t-elle un sens ? », qui s'est déroulé à Nantes les 24 et 25 octobre 1986. En toute logique, l'introduction au colloque a pour titre : « Le sens de la maladie ». On retrouve dans le texte du Pr Laxenaire la notion *d'invariant psychologique* : « S'il est une aspiration qui court à travers les siècles et les cultures, c'est bien celle de trouver un sens à la maladie »[108]. La maladie est absurde pour tous, développe-t-il, et difficilement supportée pour beaucoup. Elle entraîne l'angoisse, et « les

---

108 M. Laxenaire, Professeur de Psychologie Médicale et de Psychiatrie au CHU de Nancy : « Le sens de la maladie », *Revue Psychologie Médicale*, N° 7, volume 19, Paris, mai 1987.

hypothèses fusent dans tous les domaines », ce qui se traduit par une réponse essentiellement religieuse pour donner « un sens à la souffrance » (*ibid.*). La *prière*, la *compassion*, la *tolérance*, la *foi en Dieu*, sont des valeurs qui aident mais, face à la souffrance nous rendent prisonniers de systèmes de valeurs (valeurs-outils), voire de conflits de valeurs contradictoires et irréconciliables. Nous croyons que Dieu est tout-puissant et qu'il est bon, en même temps nous sommes confrontés à l'absurdité de la souffrance. Nous réagissons alors en affirmant que Dieu n'est ni tout-puissant ni bon, voire qu'il aime nous voir souffrir. La souffrance est un champ d'épines, alors que nous espérons vivre dans un champ de fleurs disent les poètes.

2. *En tant qu'individus,* les usagers cultivent leurs valeurs, du plus individuel au plus collectif, entre les sentiments et les émotions (*pathos*), la raison, le bon sens et de la justice (*logos*) confrontés aux désirs et à la volonté (*ethos*), en quête d'équilibres.

L'individualisme est la marque de notre époque contemporaine, et l'universalité de la transcendance morale est mise en question à mesure des avancées de la société industrielle, qui fluctue entre l'utilité de l'action individuelle et le dévouement au bonheur d'autrui. Depuis l'antiquité, en effet, la réflexion est alimentée par le cheminement des valeurs qui la guident, en imprégnant la société qui induit la pensée et oriente le sens des valeurs en retour. Pour Aristote, la vie est centrée sur la recherche du bien, des valeurs et de la vertu, qui visent à faire de l'homme une entité tendue vers la réalisation de soi. Une assomption au sens où les philosophies antiques sont nées du rapport de l'homme avec la nature, c'est-à-dire de l'homme poussé à la raison par une éthique de la vertu et de la sagesse pour survivre, atteindre le bonheur et être serein face à la mort (Épicure : « La mort n'est rien pour nous »). Aujourd'hui, l'homme n'est plus pensé comme un être de nature, mais tend de plus en plus à être considéré comme un être de droit. Et l'individualisme tend à vouloir être un collectivisme artificiel, mettant en péril les valeurs traditionnelles du travail et les régulations économiques et sociales que l'on en attend.

C'est ainsi que, dans le domaine de la santé, *l'usager* est désormais reconnu par la *Conférence Nationale de santé* comme « la personne en relation avec les professionnels du social et de la santé (prévention, soins hospitaliers ou de ville, en établissements ou services à domicile) »[109]. La loi Rist du 26 avril 2021, « visant à améliorer le système de santé par la confiance et la simplification » a fait évoluer la pensée politique et administrative des établissements de santé avec un volet spécifique dédié à « un projet de

---

[109] Charte de la personne dans son parcours personnalisé de santé et des professionnels l'accompagnant, dite « Charte du parcours de santé » CNS, décembre 2014.

gouvernance et de management participatif » dans l'esprit des États généraux de la santé de 1998, conçus pour « associer l'ensemble des Français à la consolidation et à l'adaptation de notre système de santé autour des principes qui le fondent »[110]. C'est dans ce contexte de *démocratie sanitaire* que sont mises en place dans les Établissements Publics de Santé (loi du 4 mars 2002), les *Commissions des usagers* (CDU), qui sont des « commissions de conciliation, afin d'assister et d'orienter les usagers présumés victimes d'un préjudice » (ancien article L. 1112-3 du Code de la Santé Publique). Ceci dans le respect de leurs droits, et en vue de faciliter leurs démarches afin qu'ils puissent exprimer leurs difficultés. En termes de valeurs, ces commissions sont des lieux où l'émotionnel interfère de façon partagée avec le médico-technique et le juridico-administratif, dans la plainte et l'apaisement des consciences partagées.

3. *En tant que citoyens*. Ainsi considéré au sein de la démocratie sanitaire du point de vue de ses droits politiques, l'usager s'il se sent pris en charge, considéré et respecté apprend néanmoins à savoir, que s'il a des droits, le poids de ses devoirs et obligations ne diminue pas pour autant. D'où un sentiment d'inconfort, d'incompréhension et d'insécurité qui bouleverse les valeurs de chacun. Valeurs personnelles et valeurs individuelles ont du mal à respirer ensemble entre le ressenti du besoin de soins et la limitation des réponses possibles à la demande. Et l'abstention face au devoir électoral, par exemple, n'arrange pas les choses du fait des déclarations individuelles qui prônent l'idéal démocratique, mais ne s'y attellent qu'avec parcimonie. Ce que signe le paradoxe de *la perte des valeurs* dont tout le monde parle, mais qui ont du mal à s'exprimer en actes : *valeurs civiles* (civilité, modestie, responsabilité, respect de la personne d'autrui, intérêt général, etc.) et *valeurs civiques* (citoyenneté, solidarité, savoir vivre collectif, ordre public, respect du bien d'autrui et des bonnes mœurs, etc.), qui sont des valeurs pragmatiques mais morales aussi, pour faire de simples individus une communauté où chaque *concitoyen* voit en l'autre personne un autre lui-même (dialectique du *Même* et de l'*Autre* entre le bon et l'obligatoire).

Partout, face à la maladie comme en santé, l'homme est contraint à devoir faire des choix et prendre des décisions pour agir au quotidien dans un monde qui se transforme (herméneutique du soi, *cf.* Paul Ricœur). La démocratie sanitaire en est affectée et il ne suffit plus de la proclamer pour rendre effective la reconnaissance des besoins et des droits des malades dans le système de santé. L'intention exprimée par les concepteurs de la loi du 4 mars 2002 de donner une effectivité juridique à la démocratie sanitaire est louable. Mais la

---

[110] Bernard Kouchner, Secrétaire d'État à la santé (communication relative à la préparation des États Généraux de la Santé, Conseil des ministres du 13 mai 1998).

question reste entière, et implique des valeurs individuelles et collectives à la fois : des valeurs en actes. Voire une éducation citoyenne à la santé.

V.2. Les valeurs des personnels de santé

Tout professionnel de la santé est réputé sain et en bonne santé tant qu'il n'est pas malade, et son savoir sur la maladie peut se résumer à ce qu'il a appris dans les livres et au contact des patients. Mais faire l'expérience de la souffrance, de la maladie, et de la mort, quand on est soi-même professionnel de la santé, transforme le regard que l'on porte sur la santé, la sienne et celle des autres, tout autant que la façon de voir le monde dans lequel on vit et de s'y comporter.

1. En tant que personnes, les soignants (au sens large) n'échappent pas à la douleur, qui est un point commun qui les rassemble. Mais les oppose aussi. « La douleur n'est pas une fatalité, refusons-la ! » proclamait dans *La Lettre de la SFAP* (N° 7, Janvier/Avril 1999) le Dr Michèle H. Salamagne, présidente honoraire de la Société Française d'Accompagnement et de soins Palliatifs. Il faut dire, qu'a la suite du « rapport Neuwirth » sur les *Soins Palliatifs* (Sénat 1998-1999) l'actualité parlementaire a rendu légitime ce défi aux lois de la nature : «**Toute personne atteinte d'une maladie mettant en jeu le pronostic vital a accès à des soins palliatifs et d'accompagnement. Ces soins visent à soulager la douleur physique et les autres symptômes et prennent en compte la souffrance psychologique, sociale et spirituelle de la personne**». Ce qui pose aux soignants la question de leur *autonomie* par rapport à la douleur en termes de *self* (l'autonomie : leur attitude personnelle face à la douleur, leur "own world") et de *non-self* (l'hétéronomie : le ressenti qu'ils ont face à la douleur des patients, l'univers qu'ils partagent avec eux). « Être sujet, c'est se mettre au centre de son propre monde, c'est occuper le site du "je" » : E. Morin, 1992, p. 88.

En novembre 2001, un colloque sur « la signification de la douleur dans les enseignements du bienheureux Josémaria Escriva » a été organisé par L'université du *Campus Bio-Médical de Rome.* Un étudiant en médecine s'est exprimé en disant qu'il avait appris à rendre visite aux malades en suivant l'exemple du bienheureux Josémaria : « Auparavant j'avais déjà fait quelque chose en ce sens mais, à la lumière des enseignements du fondateur de l'Opus Dei, ma manière d'envisager les relations avec les personnes qui souffrent a changé. Avant je faisais ces visites avec la conviction d'apporter de l'aide, comme si je pouvais résoudre par ce biais-là un problème social. Maintenant j'ai découvert que ce que je reçois, au contact de la douleur, représente bien davantage que ce que je peux donner. »

C'est là tout un univers de valeurs indissociablement personnelles et professionnelles, laïques et religieuses, qui s'ouvre au dialogue et à la connaissance. *Sympathie, empathie, compassion, dévouement, générosité, amour,* la liste traduit le *sentiment d'humanité*. L'exposé de ce cas rend compte de l'intrication des plans sanitaire et social au niveau de l'acte médical, comme c'est le cas pour tout geste soignant se voulant tel. On perçoit à travers ce témoignage une cohorte de valeurs humanistes à l'état virtuel, mais propres à se révéler dans l'acte de soins et ses enchaînements en situation.

2. En tant qu'*individus*, les personnels de santé sont représentés sous les traits génériques des médecins et des infirmiers (qui sont aussi des infirmières), et moins couramment par des sage-femmes (pour lesquelles on a du mal à prononcer sage-hommes, l'histoire des métiers ayant changé), et par des aides-soignants (tes), etc. De ce point de vue global et expansif des métiers, on est amené à distinguer sur le terrain le travail des « soignants » (y compris les autres catégories de personnels qui interviennent auprès des blessés et des malades) de celui des médecins, qui soignent eux aussi, mais dont la fonction est diagnostique et thérapeutique avant tout, pour aboutir à des *traitements* sur prescription d'ordonnance médicale, que les infirmiers n'ont pas compétence à rédiger. Cette situation a poussé la profession à bâtir ses propres critères de *diagnostic infirmier*, ainsi que ses protocoles de soins dans la prise en charge avancée du patient. Ce qui introduit une complication lexicale et sémantique supplémentaire entre professionnels de santé qui relèvent de la même mission sanitaire : *soigner, traiter, prendre soin*. Ce qui expliquerait que pendant les premiers confinements, ce sont les infirmiers(res), ceux(celles) qui sont constamment auprès du malade, qui appliquent les prescriptions médicales et qui veillent à la vie et au confort de la personne soignée, qui ont été applaudis(es), plus que la rue n'a salué le travail aussi risqué et engagé des médecins en général, des urgentistes en particulier et des autres personnels hospitaliers. Mais le symbolique et la spontanéité ont parfaitement joué, au-delà de toute discrimination. L'émotion populaire a tenu son rôle en rassemblant.

La santé est un concept *bio-psycho-anthropo-social*, comme l'analyse l'infirmière enseignante et anthropologue, Marie-Françoise Collière, dans ses nombreux travaux et ouvrages[111]. Son expérience aux États-Unis lui a appris que « la carence en soins, leur insuffisance, leur inadéquation, affecte de façon déterminante les capacités de vie » (1996, p. 384), et la valeur des soins infirmiers, *soins* à la personne, réside dans le fait qu'ils portent sur l'ensemble des capacités de vie : physiques, psycho-affectives, mentales et sociales. Les soins infirmiers sollicitent et maintiennent les capacités de vie. Mais, qu'ils soient médicaux ou paramédicaux, les soins en général, ont pour fonction essentielle commune de lutter contre *la maladie* qui altère les capacités de vie.

---

[111] Pour mémoire (*cf. supra*, Introduction) : *Promouvoir la vie. De la pratique des femmes soignantes aux soins infirmiers*. InterEdition, 1982 ; et : *Soigner le premier art de la vie*. InterEdition, 1996.

Et, si le médecin « traite », l'infirmier(ère) « soigne », au sens de prend soin. C'est ce qui la distingue.

Dans *Promouvoir la vie* (1982), M.F. Collière, insiste sur le fait que *soigner ne saurait être assimilé à traiter*. Les soins (*care*) et les traitements (*cure*) ne sont pas de même nature, et même s'ils reposent sur les mêmes valeurs humaines et techniques, ils ne participent pas de la même culture. La nuance est difficile à faire entre ce qui est de l'ordre des *soins* dispensés par des *soignants,* et ce qui est de l'ordre des *traitements* administrés par des médecins. Les uns et les autres soignent, mais cette réalité laisse à penser que seuls les traitements représentent l'action thérapeutique alors que l'action des soignants y participe tout autant Ce qui crée des sentiments ambivalents entre les médecins qui pensent que les infirmiers empiètent sur leurs prérogatives, et crée chez les soignants celui d'être des auxiliaires au service des médecins. Situation que ne règle pas pour autant la création du service infirmier autonome et donc indépendant de la hiérarchie médicale avec son propre statut hospitalier, son « rôle propre » et ses fonctions elles-mêmes hiérarchisées spécialisées avec ses titres et ses grades (cadre, cadre supérieur, cadre enseignant, directeur(trice) de soins infirmiers, etc.), tels que définis par le Code de la santé publique, Partie réglementaire (art. R1110-1 à R6441-1).

Pour M.F. Collière, *Soigner, prendre soin... reste le premier art de la vie*, comme elle s'attache à le démontrer dans son ouvrage sur les fondements culturels des soins et « leur apport irremplaçable au sein du groupe social » (1996). L'originalité de ses recherches qui contient la richesse de son expérience est que ses travaux fondés sur l'anthropologie, ont toujours eu les valeurs humaines en ligne de mire, quel que soit le haut niveau technique et élitiste des pratiques médicales.

3. En tant que *citoyens*, les personnels de santé sont confrontés à l'augmentation de la charge de travail inhérente à la prévalence des taux de morbidité et de mortalité associés des maladies chroniques, qui se sont compliquées ces dernières années des effets psychologiques et sociaux de la crise du Covid dans le climat général anxiogène des périodes actuelles. Cette situation structurelle et conjoncturelle, place les autorités politiques et administratives face au devoir de chercher à préserver la qualité de de la santé des populations en associant personnels et usagers à un projet sanitaire et social, comme sous-ensemble des projets participatifs et citoyens appliqués à la santé. « En peu d'années, la médecine, la bonne médecine, celle qui guérit est devenue chère, très chère », écrivait le Pr Jean Bernard[112] au début des années 1970. Et il en relevait les causes :

---

[112] Jean Bernard : *Grandeur et tentations de la médecine*. Buchet/Chastel, 1973, p. 187.

– *le prix des médicaments* est très coûteux ;

– *le coût des examens* ne cesse d'augmenter, car l'inspection, la palpation, la percussion et l'auscultation, qui faisaient les quatre temps de la démarche diagnostique traditionnelle sont dépassés et qu'il est nécessaire de recourir aux examens paramédicaux ;

– *les nouveaux hôpitaux* (« l'hôpital moderne ») sont devenus le centre de toute l'activité médicale d'un secteur et apportent aux malades hospitalisés l'aide la plus vigoureuse possible, conformément aux besoins qui « doivent gouverner la médecine du futur : haute qualité de l'équipement scientifique et technique, organisation administrative, économique, financière aussi rationnelle que possible [et] prise en haute considération des problèmes affectifs et du malheur causé par un long séjour à l'hôpital » (*ibid.,* p. 192).

De fait la médecine, en 1973, avait déjà changé pendant les trente dernières années plus que pendant les trente siècles précédents, concluait le célèbre hématologue et cancérologue, auteur d'ouvrages sur la bioéthique et la sagesse de la médecine. Que nous dirait-il aujourd'hui ? quand, globalement, c'est la santé tout entière qui a changé ces cinquante dernières années plus que durant toutes les périodes précédentes. La médecine neuve de son époque avait tout transformé décrit-il : « la forme même de la mort, les survivances, la personne humaine ou tout au moins la définition de cette personne. Elle renouvelle ainsi les concepts les plus traditionnels de la morale et de la religion. Elle est elle-même tout à la fois tentatrice, tentante, tentée. » Et il précise : « Elle tente les financiers. Elle subit la tentation administrative et politique. Elle éveille l'intérêt d'anciens amis, les humanistes, de nouveaux amis, parfois abusifs [...]. Elle doit, équilibrant ces tensions contradictoires, maintenir son unité et son objet qui est de concerner l'homme, un homme. » (*ibid.,* 4e de couv.).

Déjà, dans les années 1950, le Pr Henri Péquignot s'interrogeait sur la transformation des institutions sanitaires et sociales en mesurant le rôle qu'elles auront à tenir dans le futur, pour que « les nouvelles techniques épanouissent leurs bienfaits sur tous ». Dans son ouvrage *Médecine et Monde moderne*[113] , il consacre un chapitre entier à l'analyse des « perspectives inquiétantes » de la médecine (Chap. III, pp. 135-140), en introduisant sa réflexion par cette simple phrase : « L'organisation médicale de la société comporte des vices de fonctionnement » (p. 135). D'où son inquiétude d'homme et de médecin[114] : « ... donnera-t-on aux valeurs humaines *toutes* les garanties ? » (4e de couverture).

---

113 Les Éditions de Minuit (coll. L'Homme et la Machine), 1953, sous-titré : *L'écran des techniques entre le médecin et le malade.*

114 Auteur de nombreux ouvrages, Henri Péquignot est connu comme médecin « au service de l'humanisme ». Nommé titulaire de la chaire de

EN RÉSUMÉ : *Cet homme*, personne physique ou morale, qu'il soit individu, usager ou professionnel de la santé est aujourd'hui dans ce monde où la médecine développée à l'extrême est enracinée dans la société, *un citoyen* avant tout quand on parle des valeurs de la santé. Un citoyen appelé à participer aux nouvelles orientations de la médecine et de la société en saisissant les chances que les valeurs de la *démocratie sanitaire*, conjointement à celles de la *démocratie sociale,* peuvent apporter à cet objectif universel de faire de la santé le garant de la *qualité de vie espérée*, personnelle et professionnelle, en ne perdant pas de vue le poids du déterminisme entre les normes et les valeurs (*Fig. 5*). Ces valeurs, valeurs de la *solidarité*, de la *responsabilité*, de la *vérité*, du *courage, de la coopération, du respect* et de l'*engagement*, dépassent le cadre des établissements de santé. L'expérience de la pandémie, qui est une *syndémie*[115], ne perdure que depuis trop longtemps déjà, à travers les catastrophes sanitaires et sociales qui s'enchaînent et se banalisent dans le monde actuel, entre l'horreur et l'indifférence sur fond de crises permanentes, politiques, climatiques, alimentaires, énergétiques, etc.

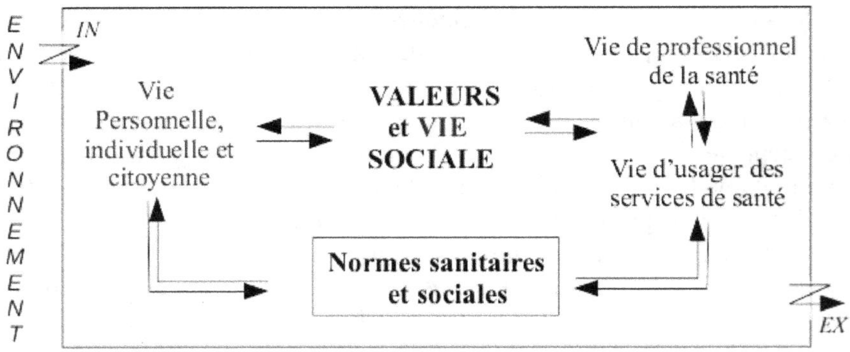

Fig. 5. *L'écosystème des valeurs de la santé*

Mais, dans cette situation où la dialectique entre l'individualisme, le technicisme et l'humanisme se précise comme l'enjeu majeur d'une médecine postmoderne poussée par le consumérisme, otage de l'économie, il semble

---

clinique médicale de l'Hôpital Cochin, en 1966, il a été membre du Conseil économique et social et expert auprès de l'OMS.

[115] « Covid-19 is not a pandemic », annonce Richard Horton, le rédacteur en chef de *The Lancet*, la prestigieuse revue internationale de médecine : *Covid* est une « syndémie ». Le préfixe « syn » de *syndémie*, indique l'idée de ce qui va *avec* : idée de la conjonction des éléments qui forment un *ensemble* qui, du biologique au social traverse toutes les disciplines médicales et implique toutes les institutions sanitaires, sociales, politiques et économiques de la société (*cf.* B. Stiegler, 2021 ; et P. Peyré : *La pandémie aux portes de la démocratie*, 2021).

que les valeurs en jeu dans le domaine de la santé ont atteint un seuil critique d'*anergie institutionnelle.* Et que l'on a de plus en plus tendance, en France, qu'il s'agisse de santé comme d'éducation, à tout mettre sur le dos de l'État... qui répond comme il peut dans un climat agité où les choses ne bougent pas comme on veut. Une forme bien à elle d'anesthésie sociale. Avec les déserts médicaux, le don du sang est, parmi d'autres critères qui traduisent l'évolution des conduites individuelles, un *indicateur*[116] objectif de l'état de cette valeur fondamentale de l'action sanitaire et sociale, qu'est *la solidarité* en tant qu'acte citoyen responsable. Après tant d'articles sur la désertification sanitaire, c'est à une double page « santé-société que Sud-Ouest nous invite », aujourd'hui encore, en cette veille de Noël 2022 : « Don du sang : les réserves sont au plus bas, il y a URGENCE » !

En effet, toutes les valeurs de la santé que l'on proclame et qui entrent en synergie lorsque les situations sont favorables, se parasitent les unes les autres dès lors que la conjoncture et la fatigue font vaciller le système sur ses bases. Et, au lieu de le conduire à l'équilibre et à la reconstruction ces valeurs s'affaissent sur elles-mêmes par manque de conviction, de courage et d'engagement de la part des acteurs. Alors, on vit les situations en déplorant et contemplant à la fois les valeurs en miettes du moment même le plus grave où c'est de *valeurs en actes* que la santé, ses structures, ses hommes, son organisation, ont réellement besoin.

Alors, il faut lire des livres comme celui d'Annie Denayrolles qui parle vrai : *Blanche traversée, Parcours dans le métier et la profession d'infirmière* (Seli Arslan, 20021) est une histoire de vie(s) qui montre la valeur de l'expérience infirmière à l'heure où les crises internes et externes pervertissent les vocations. Alors, avec elle et sa collègue Marie-Françoise Collière et bien d'autres aussi qui ont pris la plume pour promouvoir l'action sanitaire et sociale, on comprend que ce qui concerne le corps infirmier est commun à toutes les autres professions de santé. Mais on constate que le fossé des cultures se creuse au lieu de rassembler. Alors, il faut s'adapter et revitaliser la formation initiale et continue en interne pour redonner le goût aux études et au travail dans tous les domaines de la santé, en revalorisant les savoirs interdisciplinaires et les compétences interprofessionnelles indispensables à la vie communautaire, en interne pour les professionnels, tout en veillant aux apports de l'éducation à la santé pour tous en externe, dans la vie quotidienne en amont et en aval des institutions sanitaires et sociales elles-mêmes, grâce à

---

[116] On retrouve dans cette situation réelle la logique du cadre d'analyse des valeurs (*cf. supra*, Chap. I. III) avec ses *dimensions* (la solidarité dans toutes ses acceptions morales, sociales et culturelles), ses *composantes* (les actes citoyens comme droit et devoir à la fois), et ses *indicateurs* (l'individualisme dans ses attitudes, conduites et comportements).

une socialisation individuelle et à une acculturation citoyenne délibérément orientées en termes de santé publique.

C'est un fait probant, l'histoire nous l'a montré et le futur ne peut qu'y rester attaché, les valeurs de la santé – pour peu qu'on les respecte – sont des *valeurs d'assimilation*. Optimisées, elles font des acteurs actifs et engagés, plus que des individus et des citoyens simplement intégrés. Analyser des valeurs pour connaître a priori ses propres valeurs, c'est apprendre à se comprendre soi-même dans ses relations à autrui et à l'environnement dans lequel on vit. Oublier, peu ou prou, que nous sommes porteurs de ce type de valeurs, c'est tout simplement, oublier que le « chemin de la vie » (A. Machado) est bien plus important que le but même de la vie, puisque celui-ci est réglé d'avance.

CHAPITRE V

L'ACTION MÉDICO-SOCIALE ET SOCIALE, ET LEURS VALEURS

Si les valeurs de la santé réfèrent[117] à l'action sanitaire, elles s'inscrivent avec les mêmes principes fondamentaux dans l'action sociale, dont elles sont consubstantielles par les causes et effets liés à un même objet : la santé de l'homme, dont le projet est commun à tous les hommes, au-delà des cultures différentes, personnelles, professionnelles, individuelles, collectives, scientifiques, techniques, idéologiques, politiques, religieuses, etc. Ce qui se confirme par le fait que si le pôle sanitaire et le pôle social de la santé sont deux entités inséparables d'un même tout : la santé en société, elles donnent néanmoins à observer et à compter avec deux *sous-cultures* – le terme n'est pas péjoratif, mais signifiant – d'autant plus que lorsque la culture sanitaire se développe, la culture sociale se développe aussi. Ensemble, elles participent à l'enrichissement de la communauté des valeurs de la santé et du bien être de tous. Mais, là où le bât blesse, c'est quand il s'agit de définir clairement cette communauté de valeurs systémiques. Des valeurs qu'il convient de distinguer tout en les rattachant à des structures précises (sociales, sociétales, scientifiques, techniques, culturelles, politiques, économiques, etc.) et d'évaluer à l'aide d'indicateurs précis les rapports des unes aux autres, à leur niveau de spécificité d'une part, et au niveau global de la santé d'autre part. Car, si ces valeurs s'enrichissent de leurs complémentarités, elles courent le risque de se perdre ou de se dégrader au prix de dysfonctionnements au sein du système de santé. Leur hétérogénéité, leur multiplicité et leur variété, leurs dimensions mêmes, leurs composantes et leurs indicateurs combinables à l'infini rendent la tâche difficile et les concurrences féroces. Surtout lorsque l'on parle d'elles, davantage qu'on ne les applique. Un *observatoire des valeurs*, ne suffirait pas d'ailleurs à simplifier le problème, à ce carrefour de l'objectivité et de la subjectivité, de la morale et du droit où la santé, versant sanitaire comme versant social, si elle n'a pas de prix a néanmoins un coût, dont l'histoire a tracé les origines, mais ne nous dit pas vers quel futur elle nous dirige.

---

117 Au sens d'en appeler à une chose pour en évaluer une autre, il s'agit ici d'en appeler aux valeurs de la santé pour « évaluer » (estimer, comparer, se faire une opinion) le système de la santé, et plus particulièrement dans le présent chapitre d'en appeler aux valeurs de l'action sociale, pour « évaluer » le système commun.

C'est par ce canal des relations entre la santé et la société, que la *santé publique* a pris de l'importance, engageant par la même occasion les gouvernements dans des dépenses sans cesse croissantes, sanitaires et sociales. Ce qui n'a pas échappé à Bernard Lory qui occupe, dans ces années d'avènement de la Ve République, le poste de directeur général de la *Population et de l'action sociale* : « Dans toute société – écrit-il – il n'y a de développement humain que dans la mesure où l'activité économique et politique répond à des impératifs sociaux. C'est en ce sens que se pose aujourd'hui en termes nouveaux le problème fondamental de *la politique d'action sociale*. Face à l'actuelle mutation économique, technique, morale, les structures sociales se désagrègent. Les égoïsmes collectifs des catégories socio-professionnelles s'effondrent et tentent d'accaparer l'État »[118].

I. L'IMPORTANCE DES MOTS, PETIT LEXIQUE COMMENTÉ DE L'ACTION SOCIALE

Au sens psychologique et sociologique du terme, *l'action sociale* est la démarche (ensemble des pensées et des actes), qui émane du comportement des individus entre eux dans et par les groupes au sein des organisations. Elle est du domaine des relations humaines, du lien social, des compétences sociales, de la morale et de l'éthique confondues (*cf.* P. Peyré, 2020), dans leurs rapports aux structures de la vie en société. Elle traduit la réalité *behavioriste*[119]des comportements psychologiques observables. Mais ceux-ci ne sont pas à proprement parler des actes sociaux. Il faut attendre le changement de paradigme des années 50-60, pour interroger la *relation*

---

118 *La politique d'action sociale*. Sciences de l'homme, Paris, Privat, 1978, 4e de couv.

119 Le *behaviorisme* est la théorie qui explique les conduites humaines en fonction du *comportement observable* des individus et de l'environnement. Mais se limitant au comportement observable, ce courant scientifique s'enferme dans la « boîte noire » des concepts psychologiques se limitant à la boucle *stimulus-réponse-renforcement.* Relativement aux valeurs, cette boucle est importante à connaître car elle est à l'œuvre dans le processus systémique de leur fonctionnement (déclaratif et en actes) : comme dans tout apprentissage, l'effet positif d'une valeur, quelle qu'elle soit, entraîne des réponses qui renforcent les motivations et renforcent l'action ; et le contraire est aussi vrai, qui aide à comprendre les dynamiques en jeu dans la relation entre la *perte des valeurs* et la *dégradation des situations*, quelles qu'elles soient, sanitaires, sociales, politiques ou économiques (*cf.* P. Peyré, 2021). D'un point de vue épistémologique, il faut remonter aux années soixante avec la *Théorie générale des systèmes* de L. von Bertalanffy (*op. cit.)* pour donner à la science sociale un statut de « science des systèmes sociaux ».

sociale dans son environnement (avec le *mouvement cognitiviste* et le renouveau de la psychologie stimulé par les neurosciences et les théories de l'intelligence artificielle), et comprendre le *caractère intentionnel et finalisé des conduites humaines.* Celui-là même qu'orchestrent les valeurs sociales *de* et *dans* la société. *La* sociologie et la psychosociologie, se concentrant quant à elles sur l'étude des relations, actions et représentations mentales à partir desquelles les individus et les sociétés s'organisent, fonctionnent et évoluent ensemble. Les valeurs, même si elles ne sont que sous-entendues et passées sous silence, sont à l'épicentre de toutes ces approches.

Au sens strict, *l'action sociale* englobe l'apport des différentes disciplines et *théories de l'action*, mais elle est consacrée dans les faits par les actions politiques et administratives engagées au sein de la société par une collectivité publique (commune, département, État, caisses de Sécurité sociale, etc.) afin d'améliorer la vie des citoyens en fonction des droits et aides spécifiques, appelés à répondre aux besoins nécessités par leur état de santé et leur situation sociale. Ainsi conçue et organisée, *l'action sociale* est partie intégrante du système de santé, la *santé-institution.* Elle fonctionne au gré des oscillations entre l'ordre ou le désordre de *la chose instituée* et du pouvoir de réaction citoyenne de *l'instituant*, quand les choses vont mal.

Trois concepts clés sont importants pour avancer dans ce labyrinthe où les valeurs ont pour nature d'être médiatrices dans ce lieu de la société qui est l'espace du compromis entre la *politique d'action sociale*, *l'administration de l'action sociale*, et le *travail social* proprement dit.

I.1. La politique d'action sociale

La politique d'action sociale, complexe à définir, est encore plus difficile à construire et à gouverner. Elle part des valeurs qui la qualifient, se développe sous la forme de projets et aboutit à des actes plus ou moins conformes aux valeurs déclarées en termes de finalités, de buts et d'objectifs. Autrement dit, les valeurs sont déterminantes de la chose politique en général, et de l'action sociale en particulier où, en France, elles s'inscrivent dans des conceptions humanistes, participatives et démocratiques. Ainsi vue sous l'angle du politique, *l'action sociale* est le fait local et la résultante globale de la mise en œuvre de valeurs générales et spécifiques. Pour respecter ses finalités, atteindre ses buts et réaliser ses objectifs, l'action sociale implique des hommes et des structures, des décisions, de l'organisation et des actes.

Avec les valeurs, de l'acte individuel à l'action collective, du micro-sociale au macrosocial, le *processus de décision*, s'il est psychologique à l'origine, n'est pas moins politique à l'autre bout du processus car il *engage* tout à la fois des personnes, des individus et des citoyens (*cf. supra,* Chap. III, Résumé), tous liés par des promesses qui doivent être exécutées en fonction de conventions à établir et respecter. Premier acte d'une chaîne de processus en boucles et en réseaux maillés donnant sens au politique, le processus de décision est de l'ordre de la *praxis* et des valeurs transformatrices internes et externes à la personne, qu'elle opère entre la décision et l'action. Si bien que l'on peut considérer avec Dominique Desjeux, quand il analyse la décision à l'échelle micro-sociale dans le champ social (« la décision apparaît moins comme un moment que comme un flux de tensions, d'alliances, de négociation et de rhétorique »[120]), que le processus de décision s'applique de façon continue, discontinue, floue et aléatoire aux jeux et enjeux des valeurs dans le champ social, du plus individuel au plus politique.

Cette complexité tient aussi au fait que la politique étant déjà une action sociale en soi, elle se complique étrangement lorsqu'elle se concentre sur l'action sociale proprement dite et qu'elle y plonge son *méta regard* au sens administratif du terme, car cela revient à concilier deux actions inséparables, l'action politique d'une part et l'action sociale d'autre part ; deux actions jumelles par les valeurs et la consubstantialité des missions, mais soumises toutes deux au même pouvoir de l'économie, contraint de partager les ressources de l'État avec les autres fonctions régaliennes (sécurité, diplomatie, droit, justice, finances) dont il a la charge souveraine), et dont il partage aussi la responsabilité avec les prérogatives accordées aux territoires (santé : action sanitaire et action sociale, éducation).

Selon la définition qu'en donne B. Lory, « l'action sociale est une fonction collective dont l'objectif est l'amélioration de la qualité de la vie sociale. A ce titre, elle prend place parmi les autres fonctions collectives, telles que la santé publique ou l'éducation nationale. Cette définition générale ne prend tout son sens qu'à partir d'une analyse de la notion de champ social. » (*op. cit.*, p. 13). Partant ainsi du terrain, il constate que la société contemporaine « et plus particulièrement la société française comporte un certain nombre de situations individuelles et collectives maléfiques » (*ibid.).* Aussi, insiste-t-il sur le fait que si *la politique d'action sociale* « vise à la réparation des maux ainsi créés [...] elle ne saurait s'en contenter », car n'ayant « qu'une finalité correctrice ou compensatoire, elle conforte le système social existant et en perpétue les vices en en atténuant les inconvénients. » (*ibid.).*

Le champ de l'action sociale est bien le champ de toutes les valeurs qui traversent le champ social, s'y percutent et s'y répercutent, faisant de la politique d'action sociale le fruit logique et incontournable d'une politique générale, à l'échelle des territoires, d'un pays ou d'une nation.

I.2. L'administration de l'action sociale

La gestion de l'action sociale, avant d'être administrative est éminemment politique. Pour des raisons sociales, elle est exposée, comme Alain Touraine

---

120 *Les sciences sociales*, Paris, PUF, 2004, p. 27.

le signalait en 1975[121], au fait que les conduites de marginalité ou de déviance qui se recouvrent tendent à augmenter dans la société, à la dégrader et à la pousser vers *l'anomie* (désorganisation, perte des valeurs). Et, pour des raisons de culture et d'organisation, elle n'en sort pas de sa complexité dialogique, récursive et hologrammique constitutive des rapports qu'elle entretient au premier chef avec la santé et l'éducation. Quand l'une s'effrite, les deux autres sont atteintes, et quand l'une s'améliore les harmonies se propagent et se consolident mutuellement. Outre la question des coordinations entre pouvoir central et autorités déconcentrées et décentralisées de l'État pour atteindre cet objectif idéal de stabilisation et d'amélioration du tout social, outre les dialectiques de la rencontre du public et du privé auxquelles s'ajoutent la recherche permanente des équilibres au sein des structures économiques et financières, l'action sociale nécessite une administration aux compétences multiples pour assurer la cohérence politique des projets et choix institués, techniques et stratégiques, qui reposent sur des valeurs individuelles et collectives partageables, mais pas toujours partagées. Des valeurs d'expression démocratique en France, dont l'absence ou les défaillances mettraient en cause la finalité même du service public, parapublic et associatif d'action sociale.

Administrer l'action sociale au sein des relations organisées et réglementées entre les échelons centralisés de l'État et ceux décentralisés et déconcentrés des collectivités territoriales (région, département, commune), consiste à gérer l'ensemble des activités sanitaires, médico-sociales et sociales devant répondre aux besoins des individus et de la société, pour protéger et améliorer la santé publique en luttant contre la précarité et l'exclusion sociale.

Les valeurs de l'action sociale sont ainsi les principes pragmatiques moraux et sociétaux, qui donnent sens à l'action sociale, et sur les synergies desquels la société se base pour prendre ses décisions stratégiques, politiques et administratives. Mais l'administration de cette politique de santé est prise en étau entre l'action sanitaire et l'action sociale, car de nouveaux problèmes apparaissent régulièrement, qui ne sont ni résolus, ni parfois même étudiés en médecine comme en sciences sociales, juridiques, économiques et de gestion, ou n'ont été que mal posés dans les relations, individuelles et collectives, que la santé pose à la société.

---

121 « Plus un appareil général de gestion tend à s'imposer à l'ensemble de la société et plus les forces d'opposition apparaissent comme des minorités », et « plus la gestion des systèmes technico-sociaux prend d'importance, plus l'intégration sociale devient un instrument essentiel du pouvoir. » : Revue *Sociologie du travail*, Ed. du Seuil, Janvier-Mars 1975, p. 10.

I.3. Le travail social

Pour accomplir cette mission d'action sociale, il n'est de véritable moyen que le travail social et les ressources humaines pour la réaliser. De façon lyrique, on pourrait dire que les valeurs sociales et humaines sont le souffle de vie de l'action sociale ; d'un point de vue axiologique, il faut convenir que le travail social prend tout son sens dans la mission complexe, symbolique et idéologique qui lui incombe ; et d'un point de vue pragmatique, ne pas oublier que les effets de cet élan d'« hommes au service des hommes », se retrouvent valorisés par les résultats des actions réalisées, plus que par le profit matériel. Cette dernière valeur, cet élan créateur, est à la fois la noblesse du travail social… et la cause du malaise des travailleurs sociaux, qui est « la conséquence des ambiguïtés de la politique d'action sociale dont les finalités sont soit clairement définies mais méconnues, soit incohérentes et contradictoires. » (B. Lory, 1975, p. 204).

Pourquoi le corps des infirmières a-t-il été applaudi lors des premiers confinements de la crise du Covid alors que les « travailleurs sociaux », qui ont connu les mêmes détresses et surcharges de travail, sont restés dans l'ombre à égalité de courage et de dévouement ?

II. LES VALEURS DE LA SOCIÉTÉ AU CENTRE DES JEUX ET ENJEUX DE l'ACTION SOCIALE

La société humaine, c'est le nombre et l'harmonie. *L'action sociale*, à cette échelle des buts et des moyens pour faire que la première s'accorde avec la seconde, est l'art de composer avec les valeurs de l'une (la société) et les cultures de l'autre (l'action sociale) réunies.

II.1. Le contexte socio-historique des valeurs sociales

Il ne suffit pas de proclamer que des valeurs sont humaines pour qu'elles soient sociales. L'histoire ne fait que le prouver au fil des siècles, même s'il est devenu banal d'associer dans une pensée globale *la liberté, la paix, la justice, l'équité, l'égalité, la solidarité, le respect, la tolérance, la responsabilité, l'honnêteté, la loyauté, l'amour*, etc. Et l'expérience le rappelle au quotidien : il n'y a pas qu'un pas des unes et aux autres de ces valeurs, au moment où on en a le plus besoin et où il s'agit de les choisir, de les combiner et de décider, pour le bonheur et l'efficacité que l'on attend d'elles. Mais le jeu en vaut la chandelle, car les valeurs sont toujours porteuses d'espoirs et d'harmonie. Et il n'en faut pas quarante pour satisfaire ces buts. Des buts, qui de la culture sanitaire à la culture sociale, sont exactement les mêmes en termes de valeurs. Hélas, il y a partout des marchands de valeurs qui profitent de la complexité du monde et de la relativité des choses de la santé pour jouer sur l'échiquier des valeurs.

1. Aux origines de la notion d'action sociale

L'action sociale concerne tous les domaines de la société où des activités individuelles et collectives interviennent ensemble dans le champ social. En tant qu'institution, elle relève d'un champ particulier, la sphère sociale du politique au sein de laquelle la santé exerce une fonction transversale, fondamentale et inaliénable.

– **D'un point de vue général**, l'action sociale a ses origines au cours de la période révolutionnaire, et baigne encore dans une attitude que décrit le livre de Louis Chevallier : *Classes laborieuses, classes dangereuses*[122]. Comme l'analyse B. Lory (1975, pp. 83-92), cette période présente deux aspects différents et complémentaires : « l'action collective est contrôlée tandis que l'action sociale est orientée vers la défense de l'ordre social ». L'action sociale est « répressive », mais aboutit à la loi du 19 mars 1793 proclamant : 1) le droit du pauvre à être satisfait, 2) l'obligation de l'État de fournir assistance au pauvre, 3) le principe de l'unité du système des secours publics (la santé est ici sous-entendue plus que considérée sous l'angle sanitaire).

Faisant suite à l'usure des principes révolutionnaires, l'évolution idéologique et les transformations politiques conduisent l'action sociale vers une forme de pa*ternalisme privé et public*, d'où vont émerger les premiers principes d'assistance issus des travaux révolutionnaires, et d'un « solidarisme » (Léon Bourgeois) qui exprime l'idée que les membres de la société étant interdépendants, ils ont un *devoir de solidarité* les uns envers les autres. Mais, le paternalisme étant en soi une atteinte au principe de l'individualisme, ses conséquences sont jugées inadmissibles, et contraires au progrès économique. Les choses se précipitent alors, avec la grande crise économique et sociale de 1929-1930 où le chômage avec la réalité et les idées qu'il répand, développe la notion de « prévoyance collective », qui est en fait « une institution fort ancienne et quasi permanente de l'action sociale » (B. Lory, *ibid.*, p. 104), entre deux formes avérées : la *prévoyance facultative* et la *prévoyance obligatoire*. Notion capitale et chargée de sens et de valeurs, cette notion est à l'origine du Plan français de Sécurité sociale visant la protection de tous les Français contre les risques sociaux, notamment : les *accidents du travail* (1898-1938), la *protection de la famille* (1932), la *couverture des risques santé et vieillesse* (assurances sociales, 1958-1930).

Ainsi, progressivement, les réformes qui se succèdent conduisent à la nécessité d'une « planification sociale » rigoureuse dont nous connaissons aujourd'hui les développements, notamment à travers le fonctionnement et le financement des institutions sanitaires et sociales qui se résumerait, en faisant bref et schématique, à trois niveaux d'intervention :

---

122 *Classes laborieuses, classes dangereuses.* Coll. Civilisations et mentalités, Ed. Plon, 1969.

- *L'action thérapeutique*, qui tend à guérir (niveau des sciences médicales) ;

- *L'action préventive*, qui a pour but de prévenir, dépister et éviter l'aggravation du mal (niveau des transversalités scientifiques et techniques, qui est, sur le terrain, celui de l'intervention des professionnels de la santé et des travailleurs sociaux) ;

- *L'action promotionnelle* qui n'est autre que celui, porteur de tous les espoirs, de l'amélioration de la condition humaine (celui-là même que B. Lory montre du doigt : « Il devrait être [ce niveau] l'élément privilégié d'une véritable politique d'action sociale » (p. 114).

– **Dans ses rapports avec la santé**, l'action sociale présente la spécificité que la santé est un sujet capital, à la fois individuel : l'état de santé d'un individu, et collectif : l'état de santé d'une population. Deux états interdépendants par nature, mais tout aussi sensibles aux variations de la culture et du partage des valeurs dont les enjeux ont toujours fait l'Histoire. À commencer, dans celle des sociétés modernes marquées par *le progrès*, le commerce et l'industrialisation, par les lois de l'économie qui, dans le champ social, est, comme l'observe B. Lory (1975, pp. 21-23), une valeur universelle « dominante dont le social n'est que le résidu ou le correctif ». Situation qu'il analyse en développant la thèse d'Adam Smith (le progrès économique conditionne et détermine le progrès social), et en interrogeant l'apport de Karl Marx (le facteur économique n'est pas un facteur neutre[123]). Il faut donc interpréter les rôles et la place de l'économie, l'apprécier, la comprendre et l'évaluer dans son contexte et son environnement, du fait que « l'activité économique n'est pas une activité isolée [mais insérée] dans une réalité sociale, dans une vie collective où les notions de domination, de pouvoir, de puissance, considérées à la fois sous leurs aspects politiques et idéologique, ne sont pas absolues. » (*ibid.*, pp. 21-22). Ainsi, retiendra-t-on ave B. Lory :

– qu'il existe un lien entre l'économique et le social ;

– que le lien de subordination établi par A. Smith n'est peut-être que l'expression d'une situation historique et non point d'une nécessité ou d'une fatalité ;

---

123 Dans une lettre de Marx à Annenkov, en 1846, on retrouve cette notion d'interdépendance du facteur économique face aux autres facteurs en situation : « L'histoire sociale des hommes n'est jamais que l'histoire de leur développement individuel ». Les voies qu'emprunte l'homme pour rester libre en société, dès lors qu'il est soumis aux lois de l'altérité irréductible au support neurophysiologique du psychisme individuel transcende, selon le principe du *Manifeste*, la morale et l'éthique : « Le libre développement de chacun est la condition du libre développement de tous.»

– que la réaction contre une telle nécessité ou fatalité est d'en montrer l'inanité, en essayant de la dépasser « par une organisation rationnelle de la vie sociale et collective ».

Cette perspective d'une prise de conscience locale et mondiale de la nécessité d'organiser et de rationaliser l'action sociale va prendre forme avec la création de l'Organisation mondiale de la santé (OMS), qui est une agence spécialisée de l'Organisation des Nations unies pour la santé publique créée en 1948, et qui dépend directement du Conseil économique et social des Nations unies. De fait, la définition que donne l'OMS : **« un état de complet bien-être physique, mental et social ...»**, est large et plutôt utopiste, mais elle représente *un idéal* auquel chaque homme espère pouvoir prétendre le plus longtemps possible. D'autant plus que le droit à la santé pour tous est garanti par l'État, du fait qu'il figure dans la Déclaration des droits de l'homme et dans le préambule de la Constitution française : « **La Nation garantit à tous la protection de la santé, la sécurité matérielle, le repos et les loisirs** ».

Fondée sur des valeurs sociales inspirées par la médecine, poussée par les progrès des sciences et des techniques étendus à la connaissance et à la conscience collective, cette appréhension globale de la santé se développe depuis la seconde moitié du XIXe siècle. Elle dépasse le modèle dit médical, qui se définissait uniquement en opposition à la maladie, c'est-à-dire un problème organique, diagnostiqué et traité par les seuls médecins. La santé, selon le bel aphorisme employé par le chirurgien René Leriche dans les années 1930, se comprenait alors comme « *la vie dans le silence des organes* ». Une belle sentence, qui reprend les idées de Descartes et de Diderot, sur la question de ce silence (*cf. supra*, chap. III, III.2). Mais la tradition médicale humaniste n'a pas tardé à réagir en prenant conscience de l'enracinement des valeurs fondamentales de la santé dans le champ social, en termes de relations entre *l'exercice de la médecine* et *l'intervention d'une action sociale* à bâtir au sein d'une société moderne, tendant de plus en plus à faire entendre ses propres organes, suivant la raison du progrès et la nécessité du respect des valeurs humaines dans la logique des conditions réelles de toute vie sociale. À commencer par la nécessité de repenser la solidarité, comme l'indique le sociologue François Dubet[124] qui observe qu'aujourd'hui les inégalités se multiplient, s'individualisent et nous séparent plus qu'elles nous rassemblent, au point de se poser la question de savoir si elles ne sont pas en train de devenir incontrôlables.

2. De la notion de santé au concept d'action sociale

Selon sa Constitution, l'OMS établit qu'il fait partie des droits fondamentaux de tout être humain de pouvoir jouir de « **la possession du meilleur état de**

---

124 F. Dubet : *Tous inégaux, tous singuliers. Repenser la solidarité.* Seuil, 2022.

santé qu'il est capable d'atteindre ». Ainsi, le droit à la santé se précise comme « l'accès, en temps utile, à des soins de santé acceptables, d'une qualité satisfaisante et d'un coût abordable». Mais, plus de 100 millions de personnes dans le monde passent chaque année sous le seuil de pauvreté en raison de leurs dépenses de santé. Les groupes vulnérables et marginaux ont de plus en plus de mal à supporter les coûts élevés pour subvenir à leurs besoins de santé. C'est ainsi qu'est née la *couverture sanitaire universelle* en tant que moyen d'action sociale fondée sur les valeurs de l'*égalité* et de la *solidarité* pour promouvoir le droit à la santé pour tous. Valeurs auxquelles s'ajoutent celle des *libertés*, qui confèrent à l'être humain le droit de contrôler sa propre santé et son propre corps (droits sexuels et génésiques), ainsi que le droit à l'*intégrité* (droit de ne pas être soumis à la torture et de ne pas être astreint sans son consentement à un traitement ou une expérience médicale) et d'autres droits porteurs de valeurs, encore.

Le « droit de jouir du meilleur état de santé possible » implique que soient réunis un ensemble de critères sociaux et de ressources favorables à l'état de santé de tous, c'est-à-dire de moyens fonctionnellement gérables et politiquement gouvernables en termes d'action sociale, à commencer par la disponibilité des établissements et services de santé, sans oublier que la réalisation du droit à la santé est étroitement liée à la réalisation des autres droits de l'homme, notamment le droit à l'alimentation, au logement, au travail, à l'éducation, à la non-discrimination, à l'accès à l'information et à la participation, etc.

La participation signifie que les parties prenantes nationales et internationales, et les acteurs non étatiques tels que les organisations non gouvernementales, contribuent de manière significative à toutes les phases de la programmation : évaluation, analyse, planification, mise en œuvre, suivi et évaluation de l'action économique et sociale. Ainsi, l'action sociale prend globalement et localement forme à travers un réseau d'actions engagées par des collectivités publiques (commune, département, État, caisses de Sécurité sociale), en vue d'optimiser la vie des individus relativement à leurs besoins et à leurs droits en les régulant avec ceux de la société.

III. L'ORGANISATION DE L'ACTION SOCIALE

La régulation économique du système de santé français implique des politiques qui cherchent à respecter les équilibres des actions sanitaires et sociales entre le *réalisme macroéconomique*, *l'efficience microéconomique* et *l'équité sociale*. Du nord au sud et de l'orient à l'occident des systèmes de valeurs, ces régulations reposent sur des principes rationnels d'un point de vue opérationnel, moraux et politiques d'un point de vue philosophique et idéologique et compétents et coordonnés d'un point de vue organisationnel. Elles nécessitent de faire des choix stratégiques difficiles en termes de *finalités*, de *buts* et d'*objectifs* méthodiques et précis[125].

III.1. Les structures de l'action sociale

Celles-ci sont liées aux finalités de la santé dans ce qu'elle a de global et de local à la fois :

– *mission technique* inhérente aux contraintes sanitaires, sociales et environnementales de la santé, coordonnée au niveau des ARS (représentation des services déconcentrés du Ministère de la Santé dans les instances régionales et départementales):

– *mission de gestion des données* sanitaires et sociales recueillies au niveau départemental et remontant au niveau régional ;

– *mission de coordination* visant à assurer la cohérence des actions ;

– *mission d'appui* à l'échelon central visant à faire évoluer la réglementation et à transmettre des données validées aux services centraux ;

– *mission de formation* d'une part en liaison et en appui avec la Cellule régionale de formation continue (CEREFOC) et l'Université.

– *mission de coopération internationale* avec l'OMS.

Structurellement et opérationnellement, la maxime de Henri Ford reste d'actualité : « S'unir est un début, être ensemble un progrès, travailler en équipe un succès. » Le tout est de donner sens et d'agir en direction du succès espéré… qui n'est pas nécessairement le même pour tout le monde. L'histoire récente de la pandémie, avec ses crises individuelles et collectives, ses luttes pour le pouvoir, conflits d'intérêts et donc de valeurs, ne l'ont que trop démontré en faisant peser sur la démocratie sanitaire et la démocratie sociale tout le poids des menaces encourues, à ce carrefour où l'homme se retrouve face à lui-même entre les lois de la nature et les pressions de la culture.

III.2. Les objectifs de l'action sociale

Différentiées et complémentarisées à la fois les structures de l'action sociale sont, de l'État aux collectivités locales, historiquement liées à celles de l'action sanitaire. Les services de santé, s'inscrivent en effet dans une relation structurelle et conjoncturelle entre l'homme et son environnement. En termes de relations de continuité entre les finalités, les buts et les objectifs de l'action

---

[125] Toute valeur est l'expression d'un choix déclaratif formel ou informel. La « déclaration de choix du médecin traitant », par exemple, est fondée sur des valeurs implicites qui font l'ojet d'un formulaire contractuel obligatoire (*Cerfa* N° 12485*03) dont les *objectifs* pratiques sont dûment détaillés (*Cerfa* N°51041=03) en termes de « conseils » (qui sont des *finalités générales*) et de procédure (qui réfère à des *buts intermédiaires*).

sociale (au sens large), on peut décliner les missions qui précèdent en s'en tenant, pour simplifier, à la mission de santé publique de l'État au niveau de la Région. Sur la base des priorités régionales, la programmation des actions de santé a pour objet :

– de permettre de développer la coordination des différents partenaires, et de compléter les schémas régionaux d'organisation des soins ;

– d'orienter les interventions vers une prise en charge globale des personnes en intégrant, au plus près des besoins, la prévention et l'éducation pour la santé ;

– d'assurer la continuité des consultations et des soins entre la ville et l'hôpital en maillant les territoires entre réseaux de soins et services médico-sociaux coordonnés, selon des filières dédiées aux différentes actions ;

– de permettre aux professionnels de santé d'agir comme révélateurs des potentialités des individus, et soutiens à eux-mêmes comme aux groupes sociaux et aux familles pour maintenir ou retrouver le meilleur état de santé possible.

Ces différentes fonctions s'organisant sur le territoire (mais on sait que « la carte n'est pas le territoire »[126]), et la liste des objectifs qu'elles poursuivent de nature à s'allonger en proportion de la croissance des besoins et de la demande. On citera, en guise d'aperçu des différentes classifications, celle de Bernard Lory à l'aube des années 1950, et celle de Vincent-Pierre Comitia actualisée en 1997.

Avec B. Lory abordant la notion *d'action sociale globale* définie par Christiane Vergès[127] : « Le concept d'action globale doit être fondé sur le respect d'un principe naturel d'unité de vie et la reconnaissance de possibilité d'évolution et de libre détermination de la personne », on retrouve l'importance de « considérer la personne dans son tout, biologique, psychologique, affectifs, ces différentes composantes devant permettre un équilibre, d'ailleurs toujours remis en question, parce que perpétuellement modifié à la faveur de l'évolution » (B. Lory, 1975, p. 131). Ce qui confirme la valeur pragmatique de la politique promotionnelle de l'action sociale. Promotion globale, qui se traduit par la « recherche d'une cohérence

---

[126] La maxime est attribuée au créateur de la sémantique générale, Alfred Korzybski, pour signifier que *la carte* correspond à la représentation que l'on se fait du monde, et *le territoire* à celle du monde tel qu'il est réellement. Sentence que l'on pourrait paraphraser en disant que *les valeurs sur la carte* représentent le monde tel qu'on l'idéalise (valeurs déclaratives), et que *les valeurs sur le territoire* (valeurs en actes), sont celles du monde tel qu'il est.

[127] « L'action sociale globale », in *Revue française de service social*, n° 95, 3e trimestre, 1972, pp. 4-12.

géographique dans l'action » (*ibid.*, p. 132). Mais cette recherche de cohérence fixée dans le Ve Plan n'a pas réellement pu aboutir alors que, sous l'égide de l'ONU, la politique d'action sociale se précisait vers des orientations générales plus spécifiques, comme *la famille, la protection de l'enfance et de l'adolescence en danger*, *l'enfance inadaptée*, etc. De même, mal connue jusque là, *la politique de la vieillesse* a commencé à développer des mesures et équipements à adapter pour le futur. Le tout, amenant à la conscience le rôle politique déterminant de l'action sociale indispensable en faveur l'ensemble des « personnes handicapées », celles que l'on dit pudiquement aujourd'hui « en situation de handicap », quand il s'agit non seulement de les nommer mais surtout de traiter des données du problème, de décider des ressources à allouer à la situation, et de traiter de leurs conditions de vie, de la réadaptation à l'insertion sociale et professionnelle.

III.3. La démocratie sociale

Devant la complexité globale et générale de la masse des problèmes que *la politique d'action sociale* draine vers la politique générale, l'évidence d'un sens à l'action et d'une cohérence du fonctionnement de cette action, relève d'une conscience et d'une participation individuelle et collective des citoyens, qui s'incarne au premier chef dans *la démocratie sociale*.

Au-delà de toute artificialisation de la séparation du sanitaire et du social, *« la démocratie sociale* est directement en prise avec la démocratie sanitaire qu'elle soutient, et les démocraties politique et économique avec lesquelles elle entretient des liens récursifs de déterminant à déterminé. Avec l'engagement social de tous en général (l'œuvre collective), et celui des agents hospitaliers, des travailleurs sociaux et médico-sociaux en particulier (la mission professionnelle, liée à l'action sanitaire), la démocratie sociale, est la condition *sine qua non* de la juste expression des valeurs de la république ». Moment et le lieu à la fois des transactions entre les acteurs et le système en matière de santé, la démocratie sociale est le centre de gravité de la vie publique, pour ne pas dire de l'humaine condition.

La démocratie de la santé, montre le sens de l'action à poursuivre et des transformations à entreprendre pour continuer à adapter les politiques de santé au changement. Elle se construit en fonction de la vision que la société retient de sa propre santé et de l'orientation des compétences et des motivations individuelles autour d'un projet collectif, non seulement sanitaire et social, mais *projet de société* avant tout. Hélas, si l'on en croit Éric Weil, « le terme de démocratie est d'un emploi tellement difficile qu'il vaudrait mieux y renoncer »[128] ! Comment donc ne pas se décourager, même avec le soutien des valeurs qui ont pour rôle de valoriser la croyance en un destin meilleur pour l'homme et la société, surtout quand on vit dans un monde écartelé entre les

---

128 *Philosophie politique*. Vrin, 1956, p. 172.

problèmes manifestes du quotidien et les questions latentes des idéologies en alerte.

Être démocrate, c'est savoir se fondre dans une *praxis*. La praxis est action et non pas contemplation, et encore moins déclaration de promesses pas toujours tenues. La *praxis* est ce qui est relatif et ordonné à une fin. Elle marque l'activité (physiologique et psychique) en vue d'un résultat. Terme philosophique, *la praxis* désigne l'activité morale de transformation du sujet agissant. Théorisée notamment par Aristote dans *l'Éthique à Nicomaque* et la *Métaphysique*, la praxis désigne la pratique, c'est-à-dire les activités qui ne sont pas seulement contemplatives ou théoriques, mais qui *transforment* le sujet dans et par son environnement. Avec Louis Legrand, élève de Paul Ricœur, on précisera que le terme de *praxis* est repris par les marxistes pour désigner « l'activité de transformation des conditions socio-économiques » par lesquelles l'homme transforme la nature et le monde, ce qui l'engage dans la structure sociale que déterminent les rapports de production à un stade donné de l'histoire.

IV. LA CULTURE DE L'ACTION MÉDICO-SOCIALE

Pour le philosophe, la culture s'oppose à la nature, elle désigne ce qu'un être ou une chose développe avec une aide extérieure, volontaire ou imposée. Pour le sociologue, elle désigne les pratiques matérielles et spirituelles qui se répandent dans la société au gré des usages et des coutumes. D'une manière générale, la notion de culture sert à désigner l'ensemble des activités, des croyances et des pratiques communes à une société ou à un groupe social particulier.

IV.1. Essai de définitions

Les cultures sanitaire (médico-sociale) et sociale de la santé reposent, certes, sur les mêmes valeurs telles que la compétence, l'impartialité, l'intégrité, la loyauté et le respect, par exemple, et celles-ci s'intègrent à une *culture* qui est celle de l'État et du service public, mais elles présentent des spécificités multiples dont l'union fait la force, mais dont la variété et les disparités dressent quotidiennement le combat.

La culture de l'action médico-social et sociale s'inscrit dans la réalité d'une forme locale et globale à la fois, tout entière consacrée à la production et au développement d'actions sanitaires et sociales aux différents niveaux, conjoints ou séparés, des besoins thérapeutiques et réparateurs de la santé organique, d'une part et d'aide et d'assistance sociale aux personnes d'autre part. Cette perspective dialogique, qui repose sur des valeurs communes est loin d'être simple et neutre politiquement. Elle crée des influences déterminantes sur et dans *l'agir social* en intervenant sur les rôles, les conditions et les climats dans lesquels cette action se déroule, qu'on la reconnaisse ou qu'on la critique, qu'on la respecte ou qu'on l'accuse.

La *culture sociale* inclut la *culture économique* dont elle est indissociable du fait que l'action sociale équivaut à produire et échanger des biens et des services, ce qui l'inscrit d'emblée dans des rapports sociaux soumis aux lois d'échanges du type offre/demande, client/ fournisseur, patron /salarié.

IV.2. L'empreinte des valeurs

En termes de valeurs, le passé pèse autant dans l'esprit des hommes que sur les structures et les objectifs du travail social avec ses productions de biens et ses services. Parmi les grandes études et les nombreux ouvrages, consacrés à la politique d'action sociale, aux conditions de sa mise en œuvre (travaux où l'on ne traite pas en général des valeurs, mais où elles sont par nature et par vocation entre les lignes), on fini toujours par rejoindre cette remarque de B. Lory qui reste d'actualité : « Adapter l'héritage social aux exigences du présent est la tâche fondamentale mais ardue des auteurs et des acteurs de la planification sociale. Il faut en même temps agir, créer, adapter, dépasser, renouveler. L'œuvre sociale est un combat permanent pour faciliter aux hommes une plus grande maîtrise de leur destin social. » (1975, p. 17). Et la question du rapport au travail et à la formation est en train de devenir de plus en plus exigeante.

Cette pensée en mouvement, P. Bourdieu l'a partagée des années plus tard, en qualifiant la sociologie de « sport de combat ». Dans un film de Pierre Carles (éd. Montparnasse, 2001), il manifeste que la science est un engagement, et que ses applications s'inscrivent dans des rapports sociaux qu'il faut comprendre, respecter et dénoncer le cas échéant : « Si le monde social m'est supportable, c'est parce que je peux m'indigner » (Éd. de l'aube, 2002). C'est un combat aux frontières : « Il ne suffit pas de panser les plaies des victimes de la vie sociale, encore faut-il que la politique sociale, non seulement prévienne les accidents mais aussi favorise les promotions individuelles et collectives. » *(ibid.)* Manifestement entre prévision et prévoyance, l'action sociale est un « problème »[129] de valeurs avant même que d'être une nécessité d'organisation.

---

[129] Un vrai *problème*, qui pose de nombreuses *problématiques* et non pas simplement une « problématique », terme gyrovague couramment employé aujourd'hui, un peu comme les mots *complexe* et *complexité* (*cf.* E. Morin, 1992, pp. 91-93), qui laissent croire que l'objet dont on parle est à portée des sens, alors que l'on n'a rien dit et rien signifié de clair. La problématique représente la dimension objectivante de la conduite méthodique de résolution de problème, et ne se réduit pas à une perception plus ou moins intuitive et subjective de ce problème. Art et science à la fois, la démarche ne relève pas d'une sorte de pensée magique, elle est tout entière dans la façon de se représenter l'objet et la méthode pour poser le problème.

V. LES VALEURS « SOCIALES » DANS LE DOMAINE DE LA SANTÉ

L'expérience du Covid-19 nous le rappelle sans cesse, et le fait presque aussi rapidement oublier : la personne humaine est soumise à la vie biologique. Elle ne choisit pas de naître, ni de souffrir ou de mourir. Tout cela est absurde, mais quand il est malade, l'individu a le droit de savoir (et pour satisfaire ce besoin, il consulte), le droit de choisir son médecin (dans la mesure du possible), et le droit de bénéficier de toutes les aides sociales et prises en charges financières répertoriées pour se faire traiter médicalement et accompagner socialement. Dans la mesure de la réalité des moyens, c'est sûr. Si elle a un sens médical, la maladie a un sens social et économique aussi. Mais ce sens n'est pas le même selon la nature du mal, du handicap, de l'inadaptation, de l'exclusion, de la classe sociale et de la catégorie culturelle. Il varie singulièrement d'une échelle à l'autre des personnes qui bénéficient de l'action sociale (les usagers), à celles qui l'accomplissent sur le terrain (les professionnels) et à celles qui la promeuvent sur les territoires (les élus).

V.1. Les valeurs des bénéficiaires de l'action sociale

La maladie sur le plan social, et la « bonne santé » quand elle ne compense plus les difficultés et les inégalités sociales qui rendent malade elles aussi, posent plusieurs problèmes :

– celui de la façon dont elle est vécue et supportée par le malade ou la personne dépendante et son entourage ;

– celui de la réinsertion sociale et professionnelle, au-delà du simple arrêt de travail ;

– celui du coût des traitements et des aides et prestations diverses, qui sont la finalité de l'action sociale et la raison d'être des organismes sociaux.

1. En tant que *personne*, chaque ayant droit ou bénéficiaire de l'action sociale se comporte de façon singulière en fonction de son âge, de son caractère, de sa personnalité, de son entourage, des ressources matérielles et financières dont il dispose et, bien entendu, de la nature de sa maladie et l'état des atteintes bio-somatique, psychologique et sociale dans lesquelles il se trouve.

La maladie et les besoins de prévoyance, de sécurité et d'aides et de soins globaux médicaux et sociaux amènent chaque sujet à vouloir vivre comme les autres, mais chacun à sa manière, suivant ses valeurs, pour entretenir le goût

---

« La problématique, est l'approche ou la perspective théorique que l'on décide d'adopter pour traiter le problème posé par la question de départ. » (*cf.* R. Quivy et L. Van Campenhoudt : *Manuel de recherches en sciences sociales*. Dunod, 1988, p. 83). Elle réfère à un cadre conceptuel clairement identifié.

d'agir et la volonté d'entreprendre en évitant la désinsertion socio-professionnelle et la dépendance.

Comme le pensait J. J. Rousseau, « Si c'est la raison qui fait l'homme, c'est le sentiment qui le conduit ». En matière de santé, les représentations sont abondantes et débordantes. Heureux ou malheureux, apaisants ou angoissants. les ressentis qu'elle inspire sont, en fait, l'expression de besoins intimes et personnels qui conduisent à des demandes de soins et d'aides parfois irrationnels, qui peuvent aller de la pensée magique obsessionnelle, à la violence des exigences du désespoir. C'est pourquoi il faut s'étonner que le discours sur les valeurs de la vie en société, corrélé au travail sanitaire et social, n'occupe pas davantage de place dans les formations de santé. La maladie, le handicap, l'isolement sont des facteurs d'angoisse et d'exclusion dont le traitement par *la parole* et *l'attention à autrui* sont, en règle générale, moins coûteuses que celui de l'industrie pharmaceutique indispensable, et parapharmaceutique quand elle est mal contrôlée.

2. En tant *qu'individus*, les bénéficiaires de l'action sociale sont classés de multiples façons en fonction de l'âge, de la maladie ou du handicap, de l'indication médicale et thérapeutique (*cure*), des soins paramédicaux et médico-sociaux (*care*), et des droits auxquels ils peuvent recourir.

De façon générale, les individus ont des *droits médicaux* reconnus à tout individu, indépendamment de son état personnel : droit à la protection de la santé, droit au respect de la dignité, au respect de la vie privée, à la non discrimination dans l'accès à la prévention et aux soins, etc., et des droits aux *prestations sociales* sous forme d'allocations familiales, revenu de solidarité active (RSA), allocation logement, allocation de solidarité aux personnes âgées (ASPA), bourses scolaires, aides locales pour le logement social, etc.

La notion d'âge intervient pour différencier les étapes de la vie : 1) *anté-pubérale*, centrée sur la crise d'émancipation ; 2) *pubérale*, correspondant à la crise de l'adolescence ; et 3) *la jeunesse*, période de l'insertion sociale ; 4) *l'âge adulte* et la réalisation de soi ; 5) *la vieillesse*, qui est le stade de la perte inévitable et naturelle des fonctions ; et, 6) *la sénescence*, qui se caractérise par les changements anatomiques, physiologiques et psychologiques en l'absence de maladie dus au passage du temps, même en l'absence de maladie. Ces repères chronobiologiques permettent d'établir les correspondances normales et pathologiques entre l'âge et l'identité. On distingue ainsi les *approches psycho-sociologiques* avec les facteurs d'identité sociale, morale, projective, de genre, etc. (E. H. Erikson et W.-A. Schonfeld), et les approches psychanalytiques fondées sur le principe que l'identité et l'identification procèdent d'un seul et même mouvement (E. Kestenberg).

L'épidémie de Covid-19 n'a pas frappé tout le monde de la même manière. Mais nul n'est anonyme quand le malheur est collectif. Et chaque individu qui souffre, surtout les plus vulnérables en raison de l'âge ou de la classe sociale, est une personne à part entière avec ses droits et ses devoirs.

3. En tant que *citoyen*, chaque être humain est responsable de sa santé, comme il est co-responsable de celle des autres. À différents niveaux, l'homme, citoyen du monde dans lequel il vit, est idéalement un « écologiste du cœur » en même temps qu'un « écologiste de la raison ». Mais, comme le rappelle le Pr Jean-Paul Escande[130] à propos de ces aphorismes : « Le cœur a ses raisons que la raison ne connaît pas, on le voit en toute chose » (Blaise Pascal).

Ainsi, il faut concevoir que, « ne pouvant pas placer un travailleur social auprès de chaque individu » (B. Lory, *op. cit.,* p. 200), la nécessité du recours aux « techniques de l'action sociale communautaire s'impose pour favoriser la participation des intéressés à la solution de leurs problèmes » (*ibid.*). C'est là une question d'éducation des citoyens, de tous les citoyens, bénéficiaires ou non de l'action sociale, et de formation des personnels. Comme l'expérience de la pandémie le démontre, les dimensions sociales sont liées aux dimensions sanitaires de la santé publique, ce qui démontre que les politiques publiques, et donc les démocraties sanitaire et sociale, influencent la santé des populations. C'est là un problème de valeurs à regarder avec des lunettes stéréoscopiques, un microscope et un macroscope à la fois.

V.2. Les valeurs des personnels de l'action sociale

Du fait qu'elle est humanisée l'action sociale, qu'elle soit médicalisée, technicisée, culturalisée ou politisée est inspiratrice et mobilisatrice de valeurs personnelles et collectives, mais professionnelles aussi, quand des individus ont été ou se sont spontanément orientés vers ces métiers qui font d'eux des *travailleurs sociaux.*

1. En tant que *personnes*, les professionnels de l'action sociale sont en général connus pour la qualité de leurs motivations à travailler auprès de personnes en situation difficile et délicate pour des raisons de santé, de précarité et/ou de handicap mental et social, d'exclusion, de déviance et de désadaptation sociale. Le système, en partie historique pour la formation des assistantes sociales (autrefois couplé avec celle des infirmières) et plus contemporain de notre époque pour les éducateurs spécialisés), a d'ailleurs

---

130 Professeur de Médecine (Paris Cochin-Tarnier), connu pour ses travaux en cancérologie et en matière d'adaptation des hôpitaux à la vie moderne sur le plan de traitements non contraignant ni pour le patient ni pour la société. Citation tirée de : « L'esprit de René Dubos ou les dangers d'une approche fragmentaire en écologie », Symposium international, Luxembourg, 3-5 mars 1988., Actes sous le titre : *Santé de l'homme et environnement*. Ed. Sang de la terre, 1988, p. 22.

toujours été très exigeant et sélectif sur la question des motivations des candidats aux différents diplômes.

Le travail social implique en effet, des qualités personnelles indispensables en matière d'*éthique*, de *disponibilité*, de *responsabilité* et de *communication*, qui vont de pair avec l'esprit d'*honnêteté* et de *loyauté*, sans lequel les notions de *paix intérieure*, de *justice*, d'*équité* et de *tolérance*[131], n'auraient plus aucun sens et, le vidant de ses attributs, dénaturerait ainsi l'action sociale tout entière.

2. En tant *qu'individus*, l'idéal des travailleurs sociaux est, dans l'humilité des tâches qui leur sont confiées, d'être reconnus comme tels, c'est-à-dire à la hauteur de la confiance que les bénéficiaires, les familles, les associations et les services publics qui les emploient leur font au nom de la société tout entière.

Qu'est-ce qui fait qu'une personne s'engage dans une carrière de travailleur social, dans l'une ou l'autre de ces nombreuses professions dont la liste s'allonge inexorablement[132], si ce n'est le désir d'être utile en relation avec une image idéalisée de soi ? D'inscrire sa vie professionnelle, en somme, dans une œuvre individuelle et collective à la fois où priment l'attrait du lien social et le sentiment d'être utile. De rendre service, au sens propre de l'organisation où ils travaillent et qui est un « Service social » (*cf.* P. Peyré, 2000).

---

131 La tolérance, une valeur ou vertu, une force morale, au sens vieilli, qui signifie aussi l'ouverture à certaines cultures qui sont fermées aux autres.

132 D'après la fiche-métiers du travail social établie par le Ministère des Solidarité, on peut citer les diplômes d'État d'ingénierie sociale *(DEIS) ; Éducateur de jeunes enfants (EJE) ; Éducateur spécialisé ; Moniteur-éducateur ; Médiateur familial, etc.*. Pour la santé et la Prévention : *Accompagnant éducatif et social (AES) ; Assistant de service social (ASS) ; Assistant familial ; Chef de service, encadrant de proximité ; Conseiller en économie sociale familiale (CESF).* Il convient d'ajouter les spécialités corollaires qui participent à l'action sociale : métiers de *l'animation sociale et culturelle*, du *sport adapté* (handicap mental et/ou psychique) et *handisport* (handicap physique ou sensoriel, etc., sans oublier les métiers du social qui relèvent d'autres ministères (agriculture, justice, etc.). D'autres formations complètent ce dispositif comme le *certificat d'aptitude aux fonctions d'encadrement et de responsable d'unité d'intervention sociale* (*CAFERUIS*), et le *certificat d'aptitude aux fonctions de directeur d'établissement ou de service d'intervention sociale* (*CAFDES*), etc.

3. En tant que *citoyens*

Le travail social est un espace de pratiques ayant pour objet les interactions des individus, des familles, des groupes et des communautés dans leurs environnements mutuels et respectifs dans un but d'aide et d'accompagnement. Il relève de missions au sein desquelles l'intérêt général prime sur les intérêts privés. Ce qui implique d'avoir, tant sur le plan personnel que professionnel, le *sens civique* (comme participer aux élections, être adapté à la vie communautaire, avoir conscience de ses droits civiques et politiques pour jouer un rôle actif dans la société.

La crise du Covid-19 a fait émerger de multiples revendications en matière de santé publique : à propos du confinement, du masque, des tests diagnostiques, des vaccins ; mais à propos des conséquences de cette crise aussi, qui en appellent à reconsidérer la conception du travail, les conditions du logement et le fonctionnement des écoles, etc. Jusqu'au dérèglement climatique, aux menaces sur la biodiversité, et aux conflits internationaux, qui posent de plus en plus question. Tout apparaît ainsi lié, à la seule évocation du statut du citoyen confronté aux valeurs de la santé : la sienne et celle des autres, selon la formule consacrée.

V.3. Une vision synoptique des facteurs de l'action sociale

Globalement, les principales composantes et facteurs de l'action sociale peuvent se représenter sous la forme d'un modèle en trois dimensions regroupant les principales fonctions qui la constituent, les acteurs qui en bénéficient et les professionnels qui les assurent, aux différents niveaux auxquels ces fonctions opèrent en situation. En s'inscrivant dans ce schéma (*Fig. 6*) inspiré des modèles habituels pour exposer des structures complexes multidimensionnelles (*structure en cube de l'intellect de Guilford,* par exemple, qui classe les facteurs de l'intelligence en trois dimensions : par opérations, produits et contenus), on peut retenir que l'action sociale est multidimensionnelle et plurifactorielle, hétérogène et unifiée à la fois.

Le cube du champ hétérogène de l'action sociale, ainsi représenté, donne un aperçu des multiples combinaisons qui se créent entre les *facteurs bio-psycho-anthropo-sociologiques* qui participent au process global de la santé en distinguant les *produits* (aide sociale, sécurité sociale, action sociale, prévention), les *opérateurs* (personne, individu, citoyen) et les *opérations* (bio-somatique, psycho-social, social, économique). Les valeurs sont présentes et à l'œuvre à chaque étape du processus d'action sociale, et d'un bout à l'autre du système de santé quand il prend en charge, traite, soigne, prévient et réadapte, etc…

C'est à l'échelle de toutes ces combinaisons de *dimensions*, qu'il faut aller chercher les *composantes* et les *indicateurs* des valeurs *personnelles* et/ou professionnelles du sujet, qui s'attache ou ne s'attache pas à la qualité de sa santé et de son existence ; des valeurs individuelles, qui se confirment et se stabilisent à travers la relation à autrui ; et des valeurs en tant que *citoyen*, membre d'une collectivité comprise comme un État et une démocratie, où elles ne sont autres que celles qui engagent les équilibres du tout sanitaire et social en termes de droits et de devoirs.

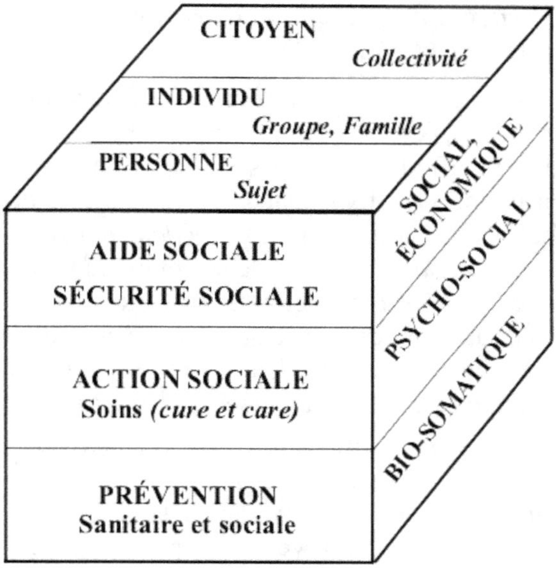

Fig. 6. *Le champ de l'action sociale*

Des droits et des devoirs, dont la conscience et l'effectivité est, du microsocial au macrosocial, un produit de la socialisation et de l'acculturation (*cf.* Chap. II), en lien direct avec l'éducation et l'économie.

CONCLUSION. L'éducation, terreau des valeurs, consiste à transmettre les savoirs et la culture. La santé est l'un des moyens les plus immédiats[133] d'assurer et de développer cette transmission. Gaston Berger, philosophe, spécialiste de Husserl, n'écrivait-il pas dans *L'homme moderne et son éducation* (*op. cit.*, 1962) : « Toute culture véritable est prospective. Elle n'est

---

[133] Moyen immédiat mais pas le plus équitable et égalitaire face à la chance, ce qui donne à l'institution sanitaire une dimension sociale, morale, politique et économique supplémentaire et *inséparable*, comme l'attestent l'éducation spécialisée, par exemple, avec la prise en charge et l'intégration des personnes en situation de handicap dans la vie sociale, depuis l'école, le travail et les loisirs, jusqu'à la participation des athlètes aux *Jeux paralympique*, emblème d'égalité des valeurs et des chances dans la vie.

point la stérile évocation des choses mortes, mais la découverte d'un élan créateur qui se transmet à travers les générations et qui, à la fois, réchauffe et éclaire. C'est ce feu, d'abord, que l'Éducation doit entretenir ». C'est ce feu qu'alimentent les valeurs. Quant à Gaston Bachelard, méditant sur la culture scientifique et son rôle dans la société, il n'hésitait pas à affirmer dans *La formation de l'esprit scientifique*, que l'École « demeure le modèle le plus élevé de la vie sociale » (*op. cit.*, p. 23).

Depuis ces époques, lendemains de guerres absurdes ou périodes plus sereines de reconstruction sociale, économique et politique avec l'éducation et la santé en point de mire, la société n'en finit pas d'essayer de changer, de chercher ses marques pour toujours mieux s'adapter aux évolutions du monde et aux mutations des sociétés. Mais pour sa part, *l'action sociale* – qui n'est autre que le fruit du *travail social* – ne cesse de se compliquer et de se mesurer à l'indifférence collective des bien portants plus ou moins autonomes, qui ignorent ou finissent par ignorer les acteurs, personnes, individus et citoyens comme eux, qui produisent ce travail, dans un environnement sociétal et écologique où la nature humaine est agressée de toute parts.

Le travail social est difficile. Difficile et ingrat. L'action sociale s'en ressent et peine à se définir dans le lacis de ses rôles évolutifs et de ses fonctions tentaculaires. Qui, en dehors des travailleurs sociaux, des éducateurs en général et de ceux de l'éducation surveillée en particulier se souvient encore des psychiatres et infirmiers psychiatriques, qui ont participé au renouveau de la psychiatrie dans les années 1960-1970 en libérant les aliénés des murs de l'asile ? En 1992, on a supprimé le diplôme d'infirmier de secteur psychiatrique dont l'importance qu'il avait n'a plus d'équivalent aujourd'hui dans le champ sanitaire et social, lui qui en a pourtant tant besoin. Et on a oublié Fernand Deligny, adepte de Célestin Freinet et des courants de la psychothérapie institutionnelle, compagnon de route de Henri Wallon, Louis Le Guillant, Jean Oury, Maud Mannoni et Gilles Deleuze ? En 1945, il mettait en place le premier Centre d'observation et de triage (COT) consacré à la jeunesse délinquante. Expérience qui lui inspira un livre qui interroge toujours aujourd'hui : *Graine de crapules*, où il va droit à la vérité : « Il y a trois fils qu'il faudrait tisser ensemble : l'individuel, le familial et le social. Mais le familial est un peu pourri, le social est plein de nœuds. Alors on tisse l'individuel seulement. Et l'on s'étonne de n'avoir fait que de l'ouvrage de dame, artificiel et fragile. »[134]

La délinquance a augmenté depuis et se propage sous de nouvelles formes où la violence est souveraine. De plus en plus agressive et armée, la barbarie interpelle et n'a plus de limites. Les valeurs ne sont plus au rendez-vous. Mais que faisons-nous ? Certes on connaît le chemin du commissariat et de

---

134 *Graine de crapule*, Ed. du Scarabée, 1960, pp. 71-72.

l'hôpital, et l'on est à peu près fidèle à son médecin traitant quand on a la chance d'en avoir un, mais qui, en dehors des familles et des groupes concernés, connaît vraiment les travailleurs sociaux et, à travers eux, la valeur des services qu'ils rendent à la société ?

Trop dense, trop multidimensionnelle et plurifactorielle, trop *unitas multiplex*, l'action sociale est hétérogène, au sens où le *tout-santé* est dans le *tout-société*, mais peut finir un jour ou l'autre à être hors de tout. Mais, exigeante et têtue comme les valeurs derrière lesquelles elle court sans espoir peut-être de jamais la rattraper, l'action sociale reste cependant attachée à sa mission. Aurait-elle l'optimisme chevillé au corps ? Celui-là même qui est gage de santé et plus que jamais, d'espérance de vie en bonne santé. Mais tout ça on le sait, et d'autres générations le diront à leur tour. Même et surtout après Axel Kahn, le généticien qui savait de quoi il parlait : *Et le bien dans tout ça ?* (Stock, Essais, documents, 2021).

« Il y a l'avenir qui se fait et l'avenir que l'on fait. L'avenir réel se compose des deux » disait Alain dans ses Propos sur le bonheur. Alors, pour stabiliser les pentes entre l'équilibre de la santé et le chaos général, l'investissement dans « les valeurs» permettra-t-il d'espérer, un jour, un véritable « changement de changement »[135] ?

---

135 Un changement au sens de la définition du changement développée par le courant de pensée *systémique et interactionniste* de l'école de Palo Alto (Californie), qui, mettant la communication au centre des relations interpersonnelles, considère que les dynamiques engendrées entre l'individu et son entourage sont indissociables du contexte dans lequel elles évoluent. Changement et contexte tiennent une place centrale dans *l'épistémologie écosystémique batesonnienne* et l'«écologie de l'esprit, qui différencient le *changement de type I,* interne au système déconnecté de son environnement, *c.a.d.* le changement sans changement (« Plus ça change, plus c'est la même chose »), et le *changement de type II* : « changement de changement », *c.a.d.* les transformations opérées à la fois dans le système et dans son environnement.

CHAPITRE VI

VALEURS COMMUNES ET CULTURES SÉPARÉES : LA DIALECTIQUE DU SANITAIRE ET DU SOCIAL

Valeurs, santé, société, action sanitaire, action sociale et médico-sociale, politique de la santé, droit de la santé, économie de la santé, philosophie de la vie, exigences du moi, conscience de l'Autre... Des mots qui forment une cohésion préthéorique et pléthorique du vécu : des mots clés, riches de sens, mais lourds à porter. Et encore bien plus essentiels à la vie, quand on les rassemble. Des mots qui orchestrent le quotidien, quel que soit le lexique sur lequel on les décline. Des mots que l'on entend, mais ne comprend pas vraiment. Parce qu'ils résonnent de l'un à l'autre, et ne convergent pas toujours quand il faut les saisir et raisonner pour les accorder au réel. Des mots incertains, mais qu'il faut « coûte que coûte » faire cadrer avec la réalité. Celle de la santé, de fait, qui est l'avenir du monde de demain, au sens de la *dialectique* de Hegel, où les choses, en effet, ne peuvent pas rester ce qu'elles sont, car : « quand elles sont finies [elles] nous emportent avec elles et au-delà d'elles-mêmes ».

La santé, c'est à la fois le miracle de la technique et le rêve impossible des *modernités* qui se succèdent, du fait de la logique qui les prolonge pour des raisons d'hommes et de société où les valeurs sont, qu'on le veuille ou non, au centre du *déterminisme*, c'est-à-dire de la philosophie selon laquelle les actions humaines sont liées et induites par la chaîne des évènements, qui les précèdent. « Pour être heureux, il faut éliminer deux choses : la peur d'un mal futur et le souvenir d'un mal passé » (Sénèque).

Comme toute dialectique, la dialectique de la santé, action sanitaire, action médico-sociale et action sociale distinctes et confondues, c'est *le temps* sous son versant naturel et humain, c'est-à-dire l'Histoire, dont l'itinéraire veut que tous les moments de l'existence visent à résoudre les contradictions de la condition humaine. La réflexion sur les valeurs, histoire des idées, n'échappe pas à la règle et nous voici donc amenés (comme les analystes de l'institution psychiatrique l'on déjà observé à l'interface du sanitaire et du social) à nous inspirer d'eux pour « faire coïncider la notion d'institution avec *la praxis* qui la crée en tentant de l'objectiver [car] il n'est d'institution que pour et par les entreprises transformatrices qui la créent et qu'elle. »[136]

---

136 Chanoit P., Gantheret Fr., Refabert H., Sanquer E. et Sivadon P., cités par R. Castel, in *L'institution psychiatrique en question*, p. 74).

I. LA DICHOTOMIE DU SANITAIRE ET DU SOCIAL

Usager des services de santé ou bénéficiaire de l'action sociale, qui, plein de croyances et d'espérances, n'a pas déjà fait l'expérience des contradictions explicites et implicites qui surgissent dans un parcours de soins ou dans une situation d'accompagnement social[137], entre ces deux pôles cardinaux de la santé ? Qui n'a pas ressenti ce sentiment d'anxiété au seuil la consultation et réagi avec angoisse, face à la gravité d'un diagnostic ? Il n'est pas nécessaire d'être grand clerc en effet pour admettre que le champ de la santé, versant sanitaire comme versant social, est difficile à borner et semé d'obstacles individuels et collectifs à surmonter, qui bousculent les valeurs entre ce que la santé apporte d'autonomie à l'homme quand il peut en jouir, et de dépendances multiples quand il la perd.

I.1. Le contraste entre l'action sanitaire et le travail social

– ***L'action sanitaire*** est globalement hospitalocentrée. Centripète et centrifuge, elle est au carrefour de l'offre et de la demande de services de santé (consultations, soins, hébergement, etc.) délivrés par des établissements publics et privés de soins, de cure et de rééducation physique et mentale. Elle est imprégnée de la cuture médicale et de ses valeurs dominantes autour desquelles tout s'organise et évolue. Au-delà de l'action médicale, la planification générale est rigoureuse, et les médecins ne sont plus les seuls maîtres à bord puisque l'administration [138], en charge de la gestion et de la gouvernance, prend de plus en plus de place et d'importance dans le dispositif de santé affairé à mettre en œuvre la démocratie sanitaire avec ses *commissions d'usagers* et ses *services Qualité* pour gérer les risques et satisfaire le plus rationnellement possible les besoins des patients en engageant les personnels de santé dans la démarche.

Selon les sources du ministère de la Santé et de la prévention (mise à jour du 23.02.22), les employeurs hospitaliers gèrent 3000 établissements en France, pour répondre aux besoins actuels et prévisionnels, auxquels répondent des personnels aux statuts diversifiés. On distingue ainsi (pour rappel des données du chap. III) :

1. *les établissements publics de santé* (centres hospitaliers régionaux et universitaires ; centres hospitaliers) ;

2. *les établissements publics sociaux et médico-sociaux* (établissements publics ou à caractère public relevant des services départementaux de l'aide sociale à l'enfance ; établissements publics prenant en charge des mineurs ou adultes handicapés ou présentant des difficultés d'adaptation ou atteints de

---

137 *Cf.* Pr A. Grimaldi : *Manifeste pour la santé 2022*. Odile Jacob, 2021.

138 Depuis 1955, la fonction de direction des établissements hospitaliers n'est plus l'exclusivité des médecins.

pathologies chroniques ; établissements publics prenant en charge des personnes ou des familles en difficulté ou en situation de détresse ou des demandeurs d'asile ; maisons de retraites publiques dont les personnels ne relèvent pas de la fonction publique territoriale).

Selon les effectifs au 31 décembre 2014, les 1.161.087 personnels des établissements publics sanitaires, sociaux et médico-sociaux se répartissent ainsi :

– 1.022.719 fonctionnaires et agents contractuels de droit public régis par le statut de 1983-1986 ;

– 23.400 salariés de droit privé (agents employés par des contrats aidés et apprentis).

– 114.968 personnels médicaux soumis à un statut *sui generis* figurant dans le code de la santé publique ;

– 88% des agents exercent dans les établissements publics de santé et 12% dans les établissements sociaux et médico-sociaux.

L'accès aux soins s'efforce d'équilibrer les entrées et les sorties à l'hôpital comme dans l'exercice de la médecine libérale où le manque de médecins se fait le plus durement ressentir, surtout à la campagne, ces nouveaux « déserts médicaux ». Si bien que c'est au public d'apprendre à respecter les règles du système : avec l'espoir d'être admis, on va à l'hôpital qui manque de lits et de soignants, ou chez son médecin traitant, qui n'appelle pas la clientèle à lui. Même si l'hôpital n'est pas une entreprise, le directeur d'hôpital est devenu un *chef d'entreprise* qui gère l'établissement avec une seule préoccupation : la recherche de la qualité, de la sécurité et de la performance. Cette gestion est pratiquée dans la concertation permanente avec les équipes administratives, médicales, soignantes, techniques., etc. Responsable de son budget, le directeur est conduit à effectuer des arbitrages et des choix toujours difficiles, en concertation avec les médecins et les tutelles administratives.

– ***L'action sociale*** proprement dite est moins centralisatrice, mais plus dispersée, notamment du fait que les associations y jouent le plus grand rôle possible. Elle est centripète pour ce qui est du contrôle administratif aux différents niveaux du territoire, et centrifuge au sens où elle se pratique au plus près de besoins plus ou moins stables et pas toujours faciles à identifier et à localiser, le diagnostic social et la variété des aides n'ayant pas la même rigueur que le diagnostic médical. Le SAMU social est un exemple type du mouvement de l'action sociale qui doit s'adapter aux besoins sur le terrain en fonction des évènements et de la conjoncture sociale et économique en allant au devant d'une « clientèle » qui, contrairement à la « patientèle » des urgences médico-chirurgicales hospitalières, ne se précipite pas systématiquement vers l'aide ou le secours. Il en résulte que le travail social est moins visible et donc moins connu que l'action sanitaire, dont la classification des actes est plus homogène et mieux indexable.

Comme en rend compte B. Lory, on peut se faire une idée de l'ampleur de la tâche en lisant cette déclaration de l'ONU : « Le service social est une activité organisée visant à aider à l'adaptation des individus et de leur milieu social. Cet objectif est atteint par l'utilisation des techniques et des méthodes destinées à permettre aux individus, aux groupes et aux collectivités de faire face à leurs besoins ; de résoudre les problèmes que pose leur adaptation à une société en évolution grâce à une action coopérative, d'améliorer les conditions économiques et sociales. »[139]. Ainsi, l'auteur de *La politique d'action sociale*, s'appuyant sur cette déclaration et sur les travaux de René Barbier[140] et Daniel Hameline[141], considère-t-il que « Le travailleur social se trouve chargé d'une responsabilité considérable à laquelle il lui est difficile, voire impossible de répondre » (p. 216). Tout ceci confirme la « distorsion qui s'établit entre le langage des intentions et le langage des institutions » (*ibid.)*.

Certes, des moyens en termes de ressources humaines sont mis en place. À l'occasion de la Conférence des métiers de l'accompagnement social et médico-social qui s'est tenu le 18 février 2022, la *Direction de la recherche des études de l'évaluation et des statistiques* (DREES) en relation avec l'INSEE, a établi des données statistiques actualisées sur les effectifs et les caractéristiques socioéconomiques des travailleurs sociaux en 2018. Les chiffres sont les suivants :

– 1,3 million de travailleurs sociaux en France Métropolitaine en 2018 ;

– 520.000 intervenants à domicile, 400.000 assistants maternels, gardes à domicile ou assistants familiaux, 250.000 professionnels socio-éducatifs, 60.000 aides médico-psychologiques ainsi que 90.000 autres professionnels de l'action sociale exercent en France Métropolitaine. Ces salariés exercent des métiers variés, tous au service des populations fragilisées, dans un but de protection, d'aide à s'émanciper, et d'accession à l'autonomie.

Ce total de 1,3 million de travailleurs sociaux en 2018, est en hausse de 28 % par rapport à 2004. Plus précisément, cet effectif global augmente entre 2004 et 2013 (+28 %), puis reste globalement stable entre 2013 et 2018. Ces évolutions globales recouvrent toutefois des réalités différentes selon les professions : les assistants maternels, gardes à domicile ou assistants familiaux connaissent une baisse continue de leurs effectifs depuis 2013 (- 12 % entre 2013 et 2018), tandis que le nombre de professionnels socio-éducatifs augmente de 18 % au cours de la même période. Il convient d'ajouter les AVS (Auxiliaire de vie scolaire) et AESH (Accompagnant des élèves en situation

---

139 « L'organisation des programmes nationaux de service social », O.N.U., Publication n° V. Cité par B. Lory, *op. cit.,* p. 215.

140 R. Barbier : « Une analyse institutionnelle du service social », Revue *Sociologie du travail*, janvier 1973.

141 D. Hameline : Revue *Orientation*, n° 34, avril 1970.

de handicap) qui n'ont pas été repérés par la source statistique avec assez de précision pour être comptabilisés dans ces données.

Mais, avec le problème de la main d'œuvre et des compétences professionnelles des travailleurs sanitaires et sociaux, c'est la question des valeurs qui est en cause. En cause à deux niveaux : a) *le niveau de la santé* en lui-même où si les valeurs y sont réelles et communes entre l'action sanitaire et l'action sociale, les cultures y sont de fait séparées ; et b) *le niveau sociétal* où se joue la qualité des institutions sanitaires et sociales pour le bien-être et la santé des populations. Au regard des efforts budgétaires consentis, c'est là *une question d'engagement des valeurs* de tous et de chacun car se sont bien les valeurs, plus que l'argent, qui font le pont entre l'action sanitaire et l'action sociale, qui sont inséparables en termes de santé et d'humanité. Les pédiatres, psychiatres et psychologues, les parents et les éducateurs, savent bien l'importance de *l'attachement* chez les jumeaux et son impact sur leur mode relationnel et leur développement.

I.2. Une différenciation progressive et significative

De fait, si, les structures et les fonctions de *l'action sanitaire* procèdent d'une longue histoire et sont plutôt bien identifiables, classables par catégories d'actes et types d'établissements, évaluables en termes de production, et accessibles au contrôle économique et légal entre médecine hospitalière et médecine de ville, *l'action sociale* est nettement plus difficile à circonscrire et donc à définir. Elle parcourt le champ sociétal en se structurant de son côté et sécrétant sa propre culture selon les impératifs que lui impose *le champ sanitaire*, d'où elle est née avec celui de la charité, de l'hygiène et de la désaliénation, et le champ, non pas social au sens général, mais *le champ de l'action sociale*, ce qui n'est pas du même registre à l'échelle des rapports entre le contenant, les contenus et la cohérence à établir entre les deux champs. En termes de valeurs notamment.

Ajouter à cela que *l'institution de la santé* étant à la fois sanitaire et sociale, cette *entité duale* (en tant qu'abstraction qui correspond à une réalité) apporte un flou manifeste dans la perception du tout complexe. Les lignes de force du système naissent, en effet, du champ sociétal hétérogène et unifié et y retournent à travers le réseau maillé de ses structures sanitaires et sociales interconnectées et alimentées par des cultures professionnelles et des cultures consuméristes interactives, qui se propagent de façon agoniste et antagoniste à la fois tout au long des circuits qu'elles imprègnent ensemble et séparément. Mais, contrairement à leurs valeurs communes, ces cultures de l'action sanitaire d'un côté, et de l'action sociale de l'autre, n'obéissent pas toujours au même diapason et ignorent leur gémellité. Le progrès, la démographie, l'individualisation, les tendances à *l'hyperspécialisation* scientifique et technique sont le reflet d'une société qui court après elle-même, au risque de devenir malade des maux qui s'y répandent, sans qu'elle puisse en ralentir le courant face aux grandes crises qui se répercutent et s'amplifient. Les changements opérés se limitent au maintien de l'*homéostasie* possible, qui assure en interne la constance du système : la société ne procède qu'à des « changements sans changement » parce que le système n'ayant pas de perspective de « changement de changement » [142], elle s'oblige à agir sous la pression de besoins sanitaires et sociaux croissants, dont la dépendance aux normes, à l'économie et à l'environnement pourrait osciller entre l'anesthésie sociale et la paralysie sanitaire.

Il en découle une dialectique structurelle et conjoncturelle, *diachronique* et *synchronique*, faite de victoires du bon sens et d'échecs aussi, du fait des paradoxes et autres *double-liens*[143] qui se multiplient entre l'action sanitaire, née des progrès des sciences biologiques et médicales et l'action sociale issue du progrès social et des luttes politiques. Et c'est au cœur même de cette dialectique qu'il faut accéder pour poser les bases d'une approche systémique et constructiviste des valeurs de la santé, au-delà du fait qu'il faudra toujours compter avec la vérité – le fait est signifiant en termes de valeur – qu'il n'existe pas à proprement parler de *définition de l'action sociale*, tant celle-ci est complexe, imbriquée et entrelacée avec les autres composantes des actions cardinales de la santé : politique, économique, éducative, juridique, sécuritaire, etc., qui pilotent la société entre les choses de la nature et celles de la culture.

Le point de vue d'Amédée Thévenet (Inspecteur général des Affaires sociales), et Jacques Désignaux (Directeur de l'Association Rhône-Alpes pour

---

[142] En complément de la note portée en conclusion du Chapitre IV à propos du changement, précisons ici que l'école de Palo Alto avec ses modèles logico-mathématiques (P. Watzlawick *et al*, 1975) distingue le *changement de premier ordre* ou « changement sans changement », qui se limite au *maintien de l'homéostasie*, *c.a.d.* à la constance du système, entretenu par des correctifs dans un environnement relativement stable, et le *changement de deuxième ordre* « changement de changement » qui traduit le « passage d'un état à un autre » (W. Ashby) par transformation et changement de comportement.

[143] *Double lien, double contrainte, double bind* : impasse, situation inextricable, injonction paradoxale. Concept de l'école de Palo-Alto (G. Bateson), un *double lien* est un dilemme introduit dans la communication du fait de la contradiction entre deux ou plusieurs messages. Toute réponse au problème posé ne peut être que fausse. Exemple : Épiménide le Crétois dit : « Tous les Crétois sont des menteurs », vrai ou faux ?
Les thérapeutes familiaux systémiques, connaissent bien le sens des messages contradictoires tels les comportement agressifs déroutants pour l'enfant d'une mère habituellement très affectueuse, ou l'injonction d'un parent à l'enfant : « sois spontané ».

la formation des directeurs d'établissements sociaux) est édifiant sur ce point capital d'une approche globale et locale à la fois de l'action sociale : « Contrairement à l'aide sociale et à la sécurité sociale qui découlent de textes officiels, l'action sociale se distingue par une absence de définition, ce que l'on peut à l'usage, considérer comme un avantage car l'action sociale recouvre des mécanismes créatifs et dynamiques »[144]. De fait tout n'est pas linéaire dans le champ à avantages et inconvénients partagés de la santé. En termes de valeurs surtout, espace à géométrie variable de la subjectivité et de l'objectivité qui se courent après et où des définitions s'imposent pourtant pour avancer avec raison. Mais c'est là précisément, dans ce champ de l'*hypercomplexité sanitaire et sociale*, que le flou méthodologique – qui sait être *auto-organisation créatrice* dans l'imprécis – retrouve des ressources dans le champ infini de la santé, si on interprète en ce sens la pensée des deux experts : « C'est peut-être même en raison de son imprécision que l'expression "action sociale" connaît la faveur que l'on sait à côté de "l'action économique", l'une et l'autre intimement liées. » (*ibid.*, p. 16).

N'y aurait-il pas là une distinction de genre à voir et approfondir entre l'action sociale avec le caractère de son *esprit de finesse* (intuition, souplesse, ouverture à la pensée logique et au bon sens), et l'action sanitaire liée à *l'esprit de géométrie* (plus lent, objectif et au raisonnement dur et inflexible) ?

I.3. Un exemple de différenciation culturelle paradoxale entre le sanitaire et le social

En relation avec les données statistiques et interprétations dialogiques, récursives et hologrammiques du système, le travail social procède de cette différence fondamentale avec l'action sanitaire, que s'il procède des mêmes valeurs fondamentales, il ne partage pas la même culture scientifique, technique, épistémologique et méthodologique que son *alter ego* dans le domaine de la santé, le travail sanitaire. Le langage n'est pas le même et les ressentis à la tâche non plus. C'est là un paradoxe, et non des moindres car ce paradoxe distingue autant qu'il relie. Du moins, c'est ce que l'on peut retenir d'une étude de Gilles Brandibas et Frédéric Mazarin qui observent que « dans le travail social, le facteur humain est non pas ce qu'il faut chercher à réduire, mais ce avec quoi nous travaillons »[145]. Ils rejoignent ainsi la remarque d'Amédée Thévenet et Jacques Désignaux, en confirmant que le facteur travail dans ce domaine comporte intrinsèquement une part d'incertitude, de doute et de subjectivité, qui conduit à considérer que « ne pas prévoir exactement ce qui va se dérouler dans une situation de travail social est un impératif, une nécessité, au risque de créer une vision illusoire et souvent

---

144 A. Thévenet et J. Désignaux : *Les travailleurs sociaux*. PUF (Que Sais-je ?), Paris, 1985, 1991.

145 « Le risque des paradoxes » *in*, *Le Sociographe* 2014/, n° 45, pp. 65-72.

aliénante du sujet, réduit à un individu composé d'observables, de mesurables. » (*ibid.)*

La culture sociale, même si elle procède des mêmes valeurs, ne présente pas les mêmes caractéristiques, avantages et inconvénients, que la culture sanitaire à laquelle elle est intimement liée.

II. LA DIALECTIQUE DES VALEURS ET DES BESOINS DE SANTÉ (NIVEAU DE L'INSTITUTION)

Dans le domaine sanitaire et social les valeurs nous donnent à voir un *ambi-système* où, selon l'expression d'E. Morin (répétons-le) complémentairement et contradictoirement ces deux sous-systèmes du système de santé sont « constitutifs l'un de l'autre, tout en se parasitant l'un l'autre »[146]. L'un ne peut pas exister sans l'autre, ne serait-ce qu'en vertu de la loi de l'offre et de la demande, c'est-à-dire de la dynamique qui se crée à partir des besoins et des valeurs, à *l'interface* (ce qui rompt le face à face », selon l'expression de J.P. Dupuy) des besoins de santé et de la production de services et des biens de santé. Deux forces qui prennent appui sur des valeurs fondamentales communes (*spirituelles, existentielles, sociales, politiques, économique, environnementales*), mais que l'organisation sépare (on ne peut pas ne pas organiser) : *le travail productif* d'une part, et *la consommation croissante* d'autre part. Il en résulte des modes de vécu des valeurs différents, des ressentis idéologisés, selon que l'individu est un professionnel de la santé (au sens large), un usager ou un bénéficiaire des services de santé, ou bien les deux à la fois.

II. I. Les valeurs, une fonction régulatrice de l'offre et de la demande des produits de santé

Toute valeur, on l'a vu (*cf. supra*, Chap. II, IV.1), fait partie d'un système de systèmes qui organisent la pensée et guident les comportements, en fonction des buts, des besoins et des demandes que les situations appellent à définir et à ajuster, des ressources qu'elles nécessitent pour y répondre et des principes multifactoriels à respecter (éthiques, juridiques, administratifs, etc.) conformément aux usages et à la loi. Le champ des valeurs est dynamique au niveau psychique individuel, comme il l'est structurellement et conjoncturellement au niveau du champ social : quand elles s'expriment les valeurs en actes produisent des effets évaluables, et quand elles n'agissent pas, elles n'existent pas moins à l'état virtuel parce que les principes qu'elles portent en elles sont la condition même de leur réalisation. Du local au global, les valeurs imprègnent et impactent l'environnement de l'action sanitaire et sociale peuplé de foyers de cultures et sous-cultures : *cultures des consommateurs* (dont les valeurs varient avec l'âge, le sexe, la classe sociale, etc.), et *cultures des professionnels* (dont les valeurs varient selon la spécialité

---

146 *Le paradigme perdu*, Points n°109, p.45. *Cf.* Introduction, note 1.

qu'ils exercent et la place qu'ils occupent dans leurs fonctions, etc.), qui, selon qu'ils s'attachent aux valeurs ou s'en détachent, sont sources d'harmonies et de progrès, ou bien d'égarements qui faussent le bons sens de l'organisation, en perturbent la gouvernance à tous les niveaux de l'action, et troublant les décisions en essayant de répondre à de faux besoins.

Ainsi, le *système de santé* et le *système de ses valeurs* sont un produit commun alternatif et récursif de la société. Conformément aux normes qui les activent et les contrôlent, sous-système par sous-système, ce sont des construits sociaux (*Fig. 7*).

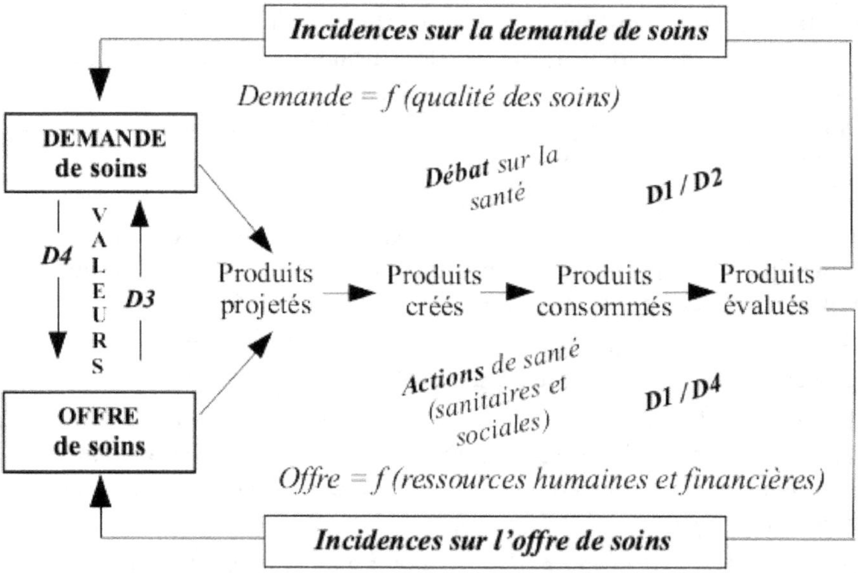

Fig. 7. *Le jeu de l'offre et de la demande comme facteur d'adaptation des hommes et des structures*

Ensemble et entrelacés, système de la santé et système des valeurs prennent en charge *la santé des individus en s'assurant de la qualité de l'offre de soins* (produits technico-sociaux créés et évalués après distribution et consommation) à travers la *demande de soins* (construit culturel et social, niveau de D1 veillant à *l'assurance-qualité* des produits de santé), en tenant compte de l'opinion publique, qui est l'expression régulatrice du jeu hautement responsable de l'offre et de la demande de soins (système tampon, niveau de D2), lui-même corrélé à la participation démocratique des citoyens à la vie politique (D3), stratégique, juridique et économique (D4) de la nation attentive aux projets du système de santé.

Il y a lieu de s'interroger sur les valeurs en jeu dans le domaine de la santé : *valeurs plus ou moins subjectives* de la demande et valeurs plus ou moins *objectives de l'offre*, le tout en temps réel entre les actions passées et celles à planifier en fonction des résultats actualisés et de ceux que l'on vise à obtenir de façon volontariste, correctrice ou stabilisatrice. Surtout quand la conjoncture politique, sociale et économique est perturbée par des causes générales externes au système de la santé, fonctionnant comme des *feed-backs* positifs amplificateurs de désordres internes.

II.2. Les régulations de l'organisation face à l'évolution des besoins de santé (niveau du politique, de l'économie, du droit et de l'administration)

Il est important quand on s'intéresse aux valeurs de la santé – ce qu'elle vaut, ce que l'on attend d'elles –, d'avoir des repères socio-historiques de la genèse de l'Institution. Jean-Marie Clément, ancien directeur d'hôpital, ancien membre de l'Inspection générale des affaires sanitaires et sociales et enseignant-chercheur en droit hospitalier et médical, nous apporte une synthèse des actes juridiques en ce sens[147]. En voici (avec son autorisation) une présentation sommaire :

– Au IVe et Ve siècle *les maisons d'hospitalité* sont créées par les Chrétiens pour accueillir les malheureux, malades ou trop âgés, ainsi que les pèlerins sur le chemin de Compostelle. Les institutions hospitalières sont ensuite de plus en plus surveillées par la Royauté.

– Au XIIe siècle et suivants : apparaissent des établissements spécialisés, les léproseries, dans la lutte contre la lèpre à la périphérie des villes.

– En 1260 : Louis IX (Saint-Louis) fonde *l'Hospice des quinze-vingts.* Puis, François 1er (1515-1547) crée *le Grand Bureau des Pauvres*, avec mission de coordonner l'activité des hôpitaux du royaume dont il confie l'administration aux officiers royaux.

– En 1551 : Henri II instaure une taxe communale, *le droit des pauvres,* pour rééquilibrer les comptes hospitaliers.

– En1648 est créée la *Fondation par Saint Vincent de Paul*, l'Établissement des enfants trouvés.

– En 1662 : Louis XIV décide que, dans chaque ville importante, un *hôtel-Dieu* et un *hospice* seront édifiés pour « renfermer les pauvres, vieillards, vagabonds, enfants orphelins et prostituées ».

– En 1670 : Louis XIV crée l'Hôtel des Invalides pour les Invalides de guerre.

– En 1784 : Necker, ministre de Louis XVI, consacre un chapitre sur les hôpitaux dans son ouvrage : « De l'administration des finances de la France ». Il recense 700 hôpitaux et une centaine d'établissements de trois ou quatre lits fondés par des Particuliers. Il estime à 100 ou 110 000 le nombre de malheureux qui se trouvent dans ces établissements.

---

[147] J.M. Clément : *Panorama critique des reformes hospitalières*. Les Études hospitalières, 2007.

– En 1778 : selon l'article de Diderot dans la Grande encyclopédie, il serait plus important de travailler à prévenir la misère qu'à multiplier les asiles.

– En 1788 : le chirurgien Jacques Tenon publie ses *Mémoires sur les hôpitaux de Paris* et écrit : « les hôpitaux sont en quelque sorte la mesure de la civilisation d'un peuple ».

– 1789-1791 : au travers d'un Comité de mendicité présidé par de La Rochefoucauld-Liancourt, les Révolutionnaires prennent le parti de la fermeture des hôpitaux afin de confirmer leur programme de lutte contre la mendicité.

– Les hôpitaux sont confisqués aux congrégations religieuses en 1790 et un décret du 23 messidor de l'an II (1794) nationalise les hôpitaux. Le 7 octobre 1796 : la situation des hôpitaux est devenue si critique que le Directoire remet aux communes la gestion des hôpitaux.

– En 1838 : les aliènes ont un asile (mais on les y enferme).
– En 1851 : l'autonomie des hôpitaux et la reconnaissance d'établissements privés 1941 : le début de l'étatisation des hôpitaux.

– En1958 : c'est la réforme hospitalo-universitaire, la création des CHU,

– 1960 : la sectorisation psychiatrique et le début de l'anti-asile,

– 1970 : les premiers jalons d'un système hospitalier,

– 1991 : le planisme hospitalier,

– 1996 : la régionalisation étatique et la reconfiguration des établissements de santé 2002 : les droits des malades, contrepoint du pouvoir médical,

– 2005 : la nouvelle gouvernance hospitalière.

Ces repères ainsi posés, on peut suivre avec l'auteur les évolutions selon leur déroulé historique et juridique en partant de *la municipalisation des hôpitaux*, pour passer à *la période asilaire* et à la question de *l'autonomie des hôpitaux* avec *la reconnaissance d'établissements privés*, prélude à la période du *début de l'étatisation du système hospitalier*. C'est alors l'avènement de *la réforme hospitalo-universitaire*, suivie du grand mouvement de *la sectorisation psychiatrique* qui est *le début de l'anti-asile*.

Avec les progrès de la médecine, le système de santé, porté par ses valeurs, devient *hospitalocentriste*. Le *planisme hospitalier* se développe avec la *régionalisation étatique et la reconfiguration des établissements de santé*. Dans un esprit de démocratie sanitaire et sociale, *les droits des malades* se renforcent en contrepoint du *pouvoir médical*. Le Plan hôpital 2007 est mis en place dans la poursuite de la réforme de 2003 pour une *simplification du droit hospitalier*.

La nouvelle gouvernance qui couve depuis 2005 se précise en fonction du besoin de responsabiliser le personnel soignant et non soignant, de mettre en place des pôles d'activité, et d'élargir l'autonomie de l'établissement hospitalier. Lancé en 2007, *le Plan hôpital 2012* se tourne à nouveau vers la modernisation des établissements hospitaliers dans le but d'accompagner les recompositions hospitalières et la mise en œuvre des Schémas régionaux d'organisation sanitaire (SROS) de troisième génération, avec recherche de maîtrise des coûts. La *Loi Hôpital Patients Santé Territoires*, dite « loi HTPS » est promulguée le 21 juillet 2009, qui découle de la révision générale des politiques publiques (RGPP) en vue de la modernisation des établissements de santé et l'amélioration de l'accès à des soins de qualité. Les ressources électroniques ne sont pas oubliées.

Selon cet *historique des réformes hospitalières en France*, que dresse Jean-Marie Clément, on peut lire sur et entre les lignes de son étude la trajectoire socio-historique les valeurs que le juriste n'analyse pas explicitement, mais qui sont sous-jacentes, virtuelles et comme en coulisses sur la scène du droit, à chacune des étapes qu'il décrit au fil des actions qui ont construit notre système de santé, tel que le code de la santé publique s'emploie à tenir à jour les lois et règlements avec les textes concernant *le code de déontologie médicale* des professionnels de la santé dans l'exercice de leurs fonctions. Le pont est jeté, pour qui veut se pencher sur la question, entre les disciplines scientifiques, à travers les disciplines et au-delà des disciplines réunies, pour valoriser avec science et conscience la complexité des valeurs à travers *l'histoire* du *droit de la santé*. Sans oublier la *psychologie sociale*, en suivant la voie de Jean Stœtzel qui, – si l'on rappelle que le mot valeur (*valere* en latin) signifie se bien porter – a montré que « santé et maladie sont des valeurs et même les prototypes de toute valeur »[148].

II.3. La dialectique de l'instituant et de l'institué
(niveau de la gouvernance)

C'est toujours en fonction d'un débat sur les valeurs que naissent et se poursuivent les rapports de force qui aboutissent à des choix et des décisions. Au niveau de l'Institution, la santé, valeur essentielle de la vie, est mise en actes par tout un système formel, scientifique, technique, politique, associatif, administratif, économique, éducatif et juridique (*l'instituant* produisant de l'*institué*), et un système informel lié aux libertés, au débat social et à l'opinion publique (*l'institué* devenant *instituant*) dans un milieu donné (*la santé publique* avec ses groupes, établissements, services sanitaires et sociaux). C'est dans ce moule que se forment et se déforment, pèsent ou ne pèsent pas les valeurs sur l'organisation au fil de l'histoire qui les porte sur le terrain de

148 J. Stœtzel : « La maladie, le malade et le médecin, essai d'une analyse psycho-sociale », *Population*, 1960, n° 4, p. 613.

la santé, là où l'on peut observer et évaluer leurs effets le plus objectivement possible, au niveau de la *praxis*[149].

Comme dans toutes les organisations et institutions, les actions sanitaires spécifiques ou actes de santé proprement dits (*cure*) et les actions sociales et technico-sociales (*care*) sont produites par des professionnels de santé et du travail social dans les secteurs public et associatif (*l'offre*), en même temps qu'ils sont induits par ceux qui visent à en bénéficier (*la demande*). Co-produits, en somme, à travers le jeu et les enjeux de la *démocratie sanitaire*, qui vise à associer les usagers du système de santé à l'élaboration et à la mise en œuvre des *politiques de santé*, parce que ce sont eux qui sont au centre du système. Ce qui signifie que, comme dans l'action éducative (on pense au courant de la *pédagogie institutionnelle*), ou thérapeutique (la *thérapie institutionnelle*), *l'action instituante* suppose toujours l'analyse de la position de l'acteur individuel, ses références au collectif et ses appartenances face à la mission et au projet de l'institution. Faute de quoi, celle-ci courrait le risque de dysfonctionnements plus ou moins graves, dommageables et coûteux. Comme toute société, la *santé-organisation-institution* dont le rôle social et politique est de produire des actions *de santé* n'échappe pas à l'histoire, c'est-à-dire à la déstructuration et à la restructuration selon un schéma (*Fig. 8*), qui se retrouve dans la sentence d'Hegel : « L'homme n'est rien d'autre que la série de ses actes ». Et la santé, en ce sens, une chaîne d'actions plus ou moins

[149] Ensemble d'actions pratiques (*cf.* Aristote : *Éthique à Nicomaque*, et Hannah Arendt, *La condition de l'homme moderne*), la *praxis* qui n'est pas seulement théorique ou contemplative, mais productrice d'énergies qui transforment le sujet de l'intérieur en fonction des médiations qui s'opèrent au cours des activités, entre des applications de savoirs à la fois théoriques (connaissance des valeurs et des normes) et pratiques (savoir-être et savoir-faire). Théorisé par Louis Legrand (élève de Paul Ricœur), le terme de *praxis* est repris par les marxistes pour désigner « l'activité de transformation des conditions socio-économiques » par lesquelles l'homme transforme la nature et le monde, ce qui l'engage dans la structure sociale que déterminent les rapports de production à un stade donné de l'histoire.

Espace 2. Déterminée/déterminante, la politique sanitaire se développe en fonction des deux discours organisateurs qui la pilotent en temps réel : *le discours médical et sociotechnique institué* devenant *instituant* (du fait de son déterminisme interne dans les murs de l'hôpital et externe hors les murs de l'institution) et *le discours administratif institué* (à faible pouvoir instituant hors les limites de l'établissement hospitalier, médico-social ou social, car totalement dépendant[149] de son ministère de tutelle représentant l'autorité de l'État).

coopératives, à travers les différents espaces sociotechniques et juridico-administratifs qu'ils traversent ensemble, du sanitaire au social.

Espace 1. Partant de la politique générale instituante en rapport avec les composantes sociale et économique du projet de société, la finalité de l'institution hospitalière est le fruit d'une politique sanitaire déterminée devenant déterminante selon le principe de la récursion organisationnelle : la politique générale produit la politique de santé, qui rétroagit sur la politique générale (boucle 7 et 8), les valeurs de la démocratie jouant le rôle de régulation/équilibration du système.

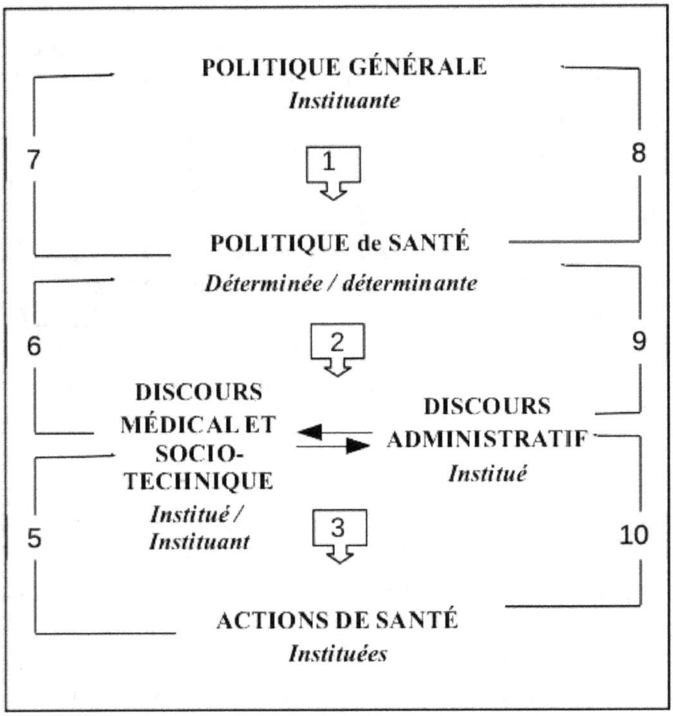

Fig. 8. *L'instituant et l'institué*

Espace 2. Déterminée/déterminante, la politique sanitaire se développe en fonction des deux discours organisateurs qui la pilotent en temps réel : *le discours médical et sociotechnique institué* devenant *instituant* (du fait de son déterminisme interne dans les murs de l'hôpital et externe hors les murs de l'institution) et *le discours administratif institué* (à faible pouvoir instituant hors les limites de l'établissement hospitalier, médico-social ou social, car totalement dépendant[150] de son ministère de tutelle représentant l'autorité de l'État).

---

150 Discours dépendant, mais puissant en actes de gestion effective sur le terrain, comme le montre l'expansion des responsabilités de l'administration

Espace 3. La résultante des équilibres et harmonies entre ces deux discours en situation est la production des actions de santé sur le terrain aux différents niveaux où elle s'exerce selon les hiérarchies territoriales *instituées* entre établissements hospitaliers de santé (CHR, CHU, CH, hôpitaux privés, cliniques, établissements divers de soins, de cure, de rééducation, d'éducation spécialisée, etc.).

Ainsi produites, par la force de cohésion générée par la politique générale de l'État, relayée par la politique sanitaire, les actions de santé sont portées par la volonté politique du peuple, actionnaire et client de l'entreprise collective de santé. Par feedbacks successifs, elles rétroagissent du local au global, à chacun des niveaux de la chaîne des composantes du système de santé, du guichet des consultations hospitalières au bureau de vote des rendez-vous électoraux. Une chaîne, certes matérialisable sous forme d'organigrammes complexes en plusieurs dimensions, mais bien plus impalpable encore s'agissant des valeurs : quelles valeurs, où, quand, comment, au nom de qui, de quoi, pour qui et pourquoi exactement ?

S'agissant donc des groupes et des institutions en milieu sanitaire et social où les rapports entre l'instituant et l'institué relèvent de la démocratie sanitaire et sociale inséparables, il est toujours utile d'observer avec A. de Peretti qu' « un groupe ne saurait se construire sans être contrarié activement, conflictuellement, par les éléments qu'il réunit et qui s'unissent en s'opposant contradictoirement pour les différencier » (p. 174). Et, relativement à la dialectique de la passion démocratique dont il parle, de retenir que « le concept de démocratie [...] renvoie d'abord à l'ordre de l'enthousiasme, de la passion et du courage en vue de rencontrer en autrui un « plus », en vue d'accueillir en lui un supplément de vie, de réflexion et d'action » (*ibid.*). Structure et système sont inséparables.

III. LA DIALECTIQUE DES CULTURES AU SEIN DU TRAVAIL SANITAIRE ET SOCIAL (NIVEAU DE L'ORGANISATION ET DE L'INSTITUTION)

Parmi celles et ceux qui se posent la question de cette inséparabilité, il y a bien entendu, *les usagers* de l'action sanitaire et les bénéficiaires de l'action sociale toutes catégories confondues d'une part, et celles et ceux qui la produisent au

---

dans les hôpitaux où les budgets augmentent dans des proportions considérables, et où les compétences se diversifient, notamment dans le domaine de la gestion des ressources humaines, de l'informatique, de la qualité des soins et de l'ensemble des produits hospitaliers (soins, hébergement, formation, sécurité, etc.) avec leur corollaire, le droit des usagers et les impacts des politiques de gestion de la qualité à tous les niveaux d'organisation et de fonctionnement des établissements.

quotidien, *les professionnels* de l'une et de l'autre de ces actions, d'autre part (*cf. supra*, Chap. III, *Fig. 4*).

Chacun a ses besoins en matière de santé et les vit en fonction de ce qu'il en attend selon ses ressentis qui stimulent son imaginaire, selon sa classe sociale d'appartenance, son éducation, son âge, sa situation familiale, sa profession, son état de santé, ses buts et ses valeurs, etc. Ces besoins sont multidimensionnels et hétérogènes, contradictoires même, comme les valeurs qui, de motivations en attitudes et d'attitudes en choix de comportements, aident à les satisfaire. Certes, les valeurs de la santé[151] sont universellement reconnues mais, en ce sens où elles aspirent à être comprises et partagées par tout le monde, elles s'inscrivent dans un rapport duel de production et d'exploitation qui crée leur totale dépendance à l'économie, aux conditions de travail et à l'organisation. C'est pourquoi, s'il est un lieu et un moment de la *santé-institution* où tout se cristallise en un seul et même monde de valeurs communes, c'est bien celui de la santé, qui est le champ de l'opinion publique et du politique par excellence, qui visent ensemble le meilleur de ce qui peut être réalisé pour le bien commun. Mais le réel montre qu'il ne suffit pas de penser les valeurs. Les valeurs, c'est de les incarner qu'il s'agit. Pour les intégrer à l'action, autant que pour en débattre et les faire valoir.

III.1. Le débat de santé à l'échelle du politique et de l'organisation

Globalement et localement, le débat de politique de la santé se situe à l'interface des deux discours différents et complémentaires qui structurent l'institution et la déterminent : 1) le débat *sur* et *pour* l'action sanitaire, d'une part ; et 2) le débat *sur* et *pour* l'action sociale, d'autre part.

Par discours *sur*, il faut entendre les débats en interne et en externe à propos de l'action sanitaire et de l'action sociale avec leurs points communs et leurs différences ; par discours *pour*, on entend les débats qui conduisent à l'action politique et à l'engagement collectif. Les premiers sont essentiellement le fait des professionnels, des syndicats et de la chose administrée localement, et les seconds relèvent globalement de l'opinion publique et de la politique gouvernementale de la santé. Les niveaux d'intérêts, les *finalités*, les *buts* et les *objectifs*[152] se superposent, mais ne se rencontrent pas toujours. Surtout

---

[151] S'il est courant de dire les valeurs « de » la santé, la nuance a aussi son importance quand on dit les valeurs « pour » la santé. Le glissement d'un sens à l'autre est du même ordre grammatical et sémantique que celui qui divise encore les spécialistes quand il s'agit de définir l'éducation « à » la santé, relativement à l'éducation « pour » la santé. Il y a là un choix terminologique, significatif dans l'ordre des valeurs latentes.

[152] Tout débat oriente vers un projet et tout projet se structure en fonction d'une chaîne logique d'intentions hiérarchisées, qui relie stratégie et organisation en donnant un sens aux opérations, une direction depuis les

quand l'hypermotivation et l'intérêt personnel s'en mêlent, qui peuvent transformer une valeur en une vertu contraire (narcissisme, égocentrisme, égoïsme, mégalomanie, fanatisme…) en compliquant les situations plus qu'en les optimisant. Il est des seuils d'action, en effet, à partir desquels les valeurs peuvent devenir contreproductives en se perdant dans les dialogies de la complexité. Ainsi peut-on entendre dans le débat portant sur les rapports comparés de la laïcité et de la religion, que la première s'incarne dans des valeurs nobles où l'intérêt individuel n'est pas immédiat, alors qu'il y aurait dans la religion un point critique au moins : celui de l'intérêt personnel directement lié à l'espoir du salut.

III.2. Le jeu des structures et des hommes en milieu psychiatrique

À ce niveau de complexité de conjonctions inséparables et de logiques conjonctives et disjonctives de l'action sanitaire et sociale, il est nécessaire de revenir à la théorie pour se représenter les choses, là où *l'approche système* finit par s'imposer.

– Si l'on devait ainsi résumer en peu de mots les *théories du fonctionnement des organisations* antérieures à celles que proposent les écoles plus modernes, on ne manquerait pas de s'inspirer de ce jeu de mots de Warren Bennis, expert en leadership[153], quand il dit que *les théories classiques* du management ont étudié des « organisations sans hommes » et que *les théories des relations humaines* ont étudié des « hommes sans organisation »[154]. Un jeu de mots qui, repose sur des valeurs fondamentales, celles notamment que le monde, selon cet auteur, est mieux géré par des *leaders* plutôt que des *managers* car le système traditionnel de la hiérarchie, est trop souvent source de corruption et d'inertie. Il en a découlé, aux États-Unis, un modèle de gestion des entreprises, publiques et privées, plus humain, plus souple et plus démocratique. Celui-là même que l'on retrouve en France dans la lettre et l'esprit des nombreuses

---

finalités du système (niveau des décisions de la politique de santé), qui se déclinent en *buts* de l'action à mettre en place (gestion du système sous toutes ses formes : pilotage, management, gouvernance, etc.) et en *objectifs opérationnels* (transformation des finalités et des buts en actions spécifiques et tangibles pour produire sur le terrain). Logique qui amène à connaître les relations qui se créent en termes de niveaux de décisions, d'agents de décisions, et de produits bruts et affinés résultants des principes contenus dans les valeurs à l'origine de l'action prévisionnelle, avec les garanties optimales qu'elles seront respectées. Pour plus de précisions sur cette hiérarchie des logiques de l'action : *cf.* P. Peyré, 2022, pp. 99-103.

[153] W. Bennis a été le conseiller des présidents J.-F. Kennedy, L. Johnson G. Ford et R. Reagan.

[154] Cité par Roger Pruvost : « Introduction à une étude sociologique de l'hôpital », Revue *Gestions Hospitalières*, N° 153, fév. 1976, pp. 103-129.

réformes hospitalières et de l'action sociale depuis les années 1970, mais réformes qui se referment souvent sur elles-mêmes du fait de résistances administratives, pour ne pas être débordées par le poids de demandes incontrôlables. Plus concrètement, c'est donc parce que la réflexion sur les valeurs implique obligatoirement des hommes et des structures qu'elle obéit à la notion de *système organisé-organisateur*.

L'approche système, écrit Roger Pruvost, « constitue une étape supplémentaire et plus précise par rapport à la théorie des organisations en ce sens qu'elle étudie les éléments constitutifs de l'organisation comme un jeu de sous-systèmes dont elle examine les relations au sein d'un système plus vaste l'organisation elle-même, laquelle est replacée dans son environnement qui réagit sur elle. L'approche système souligne *l'effet de synergie* des organisations qui veut que l'ensemble des sous-systèmes en action soit plus grand que la somme de ses parties.»[155] Démarche intellectuelle, cette méthode, qui procède de la notion de système, telle que Joël de Rosnay la définit dans *Le Macroscope* (1975, p. 91) comme un « ensemble d'éléments en interaction dynamique, organisés en fonction d'un but », permet d'examiner la structure des systèmes et de modéliser la dynamique des groupes et des phénomènes qui les animent au regard des contraintes de l'environnement » (*cf. supra*, Fig. 2, Ch. I, et Fig. 6, Ch. III).

— ***Le cas de l'institution psychiatrique*** est représentatif des rôles et de la place des valeurs dans le domaine de la santé parce que la psychiatrie (comme la gériatrie, qui englobe la gérontologie et est englobée par elle) relève de l'action sanitaire et de l'action sociale à la fois. Établissement public hospitalier, la nature des pathologies, l'hôpital psychiatrique a une longue histoire au plus près de la médecine d'une part, de la souffrance mentale sous toutes ses formes d'origine psychologique et/ou sociale d'autre part, toutes « pathologies » qu'elle traite avec des médicaments, des psychothérapies, des soins de réhabilitation et des méthodes d'éducation thérapeutique. Différente des thérapies organiques organisées par spécialités dans les *hôpitaux généraux*, les *établissements psychiatriques* n'ont pas pour objet la maladie, ni les troubles, mais la plainte expression de la folie, et de l'aliénation, synonyme de la perte des liens, qui échappent à la raison commune et même médicale. L'exemple est probant de valeurs communes pour soigner, mais de cultures séparées quant aux objectifs et méthodes de travail, qui sont aussi ambiances de vie pour les patients.

---

[155] R. Pruvost : « Introduction à une étude sociologique de l'Hôpital » article cité, p. 107.

Il ne faut pas oublier que ce n'est qu'avec les travaux de Pinel et d'Esquirol que la première loi d'assistance aux aliénés est votée la loi du 30 juin 1838. Mais, si cette loi est un progrès social elle n'échappe pas non plus à la contradiction puisqu'elle institue « l'internement d'office », qui est une mesure de défense *de* et *par* la société. Une mesure qui a un prix moral avant même d'être financier, pour veiller à la sécurité publique tout en protégeant, autant que faire se peut, la liberté individuelle du malade. Le paradoxe persiste aujourd'hui entre l'enfermement et la liberté, quelle que soit l'histoire de la *désaliénation* avec la mise en place de la sectorisation. *La sectorisation*, c'est le mouvement codifié par la circulaire du 15 mars 1960, qui consiste à diviser le territoire départemental en secteurs géographiques de manière à donner plus de souplesse au système tout en maintenant la coordination des soins, hors les murs mêmes de l'hôpital. Confirmée dans ses objectifs par l'arrêté du 14 mars 1972, cette politique de sectorisation aboutit à la création du concept *d'équipes médico-sociale*s. Celles-ci ont mission d'intervenir auprès du malade et de sa famille au cours de visites à domicile ou dans des dispensaires, hôpitaux de jour, hôpitaux de nuit, ateliers protégés, foyers de postcure, clubs thérapeutiques, etc.

Personnelles, professionnelles, affectives, émotionnelles, objectives, subjectives, sanitaires, sociales, économiques, les valeurs humaines persistent, mais les cultures en lien direct avec la santé s'éparpillent. D'aucuns, parmi les spécialistes, pensent que *l'hospitalocentrisme* est la prolongation d'un état d'esprit des hospitaliers eux-mêmes qui perpétuent le « changement sans changement » comme l'analyse Robert Castel qui observe que « le véritable problème de la psychiatrie » se situe en dehors de l'hôpital psychiatrique : « Si les murs revêtent une solidité telle que les meilleures volontés réformatrices viennent s'y briser, ou en déplacent seulement le tracé, c'est qu'ils sont élevés par de puissantes pressions sociales »[156]. Qu'adviendra-t-il si les « fous » sont en liberté ?

Il faut donc étendre la notion de milieu psychiatrique et les valeurs qu'elle englobe à tout ce qui touche, de près ou de loin, le système psychiatrique dans sa globalité (comme la gériatrie englobe tout ce qui touche au vieillissement, et comme la pédiatrie se préoccupe de la mère et de l'enfant). À commencer par les multiples institutions qui existent en dehors même des murs de l'hôpital traditionnel : activités psychiatriques en milieu naturel, actions en milieu ouvert, établissements pour l'enfance et l'adolescence inadaptées, centres d'aide par le travail, ateliers protégés, établissements pour personnes âgées en situation de handicap, etc... Autant d'éléments, en somme, qui traduisent le *polymorphisme* de la psychiatrie moderne et ses valeurs nouvelles, tel qu'il n'était pas apparu au grand public il y a cinq décennies encore. Sans omettre

[156] « L'institution psychiatrique en question », *Revue Française de Sociologie*, XII, 1971, pp. 57-92, p. 76.

les subtilités de la distinction entre secteur privé et secteur public de santé mentale qui agencent des formes juridiques, économiques et financières différentes pour des thérapeutiques équivalentes.

Au total, la réalité toujours présente d'un milieu psychiatrique qui se limite à une société en ségrégation, à des groupes plus ou moins aliénés, et qui finit par ressembler à un ghetto. « Bien sûr - écrit Michel Crozier dans sa préface *des Paradoxes de la liberté dans un hôpital psychiatrique*, d'André Lévy - les structures aliénantes sont la conséquence de nos craintes et de nos faiblesses trop humaines et quand les hommes auront, par l'usage de la liberté, fait l'apprentissage du courage, elles disparaîtront d'elles-mêmes. Mais en attendant, les hommes d'aujourd'hui sont faibles et il ne suffit ni de supprimer les barrières ni de les exhorter à bien faire pour qu'ils changent. Comment peuvent-ils apprendre à se passer des structures qui en les opprimant, les soutiennent ? »[157].

Il est certain que, confrontée aux apories d'un tel système, l'image de la psychiatrie est plutôt sombre. Du moins, tant que ne sera pas appliqué le fameux conseil de Platon : « Ce n'est que si les dirigeants sont des philosophes que l'humanité sera sauvée ». Mais un tel constat ne signifie pas, pour autant, qu'il faille être pessimiste. Pour R. Castel, « optimisme et pessimisme ne sont pas seulement des connotations subjectives » (*ibid.*, p. 75). Tout est lié au lieu depuis lequel on parle car ce n'est pas du tout la même chose que de penser et d'agir à l'intérieur d'un établissement, d'une part, et de chercher à découvrir le réseau des antagonismes sociaux qui déterminent l'institution psychiatrique et éprouve ses valeurs, d'autre part.

C'est en ce sens que R. Castel nous apporte dans son étude de « L'institution psychiatrique en question » la meilleure des clarifications méthodologiques possible pour aborder l'analyse du système psychiatrique. L'auteur qui pose à dessein la question du dépassement du point de vue médical sur l'institution, découvre toute la différence qui existe – épistémologiquement et politiquement – entre *la psycho-sociologie de l'établissement psychiatrique* et la sociologie de l'institution psychiatrique : « Cette distinction que je suggère entre psycho-sociologie de l'établissement et sociologie de l'institution est donc à mes yeux essentielle (*ibid.*, p. 61).

– La psycho-sociologie de l'établissement : « Je propose d'appeler ici psycho-sociologie de l'établissement psychiatrique une telle démarche qui réduit pour l'essentiel l'étude de « L'institution » à l'analyse de son organisation interne, de ses traditions, de ses pratiques professionnelles, des types d'interaction qu'elle permet entre les différentes catégories de personnels et de malades, etc.

---

[157] A. Lévy : *Les paradoxes de la liberté, dans un hôpital psychiatrique*. Paris 1969, Ed. de l'Epi, pp. 10-11.

Sa caractéristique générale consiste à appréhender l'ensemble de ces conduites institutionnalisées en fonction de leur plus ou moins grande pertinence à réaliser la finalité proclamée de la psychiatrie, la guérison des malades ». (*ibid.*, p. 59)

– ***La sociologie de l'institution*** **:** L'orientation qui procède de la définition ci-dessus « ...devrait être clairement distinguée de la sociologie de l'institution psychiatrique proprement dite qui constitue un des domaines stratégiques de la théorie du système psychiatrique en général envisagé comme un appareil de pouvoir et de contrôle social » (*ibid.*, p. 59).

Il découle de la première orientation la supposition que « … les difficultés que rencontre actuellement la psychiatrie tiennent pour l'essentiel à l'archaïsme d'une organisation qui contredit aux exigences d'une gestion rationnelle » (*ibid.*). Dans ces conditions, explique R. Castel, c'est à des dysfonctionnements organisationnels que l'on aurait à faire face et n'importe quel expert en technique des organisations serait à même d'intervenir efficacement. Selon la seconde orientation, « … **l'intérêt principal de l'institution psychiatrique tient à ce qu'elle représente l'un des lieux où éclate sous sa forme la moins voilée une des contradictions fondamentales des sociétés modernes entre une idéologie humaniste, libérale et rationalisatrice d'une part, et d'autre part l'existence d'instances officielles qui institutionalisent la ségrégation sociale et perpétuent les formes les plus absolutistes du pouvoir sur l'homme.** » (*ibid*, p. 60).

Le regard sur les valeurs de la psychiatrie permet de penser que l'on ne peut pas être plus clair sur les orientations des grands débats qui animent la société. Les valeurs, en effet, sont des catalyseurs d'imagination, des clés pour lire et fabriquer des symboles, des filtres pour comprendre et s'adapter au réel.

III.3. Le débat à l'échelle de la culture

La santé est un pôle de référence universel des valeurs de la vie. Un pôle qui, selon les époques, les moyens de la science et la condition sociale des populations a toujours fonctionné grâce à des gens de qualité, capables de partager et faire partager les valeurs de la santé pour tous. Depuis les siècles les plus reculés, l'histoire est pleine de noms célèbres de philosophes, de médecins, de soignants et de travailleurs sociaux de toutes catégories, qui ont marqué leurs époques en transmettant leur science, leur art et leur foi en l'homme. Mais la réalité duale de l'organisation de la santé, divisée dans l'ordre et l'agencement de ses structures, si elle repose sur des valeurs générales communes (à la fois propres à la santé et à tout ce qui l'environne), procède tout autant de cultures séparées, internes et environnantes : *culture sanitaire*, *sui generis*, propre à tout ce qui est essentiellement en rapport avec la médecine, ses savoirs, ses pratiques, ses traditions et ses *combats aux frontières* internes et externes de son organisation, d'une part ; et *culture sociale* identiquement structurée d'un point de vue organisationnel et fonctionnel, mais porteuse d'un élan d'une autre nature idéologique, d'autre part. D'un élan plus tardif car fruit de luttes sociales historiques portées par des valeurs plus humanistes que techniques, plus profondes existentiellement, plus exigeantes moralement et donc plus difficiles à faire valoir. Et moins visibles aussi, du fait des projecteurs de la communication moderne qui privilégient la performance technique, concrète et objectivable, parce qu'elle est plus retentissante par rapport à la performance du travail social, plus difficile à décrire, à évaluer et à mettre en lumière, car subjective et controversable.

À ce premier niveau de divergence des cultures dialogiques sanitaire et sociale, qui sont les deux piliers de la santé, s'ajoute celle que les travailleurs sanitaires et sociaux ne vivent pas dans les mêmes lieux, ne partagent pas les mêmes langages et que les actions spécialisées pour lesquelles le système les emploie est paradoxal par rapport à leur mission commune. Il semblerait même que là où la division du travail parvient à valoriser les professionnels de l'action sanitaire, elle intervient en sens contraire en ce qui concerne les travailleurs sociaux, dont certains se sentent en déshérence de rôle, de fonction et donc d'identité. L'humilité du travailleur social est mal récompensée, voir pis, elle travaille contre lui-même à un moment de l'histoire où il est manifeste que nous avons de plus en plus besoin des services de l'action sociale. Comme de ceux des médecins, infirmiers, aides-soignant(es) etc., dont les professions se mettent à manquer elles aussi de *vocations et d'engagements*. Ces mots étaient jusqu'ici imprononçables. Voilà qu'ils commencent aujourd'hui à faire contresens avec les exigences de la qualité. Qualité de plus en plus explorée, technicisée, codifiée, certifiée, mais dont la faisabilité n'est pas toujours au rendez-vous des attentes exprimées. La pénibilité du travail augmente, mais qu'en est-il exactement ? Les systèmes de formation ne sont plus en symbiose avec les mutations internes et externes du système de santé qui se cherche. Malgré la passion pour leurs métiers beaucoup lâchent prise, et il n'est pas évident que le milieu sanitaire et social soit toujours aussi attirant qu'il l'a été par le passé. Des valeurs sont en jeu. Il s'agit de les regarder en face.

IV. UNE VISION PARAMÉTRIQUE DES VALEURS

Les valeurs de la santé s'incarnent dans des dimensions personnelles, individuelles et citoyennes. Entre le *topos* et le *logos* (Tabl. 5), c'est-à- dire entre les situations en temps réel sur le terrain (*pragmatiké*) et la raison logique en pensée (*épistémè*), ces dimensions se développent en fonction des composantes qui les structurent, et se donnent à voir à travers des indicateurs systémiques qui se prêtent au jugement et à l'évaluation. Lien social et santé sont reliés, enchevêtrés et inséparables en pensée comme en action, quelle que soit la dialectique entre la réalité subjective individuelle (conception de la vie, désirs et projets, etc.) et le réel des actions sanitaires et sociales (*situations*

Logos / Topos	**Valeurs déclaratives** *Attitudes*	**Valeurs en actes** *Comportements*	**Effets attendus** *Finalités*	**Obstacles rencontrés** *Réalité / réel*	**Optimisation** *par*	**Aboutissement**
Personnes	Se connaître pour décider	Qualité de la relation personnelle à soi-même	Efficacité personnelle par congruence intrapersonnelle	Tensions intrapsychiques. Conflits d'apprentissage du rôle et d'accès au statut	Apprentissage des valeurs et développement du sens moral	
Individus	Se faire connaître pour agir	Qualité des relations inter-individuelles	Efficacité communautaire par congruence interpersonnelle	Rivalités et dysfonctionnements relationnels	Expérience de la vie en groupe, et passage de l'égoïsme à l'altruisme	Lien inter-individuel Socialité locale
Citoyens	Être crédible pour être reconnu	Qualité des relations sociales	Efficacité sociale par cohésion et coopération inter-individuelle	Difficultés de communication Climat défavorable Tensions, conflits	Conscience de la relation entre vie personnelle et vie professionnelle	Lien sociétaire Socialité institutionnelle
Société	Participer pour être intégré	Qualité des relations humaines et culturelles	Efficacité sociétaire par cohésion sociale et esprit de souveraineté démocratique	Contradictions sociales. Tensions et conflits sociaux	Socialisation éducation et acculturation permanente	Lien social Socialité universelle

Tableau 5. *Les paramètres opérationnels fondamentaux des valeurs*

organisées-organisantes, collectivement vécues mais plus ou moins partagées). Selon la posture des acteurs et le milieu de l'action, la dynamique des valeurs repose sur une « trialectique » personne-individu-citoyen dans un contexte ouvert, social et sociétal, comme nous l'avons décrit en observant les champs où ces rapports existent et évoluent (chap. IV et V) en fonction des usagers et ses professionnels. En référence au modèle de Newcomb (*cf.* Tabl. 1), les valeurs déclaratives sont celles qui naissent en première personne de sujets qui sont aussi des individus et des citoyens au regard de la société. Mais au-delà des motivations et des attitudes, ces valeurs, virtuelles en l'état, demandent à être agies pour produire des effets en créant de la qualité grâce à des comportements appropriés, qui sont la finalité même de l'action à travers les obstacles rencontrés.

Selon leur cheminement avec les rôles et la place qu'elles occupent dans une institution ou une société donnée, les valeurs correspondent à des stratégies d'acteurs où chacun procède de sa réalité, c'est-à-dire des représentations qu'il se fait des situations sociales réelles où il vit.

V. LES VALEURS DE LA SANTÉ AU CENTRE ET AU CŒUR DE LA VIE EN SOCIÉTÉ

La société englobe les cultures sanitaire et sociale, qui reposent globalement sur des valeurs communes, mais s'étendent sur des territoires multivariés d'actions différentes et complémentaires. Les dimensions d'une culture en général sont : la langue, le patrimoine culturel, les coutumes, les arts et la famille ou les acteurs culturels. Et les aspects saillants d'une communauté, quelle qu'elle soit, sont le groupe, l'organisation, l'institution, indentifiables à partir de ces cinq éléments en fonction des *finalités*, des *buts* et des *objectifs* poursuivis dans l'action d'une part (le projet), et des moyens mis en œuvre d'autre part (la réalité). Si bien que toute réflexion sur la culture correspond à une quête de connaissances sur les facteurs et les fonctions qui la valorisent, soit que la culture découle de l'action, soit qu'elle la détermine dans l'interaction de tous les éléments qui les composent. Ainsi, la santé, si elle est un état, est aussi une réalité culturelle qui s'incarne dans *l'institution* (*Fig.9*) du fait des valeurs qu'elle rassemble (*valeurs déclaratives*) et de la manière dont elle agit pour faire valoir les effets qu'elle produit (*valeurs en actes*).

Avec Henri Desroche, le « sociologue de l'espérance », on peut considérer que l'influence des idées coopératives et mutualistes du XIXe siècle a exercé une influence déterminante dans le domaine de la santé comme dans celui de l'éducation « où la culture réformiste, innovatrice et humaniste est à l'origine d'avancées en matière de coopération et d'économie sociale » [158].

---

158 *Pour un traité d'économie sociale*. Coopérative d'information et d'édition mutualiste, 1983.

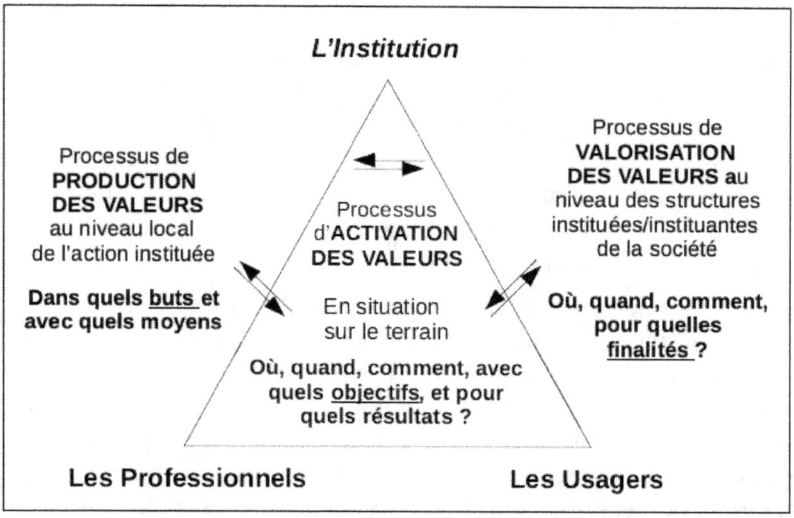

Fig. 9. Le process systémique de Production /Valorisation et Activation des valeurs

Mais la mise en œuvre des valeurs propres à la culture sanitaire n'allant pas sans la détermination des valeurs propres à l'action sociale, la santé est en recherche permanente d'équilibres entre les deux composantes du système, dont elle est un élément central, avec tous les arbitrages nécessaires pour assurer la continuité des missions communes dans le champ dialogique de la santé. L'unité du sanitaire et du social, même portée par des valeurs communes, est contrariée par des cultures aussi hétérogènes que les valeurs elles-mêmes. Si bien que les politiques de santé courent après leur ombre entre unité et dispersion, entropie désorganisatrice et néguentropie régénératrice. Les valeurs convergent, mais ne sont pas vues, pensées et appliquées sous le même jour d'un domaine à l'autre du sanitaire et du social. Il faut se rendre à l'évidence et convenir que : « Sans l'influence des utopistes par exemple, la notion de logement social ou de sécurité sociale n'aurait vraisemblablement pas vu le jour » relève Vincent-Pierre Comiti, qui confirme l'impact des valeurs communes de la médecine et de l'action sociale sur la société : « Ces utopistes furent aussi bien athées que religieux. La notion même de santé publique est corrélée au monde social »[159].

On ne peut pas s'en abstraire, les pratiques médicales, médico-sociales et sociales ne réfèrent pas aux mêmes cultures fondatrices et courantes, telles qu'on les vit et les observe en situation. Le langage, les projets, les contenus scientifiques et techniques, la culture en un mot, les dispositions personnelles

---

159 Traduit de *The future of public health.* Institute of Medicine, National Academy Press Washington, 1988, p. 53 (« The growth of a public system for protecting health depended both on scientific discovery and social action »), cité par V.-P. Comiti, *op. cit.,* p. 99.

et professionnelles, les intérêts économiques et sociaux relèvent de différences réelles, certes complémentaires, mais évolutives dont on peut subsumer[160] que l'unité ne peut être que le fait de principes supérieurs, de valeurs, qui sous-tendent ces différences, jusque dans la conception des modes de management, comme les aborde J.-F. Gomez (2022), quand sa réflexion valorise les « hommes et les femmes dotés d'une motivation et d'une créativité inépuisables » face au handicap et aux désordres établis dans la société en général, et le monde de la santé en particulier.

Du point de vue des valeurs du travail social, la culture de la santé n'est pas la seule relation avec la société. À l'image de l'hologramme, l'une est dans l'autre, comme l'autre et dans l'une. L'animation culturelle qui relève plus spécifiquement des ministères de la culture et de l'éducation, que de celui de la santé et de la solidarité, s'y intègre efficacement. Cette part de la culture, comme celle du contact avec des animaux à des fins thérapeutiques ou occupationnelle (équithérapie, animaux familiers dans des services pour enfants et personnes âgées) est globale, mais se limite aux aspects occupationnels visés par la politique culturelle étendue à tous les milieux. Elle n'imprègne pas, ou que très peu, les pratiques professionnelles de la santé sur le terrain, qui n'ont pas ou que peu de temps et de moyens à leur consacrer malgré les efforts déployés. Il y a, de fait, des frontières entre la raison, l'affectivité et le plaisir. Certes on peut dire qu'« il en est de l'identité comme du caractère », et que « l'homme ne vaut que ce que valent ses valeurs ».

IV.2. Un exemple de culture inclusive et participative : la médecine narrative

Parmi les projets innovants dans le domaine du *vivre ensemble*, la « ***biographie hospitalière*** » (dans le prolongement du courant des « histoires de vie » : *cf.* G. Pineau et H. Breton, L'Harmattan, 2021) est un courant qui a du sens, médicalement, culturellement et socialement parlant. C'est un projet humaniste en termes de valeurs, et une démarche pragmatique en termes de promotion et d'éducation pour la santé. Elle rentre dans le champ de la « *médecine narrative* », et du point de vue de la méthode, elle s'attache à *co-construire* le soin dans une relation d'accompagnement et d'optimisation des traitements. *Histoires de vie, récit de vie, autobiographie, biographie hospitalière* sont autant de genres d'écritures complémentaires de la vie, qui donnent forme à cette nouvelle forme de *médecine culturelle.*

Née à l'Université de Columbia dans les années 2000, la *médecine narrative* se développe actuellement en France. Au CHU de Bordeaux, le Pr TISON la pratique au sein de *l'Institut des maladies neurodégénératives*. Mais on la trouve, dans bien d'autres spécialités encore du type de la médecine

[160] En droit et en philosophie, *subsumer* signifie ranger un cas d'espèce sous un concept plus général, et par extension transcender, dépasser quelque chose.

intégrative, où la plainte, la souffrance et la peur de la maladie demandent à être canalisées.

Au Centre hospitalier de Pau, dans la mouvance de *l'Association Passeur de mots et d'histoires* (créée en 2010 à l'Hôpital de Chartes), l'équipe du Service de gériatrie animée par le docteur Lenclud et soutenue par *l'incubateur Helebor* pour les soins palliatifs, aide les patients à écrire leur biographie pour raconter leur vie avant la mort. Avec l'appui d'une biographe hospitalière, biographie du *care*, cette équipe applique avec bonheur et compétence les théories psycho-socio-pédagogiques déjà anciennes de Guy Jobert et Gaston Pineau dans le monde de l'éducation et de la formation[161]. Toutes théories qui s'appuient sur des valeurs anthropo-sociales et humanistes basées sur l'importance de *la rencontre* dont le principe, s'il est manifeste à tous les âges de la vie prend encore davantage de sens au seuil de la mort, car « on est en construction jusqu'au dernier souffle » savent les hospitaliers au sujet de « cette problématique paradoxale de croissance évolutive avec la dernière étape de la vie », comme le dit G. Pineau.

La ***médecine narrative*** a pour but de promouvoir une relation éthique et empathique entre le patient et le soignant en s'appuyant sur l'usage de la lecture et de l'écriture, voire en développant l'ouverture à l'art et à la culture. Au-delà de l'empirisme, qui fait que des médecins et des malades se sont, de tout temps, appliqués à écrire (de façon formelle ou informelle) des histoires de vie, et que la littérature a souvent inspiré de véritables chefs d'œuvre en matière de psychobiographie[162], on ne peut qu'encourager les démarches non médicamenteuses de ce type en systématisant, sur le terrain, les apports conjugués de *la recherche clinique* et de *l'action médico-psycho-socio-pédagogique* à des fins occupationnelles et thérapeutiques.

Lire et écrire à l'hôpital, réapprendre à lire et à écrire à tout âge, et que l'on soit patient avec la main qui tremble et l'esprit qui espère et attend, ou soignant pour dire la grâce et les tourments du métier que l'on exerce, cela ne s'improvise pas ! Il faut aider les aidants professionnels, familiaux et bénévoles à cultiver la médecine relationnelle, ce supplément d'âme qui tisse le lien social et fait de l'institution « **un milieu d'hommes au service des hommes** ». Mais, il y a longtemps que les travailleurs sociaux connaissent la valeur des récits de vie. Les éducateurs spécialisés notamment qui, sous l'influence de la psychiatrie et de la psychanalyse, ont toujours été sensibles aux récits de vies et aux rites de passage chez les personnes handicapées. Th.

---

161 Gaston Pineau et G. Jobert (*s/* coordination de) : *Histoires de vie.* Tome 1 *: Utilisation pour la formation :* T.2 : *Approches mutidisciplinaires. L'Harmattan (Défi-Formation),1989.*

162 *Cf.* Anne Clancier : *Psychanalyse et critique littéraire*. Toulouse, Privat (Nouvelle Recherche), 1980.

Goguel d'Allondans[163] et J.F. Gomez (*cf. supra*, Chap. III., Résumé), pour ne pas tous les citer, font partie de ceux qui ont toujours cherché à manifester la richesse des apports de l'anthropologie au travail social, comme M.F. Collière s'est efforcée de le faire au niveau de la science et des pratiques infirmières. Et il n'est pas rare que soignants et éducateurs travaillent en équipe pour affronter diverses pathologies et handicaps. Christophe Niewiadomski, par exemple, a écrit un ouvrage de cas cliniques où les valeurs de la santé sont en exergue : *Histoires de vie et alcoolisme. À la recherche d'un espace de construction de sens avec les personnes alcooliques* (Seli Arslan, 2000).

Mais la culture de l'action sanitaire et sociale, même si elle englobe l'histoire, la géographie et la réflexion anthropologique, éthique et philosophique est pragmatique avant tout. Et si elle tend à intégrer la culture générale à ses pratiques comme facteur thérapeutique et moyen d'insertion et d'intégration par la création artistique, littéraire, sportive ou autre, procède par rapport à d'autres finalités ou raisons « prioritaires » et se conjugue sous d'autres projets, d'autres codes et d'autres langages techniques, administratifs, économiques et politiques. On ne parle pas la même langue, en effet, dans les bureaux du ministère de la santé que dans celui de la culture ou de l'économie, et on ne fait pas les mêmes gestes dans une salle d'opération que dans un établissement d'hébergement pour personnes âgées dépendantes. Il y a des murs et des coupures (au sens étymologique du *coutre* du soc et de la charrue pour cultiver) dans les cultures de l'action sanitaire et sociale. Mais les valeurs, au bout du bout, sont les mêmes. Ce sont les valeurs de la santé, valeurs de la vie. Valeurs métissées, qui se cachent sous les blouses blanches et la tenue passe-partout des travailleurs sociaux, leurs manteaux d'Arlequin (Michel Serres), si différents et semblables à la fois, aux couleurs de leurs identités et des valeurs de la condition humaine. Mais aujourd'hui, le tissu de ce manteau est en train de se détisser, de se défibrer, comme l'attestent depuis longtemps déjà les différents mouvements de médecins libéraux, qui tirent la sonnette d'alarme partout en France. En Nouvelle-Aquitaine, des « propositions pour la refonte du système de santé » (Isabelle Castéra, *Sud-Ouest*, 9/12/2022) vont être remises par le président de l'URPS (Union régionale des professionnels de santé) au secrétaire général du Conseil national de la refondation, François Bayrou.

L'URPS, compte 12 000 médecins libéraux, qui, sans vouloir se supplanter aux syndicats, pose radicalement la question de l'accès aux soins en témoignant de la dégradation des conditions de travail et du *burn-out* des praticiens. De plus, insiste l'étude prospective développée dans ce rapport, l'attractivité de l'exercice médical libéral est en chute libre : « la moitié des médecins aujourd'hui en Nouvelle-Aquitaine sont âgés de plus de 55 ans » et

---

163 Th . Goguel d'Allondans : *Les Anthropo-logiques du travail social. Rencontres, cultures et d'identités professionnelles*. Champ social, 2008.

devront être remplacés dans moins de dix ans. Or, précise le rapport, « les jeunes diplômés se détournent des cabinets de ville ou de campagne et on observe une fuite vers l'étranger ou vers d'autres fonctions, ou un exercice sous forme de vacations ou de replacements. ». De plus, et c'est là aussi que de nouvelles valeurs demandent à se faire entendre, comme l'avance le président de l'URPS, quand il dénonce l'image du médecin de famille d'autrefois « bossant seul 80 heures par semaines » !

C'est donc d'un « évident changement de paradigme » qu'il s'agit, insiste le docteur Benoît Féger, président de l'URPS de Nouvelle- Aquitaine, qui conclut : « nous devons prendre en compte le changement sociétal de la relation au travail tout en renforçant l'attractivité de l'exercice médical libéral [...] pour améliorer la pertinence et une équité d'accès aux soins où que l'on vive ». Et la journaliste, Isabelle Castéra, de pointer d'imposantes propositions, comme la télémédecine, la téléexpertise et l'investissement dans le développement de l'intelligence artificielle qui « viendra, dit le rapport, en appui aux professionnels de santé, sans se substituer à eux ».

Notre système de santé a besoin d'une loi de programmation et d'organisation de la santé pour anticiper les décennies à venir. Les années passent vite plaide le président de l'URPS, qui s'appuie sur une solide expérience de la médecine libérale pour rendre compte que le système actuel repose sur des données démographiques qui datent de 1945 : « on avait alors une population jeune et on traitait alors des pathologies aiguës. Aujourd'hui, ces pathologies sont chroniques, avec un vieillissement de la population » analyse encore le rapport, remis ce vendredi 16 décembre 2022 à Pau, au secrétaire général du Conseil national de la Refondation, F. Bayrou[164].

164 D'après l'article de Pierre-Olivier Julien : « Refonte du système de santé : les médecins libéraux de Nouvelle Aquitaine livrent leurs préoccupations » (*L'Éclair des Pyrénées*, 10/11 décembre 2022, p. 5).

Tout ceci montre l'extrême complexité des systèmes de systèmes connectés dans le domaine de la santé où les interactions en interrelations sont aussi difficiles à comprendre par les experts quand ils en appellent à *la coopération*, qu'à vivre par le citoyen ordinaire quand le destin le conduit à y chercher refuge, aide et assistance. Surtout quand l'individualisme et la soumission prennent le pas sur *la solidarité des consciences*. Ce qui n'as pas échappé à Yann Arthus-Bertrand entré sous la Coupole le 26 octobre 2021 en citant A. Albert Einstein : « Le monde ne sera pas détruit par ceux qui font le mal, mais par ceux qui le regardent sans rien faire ». À l'heure où les nouvelles technologies proposent de tester des implants cérébraux connectés sur des humains, et où ces implants seront suffisamment efficaces et fiables à des fins thérapeutiques ou de confort (chirurgies électives) et vraisemblablement à des illusions de bonheur et de domination (comme doter le cerveau d'une puissance informatique), quelles valeurs viendront-elles alors compenser, quel que soit le risque intrinsèque du progrès, le respect menacé de l'être humain ? Qu'en sera-t-il devenu de l'égalité des chances, quand ce progrès aura basculé du côté radical des plus forts, conscients ou inconscients des rapports à ce risque ? Ne sommes-nous pas en train d'annoncer l'euthanasie programmée pour réguler à la fois les dépenses de santé et la croissance démographique (« L'euthanasie sera un instrument essentiel de nos sociétés futures » : Jacques Attali, 1981.) Est-ce bien cela que nous voulons ?

REGARDER le monde de la santé « sans rien faire » ne peut plus être concevable aujourd'hui sans se référer à ses normes et comprendre qu'il faut agir soi-même au quotidien, dans sa relation aux autres et aux choses du progrès, avec ses avantages et ses inconvénients partagés, pour y vivre en sécurité. Cela implique des dispositions multiples et variées du cœur et de la raison en lien direct avec les processus de socialisation et d'acculturation, moteurs de tout projet de société qui se respecte. Aussi, faut-il bien reconnaître avec P. Bourdieu – qui sait que la sociologie est un « sport de combat » – que la télévision et son pouvoir d'influence sur les masses « a une sorte de monopole de fait sur la formation des cerveaux d'une partie très importante de la population. Or, en mettant l'accent sur les faits divers, en remplissant ce temps rare avec du vide, du rien ou du presque rien, on écarte les informations pertinentes que devrait posséder le citoyen pour exercer ses droits démocratiques ».

C'est donc bien de politique, de morale, de formation et d'éducation citoyenne autant que de sciences fondamentales et appliquées, qu'il s'agit avec les valeurs, quand on parle de santé, surtout dans les périodes difficiles que nous traversons. Et, ce « rien ou presque rien » du vide orchestré de la pensée soumise, peut être « tout » dans ce domaine entre le bien et le mal, entre la dramaturgie des valeurs et le tragique du vivant-social, face à la menace des équilibres structurels de la société et des harmonies humaines, psychologiques et sociales, qui peuvent, à tout moment, entrer en dissonance. La nature a horreur du vide, et le rôle des valeurs est d'orienter les choix de vie humaine que l'on projette d'y cultiver. On est là, à un carrefour entre la philosophie politique et la philosophie morale. Et, c'est ce « je-ne-sais-quoi » et « presque rien » des lueurs fugitives des valeurs au fil de compromis sans valeurs et de « problèmes limites entre l'aventure, l'ennui et le sérieux » – comme dirait Wladimir Jankélévitch[165] – qui peuvent à tout moment faire basculer la société et la santé avec elle, en créant la discorde locale, généralisable.

Le 26 décembre 2022, sur fond d'instabilité politique mondiale, le ministre de la santé venait d'évoquer une situation sanitaire « critique » à la veille des fêtes du Nouvel An. Et tous les médias nationaux avaient relayé cette information, en pleine période de triple épidémie de Covid, de grippe et de bronchiolite : « Les médecins libéraux appellent à la grève ». En Chine, où l'avènement d'une civilisation des loisirs et du temps libre se développe depuis la fin des années 1990, la situation est explosive et fait du pays tout entier le creuset de nouveaux variants, qui couvent sous le vocable équivoque de *qualité de la vie* : « Au moins 250 millions de personnes ont été infectées depuis la levée des restrictions sanitaires drastiques », a annoncé Christian Bréchot, le président du Global Virus Network (27 décembre 2022). L'Université de Hong-Kong, prévoit un million de décès en 2023, et les médicaments basiques commencent à être en rupture de stocks. Valeurs et médicaments, même combat ?

Ce sont là des turbulences qui pèsent sur les équilibres fragiles et douloureux des lois fondamentales de la santé, telles les lois sur le handicap ou les lois sur la fin de vie[166]. « Dans le champ de la psychiatrie, le temps n'est pas si lointain

---

165 *Cf.* W. Jankélévitch : *Le Je-ne-sais-quoi et le Presque-rien*. Points, Essais, Tome 1 : *La manière et l'occasion*. 1981 ; T. 2 : *La méconnaissance, Le malentendu*. 1981 ; T. 3. : *La volonté de vouloir,* 1986..

166 – La loi du 9 juin 1999, vise à garantir le droit d'accès pour tous au soulagement de la douleur et à des soins palliatifs en fin de vie.

– Première loi relative aux droits des malades, la loi du 4 mars 2002, dite *loi Kouchner*, précise le droit au refus de traitement et institue le droit à désigner une personne de confiance, mais reste silencieuse sur la question de la fin de vie proprement dite.

– La loi de 2005, dite *loi Leonetti,* première loi spécifique aux modalités de la fin de vie, introduit l'interdiction de l'obstination déraisonnable : tout patient est en droit de considérer qu'un traitement constitue pour lui une obstination déraisonnable et peut le refuser, même si ce refus peut avoir des conséquences vitales. Il peut alors bénéficier d'un accompagnement en soins palliatifs et se voir autorisé à exprimer ses volontés en matière de décision relative à la fin de vie pour le cas où il ne pourrait plus les rédiger lui-même. Mais, ces directives anticipées limitées à trois années consécutives, si elles concernent

[…] où lorsque vous étiez hospitalisé selon la loi de 1838, vous faisiez automatiquement l'objet d'une mesure judiciaire d'interdiction qui vous retirait tous vos droits avec une mise sous tutelle… » rappelle Bernard Durand, pédopsychiatre, Président d'honneur de Santé Mentale France, dans un article où il met en perspective la citoyenneté, la vulnérabilité et le handicap (2018, p. 25). Quant à la fin de vie face à la mort où la solitude est la plus grave des inégalités, la Loi Claeys-Léonetti pose au-delà de toute compassion la question de son effectivité éthique. Cette loi est-elle suffisante aujourd'hui, quand l'individualisme, les mentalités, les nouveaux modes de vie et rapports au travail peuvent l'emporter sur la raison, et que la relation des soignants à la loi devient non plus simplement complexe, mais compliquée pour chacun, patients, professionnels de santé, familles, aidants. Complexe et de plus en plus coûteuse pour la société ?

Quel que soit le sujet, la matière et l'époque, il n'est pas de conception possible de quelque certification d'établissement sanitaire ou social que ce soit, ni de société humaine qui puisse s'affranchir, de la naissance à la mort et de la prévention aux obsèques, de la question des valeurs. La qualité de la santé s'évalue à l'aune des valeurs humaines qu'elle reflète et dont elle est le miroir le plus fidèle, au-delà de toute croyance ou artifice. Le pari de l'intelligence, quand on le vit individuellement et le pense collectivement, est celui du cœur et de la culture. Bien après Socrate faisant de la santé le bien le plus précieux, on attribue à Margaret Mead l'anecdote de l'étudiant lui demandant quel était le premier signe de la civilisation. Ce à quoi, loin de parler d'objets d'art ou d'outils usuels, elle répondit en évoquant un fémur. Un fémur cassé, puis guéri grâce au sens de la sollicitude et de la solidarité instinctive et ingénieuse de nos ancêtres : « Dans le règne animal, si tu te casses la jambe, tu meurs. Tu ne peux pas fuir le danger, aller à la rivière boire ou chercher de la nourriture […] Aucun animal ne survit à une jambe cassée assez longtemps pour que l'os guérisse. Un fémur cassé qui est guéri est la preuve que quelqu'un a pris le temps d'être avec celui qui est tombé, a bandé sa blessure, l'a emmené dans un endroit sûr et l'a aidé à se remettre. »

Pour M. Mead comme pour Socrate, aider quelqu'un d'autre dans la souffrance, la maladie ou les difficultés de la vie est le point à partir duquel toute civilisation commence. Et ne demande qu'à se poursuivre…

---

le pouvoir médical ne s'imposent pas à lui. La *loi Claeys-Léonetti* du 2 février 2016, crée de nouveaux droits en faveur des personnes en fin de vie, les directives anticipées sont revalorisées, elles n'ont plus de condition de durée et deviennent, sauf cas exceptionnel, contraignantes pour le médecin, en même temps que le rôle de la personne de confiance est renforcé et que la sédation profonde et continue jusqu'au décès est conditionnée par une discussion collégiale.

TROISIÈME PARTIE

VERS UNE ÉCOLOGIE DE L'ESPRIT DES VALEURS DANS LE DOMAINE DE LA SANTÉ

Pour te représenter un arbre,
tu es obligé de te représenter
quelque sorte de fond sur lequel il se détache.
Léonard de Vinci

Tout ce qui dégrade la culture
raccourcit les chemins qui mènent à la servitude
Albert Camus
Revue Caliban, 1951

Nous vivons dans un monde où les funérailles sont plus importantes que les morts, le mariage est plus important que l'amour, l'apparence est plus importante que l'esprit. Nous vivons dans une culture de l'emballage qui méprise le contenu.
Anthony Hopkins
Acteur, réalisateur, compositeur

Dans une société démocratique, les hommes
peuvent se perdre au lieu de se voir. Il faut donc,
pour que les hommes s'humanisent, parvenir
à développer l'art de s'associer.
Alexis de Tocqueville

À cheval entre l'absurdité de l'existence humaine et la qualité du bonheur passager que la vie nous offre sur la Terre, les *valeurs apportent une vision du monde, franche et approfondie. Elles aident à avoir une appréhension globale de l'existence, des êtres et de l'univers (weltanschauung en allemand) sur fond de bien-être, d'intégration sociale et de libertés pour tous et partout, quand on les comprend et sait les mettre en actes sans arrière-pensées. Les valeurs de la santé sont celles de la vie et de la société réunies. Elles sont représentatives d'elles-mêmes et co-constitutives de tout ce qui les entoure, apporte aux hommes, et nourrit la société.* Elles *sont auto-co-éco-constructives des systèmes de santé.* C'est pourquoi il faut ajouter de la valeur à la vie, et donner de la vie aux valeurs.

Mais peut-on réellement penser les valeurs, aujourd'hui, et croire encore à leur valeur ? À voir ce qui se passe dans les hôpitaux comme dans l'action sociale au-delà même des conséquences de la pandémie, passagère à l'échelle du temps, il n'est pas impossible de constater que les valeurs ont une réelle propension à travailler contre elles-mêmes ? Comme la démocratie, d'ailleurs (M. Gauchet, 2002*), qui court jour après jour à leur poursuite avant, pendant et après le passage rituel et obligatoire devant les urnes de la République, à « l'ère des soulèvements » (cf. M. Maffesoli, 2021).*

Pourtant, les valeurs sont intelligence. Intelligence de l'esprit et du cœur, elles représentent une véritable force humaine, idéologique et écologique au service de l'action sanitaire et sociale en lien avec la nature. C'est la raison pour laquelle on ne peut pas ne pas croire aux valeurs, ni communiquer sans référence à des valeurs. Pas plus que l'on ne peut pas organiser sans s'organiser par rapport à des jugements de valeurs. Et que celles-ci, les valeurs, soient prophéties ou espoirs, dans la crainte comme dans la joie, on ne peut pas vivre et être en bonne santé sans valeurs.

« Soyez comme l'arbre, changez vos feuilles, mais jamais vos racines. Vous pouvez changer vos opinions, mais jamais vos principes », disait Victor Hugo ; « Il faut savoir » chantait Charles Aznavour : « Il faut savoir encore sourire / Quand le malheur s'est retiré / Et qu'il ne reste que le pire / dans une vie bête à pleurer / Il faut savoir coûte que coûte... ».

« Mais si le but poursuivi était, non de rester vivant, mais de rester humain... » George Orwell (« 1984 »

CHAPITRE VII

LA SANTÉ ENTRE INNÉISME, APPRENTISSAGE ET TRANSMISSION DES VALEURS

Les valeurs sont-elles innées ou acquises. Comment se transmettent-elles, et comment se partagent -elles ?

S'agissant de la santé, il ne fait aucun doute que l'action sanitaire et l'action sociale reposent sur des valeurs scientifiques, techniques et humanistes indissociables, qui sont une source inépuisable de principes individuels et collectifs sans lesquels aucune politique de santé ne peut être concevable ni construite. Soigner est « le premier art de la vie » : Marie-Françoise Collière (*cf. supra,* Introduction) en a convaincu des générations entières de soignants… qui le savaient déjà empiriquement et ont appris, avec elle, à mieux comprendre ce qu'ils faisaient *de* et *dans* leurs professions, dont le sens est la préservation qualitative et durable de la condition humaine.

Mais, comme toute source, celle des valeurs de la santé, source de vie, coule au gré des saisons et des climats (*le contexte* local et global) en protégeant les hommes qui la préservent instinctivement comme leur plus grand bien. La *santé-état* (le déterminant) enrichit la *santé-institution* (le déterminé), et s'enrichit avec elle d'une oscillation à l'autre de son jaillissement spontané jusqu'au tarissement qui la menace. Cela participe de la *loi du tout ou rien* ou y ressemble en tous cas, puisque la santé du corps, de l'esprit et de l'âme est la génitrice des valeurs en soi. Celles dont on possède la première goutte, le germe, à la naissance : genèse naturelle de l'instinct, mais qu'il faut sans cesse apprendre et réapprendre à connaître et à respecter au fil de l'expérience. Celle d'où découlent toutes les autres valeurs que l'homme, malade ou en santé, entretient pour vivre, penser et exister en soi-même comme en société.

Santé, valeurs et *société* forment une « trialectique systémique » de *l'être*, du *faire* et du *devenir* dirait J.L. Le Moigne[167] ; une *trinité* peut-on entendre, bref une *trilogie*, selon laquelle ces trois substances en relation directe avec l'*éducation*, sont (dans l'esprit même des multiples chartes des Nations Unies

167 Dans son ouvrage : *La Théorie du Système Général, Théorie de la modélisation*, J.-L. Le Moigne (1984, pp. 63-64), décrit les trois aspects différents et complémentaires d'une « triangulation systémique », où traiter la complexité passe par la nécessité de contextualiser en respectant les échelles de la réalité observée : 1) *l'aspect structural* ou ontologique : ce que le système EST) ; 2) *l'aspect fonctionnel et ses finalités* (ce que le système FAIT) ; et 3) *l'aspect génétique* ou historique (ce que le système DEVIENT).

et de l'OMS) consubstantielles pour se soutenir entre elles et alimenter leur source de vie commune.

La santé est une valeur en soi. Une « valeur écologique » qui unit l'homme et la terre, dès l'origine à travers un corps de principes inquantifiables, mais qui procède, comme le corps humain composé de 70% d'eau, d'une forme d'hydrisme allégorique : *l'hydrisme des valeurs*, qui serait peut-on penser un composé de matière et d'esprit, l'une et l'autre, indispensables à la vie. Mais l'eau n'est pas qu'un symbole[168]. D'un point de vue écologique elle ne cesse d'inquiéter avec le changement climatique et ses vagues de chaleur, par exemple, qui ont tué 15.OOO personnes en Europe (source OMS/COP27 sur le climat, 07/11/22). Et il faut désormais rationner l'eau, comme l'électricité dans les villes et les campagnes. La santé est une valeur, l'eau aussi. Différentes, mais complémentaires, elles ne sont pas réductibles l'une à l'autre. Et il faudra bien des « valeurs » et bien des comportements vertueux, pour tenir les équilibres indispensables à la vie, d'une sphère à l'autre à travers lesquelles elles se propagent dans l'interdépendance de leurs déterminismes respectifs entre la *biosphère*, la *psychosphère*, la *sociosphère* et la *noosphère*[169]. Les famines ne sont pas que des vestiges du passé appelés à disparaître par magie. Elles font un retour en force au XXIe siècle, et l'épidémie de Covid-19, qui a fait passer l'insécurité alimentaire critique de 135 à 280 millions d'individus, n'arrange pas les choses de ce point de vue. De tout temps, ces drames que les guerres transforment en tragédies, rappelle que la sécheresse, les famines, les génocides et les épidémies sont les pires fléaux qui affligent l'humanité. Autant que le pouvoir de l'homme sur l'homme, quand il produit lui-même les contre-valeurs à l'origine de ces fléaux.

---

168 On peut dire que l'eau est un *objet métaphorique* au sens de la théorie des thérapies familiales systémiques qui définit tout objet de ce type comme « l'explication matérielle donnée en séance par le thérapeute, d'une métaphore verbale ». Celle-ci consiste en un objet concret choisi « pour représenter des relations et des règles, des comportements de la famille ou de l'un de ses membres » au cours de la crise familiale. L'idée de l'eau à propos des valeurs, signifie le caractère naturel, fluide et vital de l'objet signifié, tel qu'il est mis en pratique dans de nombreux rites festifs, religieux ou purificateurs. Mais la réalité de l'eau, quand elle vient à manquer, est tragique pour la santé comme cet été 2022 où les vagues de chaleurs dues au réchauffement climatique ont provoqué des restrictions d'eau dans plus de 700 communes en France.

169 *Cf.* E. Morin : *La Méthode 4. Les Idées, leur habitat, leur vie, leur mœurs, leur organisation*. Paris, Seuil, 1991.

Raisonnable parce qu'elles rassemblent pour les justes causes de la vie en société, et « réseau-nable » [170] parce qu'elles relient les composantes essentielles de la vie psychologique, sociale et humaine, les valeurs constituent un système de pensée et d'action qui dresse ses propres lignes de conduites vertueuses pour peu qu'on les intègre et qu'on les respecte. Le rapport à l'éthique, à l'éducation, à la formation et à la culture est évident. Mais complexe et déroutant comme le feu, les valeurs, symbolisent aussi bien la purification par la compréhension (dans sa forme spirituelle en magnifiant la lumière et la vérité), que la passion criminelle des incendiaires et des assassins (qui ont eux aussi leurs systèmes de valeurs).

I. LA SANTÉ : UNE CULTURE SANITAIRE ET SOCIALE, AUX ACTEURS MULTIPLES ET FONCTIONS ENCHEVÊTRÉES

Toute approche de la culture, réfère et se réfère (*cf. supra,* chap. III.V.) aux *acteurs* qui la produisent, relativement à un contexte social et sociétal où des valeurs agissent en temps réel et différé car l'acteur est dans le système, qui est dans l'acteur[171]. Mais, il n'existe aucun système stable et absolu dans la durée. Le théorème de Gödel[172], que rappelle E. Morin le démontre : « aucun système n'est capable de s'auto-expliquer totalement lui-même ni de s'auto-prouver totalement lui-même » (1992, p. 102). Si bien que l'on ne peut que conjecturer : « Pourquoi notre système de santé qui, au début de ce siècle, fut classé comme le meilleur du monde s'est-il à ce point détérioré ? » : c'est précisément la question à laquelle essaye de répondre J. de Kervasdoué, en partant du constat que la « détérioration de l'accès aux soins en France s'explique par de très nombreux facteurs » et par le manque de vision actuel qui ne prête pas à l'optimisme »[173].

Aussi peut-on s'inquiéter, à l'heure de l'industrialisation de la médecine, que des enfants interrogent leurs parents : « Dis papa, c'est quoi un humaniste, c'est quoi les valeurs ? » (*cf. infra*, Chap. VIII, III.3.). Il y a quatre-vingts ans A. de Saint-Exupéry faisait dire au petit Prince : « Sil vous plaît… Dessine-moi un mouton ! ». Après quoi, le petit prince demande à l'aviateur si un

---

[170] *Cf.* L. Naccache : *L'homme réseau-nable, Du microcosme cérébral au macrocosme social*. Paris, Odile-Jacob (Sciences), 2015.

[171] Selon les trois principes de la complexité, énoncés par E. Morin : *dialogique, récursif, et hologrammatique* (1992, pp. 99-102).

[172] Théorème de l'incomplétude étendu à tout système logique, qui envisage mathématiquement les combinaisons possibles à partir d'un énoncé : le vrai et le prouvable, le vrai et le non-prouvable, le faux et le prouvable, le faux et le non-prouvable.

[173] *Le Point* : Chronique, Débats abonnés, 08/11/2022.

mouton mange des fleurs, lequel répond « oui, même les fleurs qui ont des épines ».

I.1. Les acteurs

1) *L'acteur*. Si pour le psychologue et le psychosociologue, *l'acteur* est une *personne*, un sujet qui dit « je », il est pour le sociologue le premier *acteur social* c'est-à-dire un *individu*, du fait des relations sociales qu'il crée et qui le créent en lui permettant de se construire lui-même. Ainsi, une même personne peut être *acteur social* dans différents domaines de socialisation et y jouer plusieurs rôles, c'est-à-dire agir sur des pratiques, des conduites, des modèles culturels, des valeurs de la société, des règles, des normes sociales, des codes mythiques ou symboliques, qui déterminent ses ajustements singuliers à son environnement. On retrouve à ce carrefour de rôles et de statuts la définition de *la personnalité* de G. W. Allport (*cf. supra,* Chap. II., I.2.) Ce qui explique que *la socialisation* est synonyme d'intégration, d'assimilation, d'acculturation et donc d'*identité sociale* et *d'intégration à la société*. Bref, c'est tout cet *édifice bio-psycho-anthropo-sociologique*, intime, social et sociétal, qui constitue *l'acteur*, celui-là même que la pandémie nous a révélé comme étouffant derrière le masque et les confinements répétés dans l'œuf de la démocratie sanitaire et sociale, tout en devant réapprendre à vivre en lui-même et à respirer avec les autres, socialement et écologiquement parlant. De là, la notion de c*onstruction auto, co et écosystémique*[174] des valeurs de la santé, celles qui aident à prendre soin de soi (*se soigner* et *se faire soigner*) et des autres (*soigner*). Capacité des hommes et dynamique sociale par excellence, les valeurs de la santé habitent *la niche écologique* [175] et

---

[174] L'*écologie* désigne la science qui étudie les interactions entre un organisme vivant (minéral, organique et social) et son milieu naturel ; l'*environnement* fait référence au cadre naturel avec lequel l'homme interagit et sur lequel ses activités ont un impact réel. *L'environnement écologique* correspond à tous les environnements naturels et aux conditions dans lesquelles les choses se développent et agissent interactivement avec la terre. « Ces conditions incluent des unités complètes de paysage qui fonctionnent naturellement sans une intervention humaine majeure », précisent les définitions classiques.

L'*écologie sociale* est l'étude des relations entre les personnes et leur environnement, généralement dans l'interdépendance des personnes, des collectifs et des institutions. Attribuée à Murray Bookchin, c'est une théorie sur la relation entre les problèmes écologiques et sociaux, où les valeurs de la santé, qu'elles soient déterminantes ou déterminées, jouent un rôle essentiel.

[175] Le concept de *niche écologique* est issu des théories de l'écologie (interactions des êtres vivants entre eux et avec leur milieu. Il existe plusieurs acceptions dans l'usage de ce concept : *niche de Grinnel* (facteurs biotiques et abiotiques) ; *niche d'Elton* (niche fonctionnelle qui situe la place des

civilisationnelle qui abrite l'humanité, qui ne peut pas ne pas avoir à se soucier de leur existence, quelle que soit la forme sous laquelle elles se profilent.

2) ***L'acteur social***, en sociologie de la santé est un *individu* (usager, patient, malade), un *groupe* (équipe administrative, médicale, soignante, etc.), une *association* (sociale, culturelle, etc.) ou une *organisation* qui intervient dans l'espace matériel et social de la santé (*l'institution*). L'acteur social agit de manière consciente, intentionnelle et rationnelle, pour défendre des intérêts collectifs ou atteindre un objectif social déterminé. Il agit en interaction avec les autres acteurs sociaux concernés. L'acteur social est l'agent d'un système normé et organisé au sein duquel il évolue en développant ses stratégies conformes à celles de son groupe pour s'adapter aux contraintes des tâches et des règles, dans un univers d'incertitudes où il cherche à préserver son autonomie et à défendre sa liberté[176]. Ici aussi, la sociologie est aux avant-postes pour décortiquer la santé en termes d'action individuelle et collective en général, et de rapports aux démocraties sanitaire et sociale en particulier. Demain, peut-être, de nouveaux chapitres d'une morale multivariée s'ouvriront-ils sur une pragmatique et une *éthique civique*, que l'expérience de la pandémie servira à mettre sur de bons rails. Du moins, peut-on l'espérer et agir en conséquence !

Dire que la pandémie est un *facteur de socialisation* à travers l'épreuve est une incantation. Mais une espérance utile, une intention pour énergétiser les consciences, harmoniser, donner un nouvel élan au sens où *les socioanalystes* disent qu'avant de soigner les malades, il faudrait d'abord « soigner l'hôpital », et que *les économistes* démontrent que si la santé doit être rationnée, c'est parce qu'elle est, elle aussi, « un mal qui se soigne ». Ainsi avec la pandémie a-t-on appris à respecter les mesures d'hygiène et à accepter la vaccination, quel que soit le doute personnel légitime ou l'influence des attitudes de soumission volontaire (qui ont la valeur de n'en être pas une). On peut y voir, en restant moraliste sans être moralisateur, la manifestation d'une *prise de conscience démocratique*, mûrie par l'expérience des contraintes partagées. Chacun, dans le malheur et l'adversité, peut grandir et se grandir en s'adaptant au mouvement de la majorité avec laquelle se joue le résultat de la stratégie collective choisie, elle-même confrontée au risque de se tromper. Dépasser l'égoïsme et les incertitudes, évoluer vers l'altruisme, c'est renforcer le *sentiment d'appartenance*, premier atome de l'humanisme, disent les optimistes. Mais qui peut savoir qui, des optimistes ou des pessimistes,

---

espèces dans les chaînes trophiques et les micro-habitats), etc. Dans le domaine de l'agriculture, E.P. Odum s'intéresse aux *agroécosystèmes,* domestiqués par l'homme pour exploiter la matière organique à des fins alimentaires.

176 *Cf.* M. Crozier et E. Friedberg, *L'acteur et le système*, 1997.

lesquels ont raison ? Et raison d'avoir raison de quoi, pour quoi et à quel moment, avant, pendant ou après la crise ?

3) L'acteur, « observateur-participant » et le milieu où il agit. Le fait est que les valeurs de la santé, valeurs scientifiques, techniques, médicales, sociales, culturelles, éducatives, morales, organisationnelles, administratives, politiques, économiques, etc., sont partout et perpétuellement mises au défi s'ordonner et s'agréger sur le terrain. De la prévention des maladies jusqu'au au lit du malade comme au poste de travail dans un bloc opératoire, dans un ESAT (établissement et service d'aide par le travail), ou dans une EHPAD (Établissement d'hébergement pour personnes âgées dépendantes), la *réification*[177] des usagers, patients ou personnes aidées et accompagnées, devient trop souvent réelle dans ces milieux, où le système est incapable – à son corps défendant – de maintenir l'usager dans son *unité bio-anthropo-psycho-sociale.* « Chosifiée », la personne humaine n'est dans le système de la santé aujourd'hui industrialisé, qu'un individu, que l'organisation sous tensions lance dans les arcanes de ces usines thérapeutiques que sont devenus les hôpitaux dont on a tant besoin, de spécialiste en spécialiste, *dossier médical partagé* en main ou à l'écran, de consultation en consultation et d'ordonnances en ordonnances, dans des parcours de soins, de placements, d'aides variées et d'accompagnements multiples à en perdre l'espoir et la raison. Et, parfois même, son identité. M.F. Collière l'a bien observé, sa carrière durant : « Le concept d'identité recouvre le champ des rapports humains où le sujet s'efforce d'opérer une synthèse entre les forces internes et les forces externes de son action entre ce qu'il est pour lui et pour les autres » (1992, p. 235).

Urgences saturées, services de réanimation asphyxiés, hôpitaux psychiatriques en détresse, EHPAD surcontaminés et interdits aux familles, peur de la pénurie de médicaments, la pandémie vécue du Covid nous a déjà donné la mesure des restructurations nécessaires en termes de moyens matériels et financiers pour ne pas ajouter de crises à la crise. Mais elle montre surtout, à l'évidence, le malaise et les dysfonctionnements du système de santé en termes de gestion des *ressources humaines* dans ce milieu d'hommes et de femmes au service *d'alter-egos.* D'*autres soi-même* dans la rencontre avec pour corollaire celui du respect, de la confiance et de la considération

---

[177] En philosophie, la *réification* est le « processus de transformation de quelque chose de mouvant, de dynamique en être fixe et statique » (Larousse). D'un point de vue sociologique et politique, la réification désigne le rapport social, qui transforme le sujet d'une relation humaine en « chose », c'est-à-dire en « système apparemment indépendant de ceux pour lesquels ce processus s'est effectué. » (Larousse). Cette acception du concept est due à Marx et a été développée par Lukács.

réciproque entre les usagers et les professionnels qui les accueillent dans l'intersubjectivité pour prendre soin de chacun en l'accompagnant dans la souffrance et la dépendance comme dans la maladie. Maladie dont l'imaginaire collectif, qu'entretient quotidiennement « la banalisation du pire », se complaît à croire que la science en viendra un jour, sinon à bout, du moins qu'elle trouvera toujours les moyens de solutions miraculeuses. Entre le réel et l'imaginaire, le miracle de la Médecine, est tout un symbole des modernités qui se succèdent depuis l'Antiquité, avec ses avantages et ses inconvénients.

Complexe, le problème est réel et nous sommes tous les acteurs de cette réalité, que nous vivons ensemble et observons avec plus ou moins d'implication et de discernement en fonction des circonstances. Plus que de simples acteurs, nous sommes des *observateurs participants* de notre propre santé autant que de celle des autres dans le monde où nous vivons.

L'acteur, observateur participant, c'est la personne, acteur individuel et acteur social en même temps. Mais c'est aussi et surtout, quand il n'est ni passif ni soumis, l'acteur que le flot des valeurs qu'il garde en tête et qu'il répercute autour de lui, marque du sceau de son empreinte. Être acteur, c'est communiquer. Et selon l'aphorisme de Paul Watzlawick, « On ne peut pas ne pas communiquer » de même que, du biologique au social, « on ne peut pas ne pas organiser » (Jay Haley et G. Bateson). La *niche* des valeurs de la santé, c'est le système sanitaire et social institutionnalisé plus la nature, plus la culture.

Mais les systèmes de valeurs consomment de l'énergie et engagent. C'est pourquoi ils sont travail et intelligence à la fois. Si bien que s'agissant des valeurs, celles que l'on choisit pour trancher entre contrainte et liberté, dépendance et autonomie, il convient de retenir que tout acteur confronté à des valeurs, les siennes et celles des autres, est un observateur en puissance avant même de décider et d'agir. Un observateur au sens de la méthode des thérapies familiales systémiques, qui sont sensibles, en théorie comme en pratique, aux jeux relationnels et interrelationnels entre les membres de tout groupe (famille, travail, communauté, société, etc.) dont les dysfonctionnements alertent, et qu'il est à la fois humain de traiter et social de prendre en charge.

Comme dans tout groupe, clan, équipe, organisation, institution, chaque acteur est observateur de lui-même et des autres. L'acteur est au centre du système qu'il observe et qui l'observe dans un champ dynamique qu'orchestrent les valeurs. Engagé dans le champ de son action thérapeutique, le psychiatre ou le psychothérapeute est, dans le domaine des thérapies familiales systémiques, un « observateur participant », particulièrement attentif aux dysfonctionnements du groupe et des valeurs qui l'animent et des contre-valeurs ou anti-valeurs qui le perturbent. Lorsqu'il travaille, l'intervenant est intégré à la vie de la famille où du groupe auprès duquel il intervient. Il en subit la « contamination », a tel point qu'il est requis de mettre en place l'aide d'un *superviseur* car le principe est que, pour comprendre la situation familiale, le thérapeute vise à s'observer lui-même en observant le groupe. Il fait l'expérience des tensions et des influences pathogènes à travers ce qu'il ressent (confusion, irritation, ralentissement, etc.). Il affûte les informations relationnelles qu'il reçoit, perçoit et interprète. Il fait en sorte de les ajuster à la réalité. Bref, il travaille lui aussi, au sein de la famille, avec et sur des valeurs. Sans même les nommer, car il les vit. Il les vit personnellement et professionnellement dans cette *microsociété*.

L'observation participante ouvre la voie à une *vision syncrétique* des valeurs. De manière globale, vécue et indifférenciée, elle permet de cumuler plusieurs fonctions de réflexion (axiologie des *épistémès)* et d'action (praxéologie des *pragmatikés*) complémentaires. Exercice et discipline à la fois du réel et du vrai, fondés sur une perception globale de l'entourage et du monde extérieur, elle est synonyme de *reliance sociale* et de *congruence humaine*. Car être congruent c'est être connecté à des valeurs profondes, des besoins, des émotions, des affects, et les exprimer sans faux-semblant, à travers nos attitudes et nos comportements.

I.2. Le système

Comment les valeurs prennent-elles vie et s'enracinent-elles dans les cultures générales et professionnelles, quand on les regarde sous le filtre des systèmes de systèmes que la *sociologie de l'action* (*organisée-organisante*) étudie, en dehors des mirages d'une « rationalité totalitaire et opportuniste », comme l'ont théorisé M. Crozier et E. Friedberg dans *L'acteur et le système* (1977). Globalement, le système de santé s'incarne dans l'institution. *L'institution*, c'est l'ensemble des moyens (humains, scientifiques, techniques, matériels, économiques, financiers, juridiques, etc.), que l*'organisation* met en œuvre en termes de de gouvernance selon le principe de la rétroaction organisationnelle (*Fig. 10*).

Personnage clé, parce que seul avec les valeurs qu'il incarne au sein des groupes de proximité au travail, à l'interface de finalités et intérêts plus ou moins divergents et contradictoires des différents projets institutionnels qui se répercutent au sein des équipes, le *professionnel de santé* peut se définir, à la fois, comme *l'homme de l'action*, *l'homme de la poïèsis* et *l'homme de la praxis,* si on lui applique le cadre d'analyse de Hanna Arendt quand, dans la *Condition de l'homme moderne* (*op. cit.*), elle distingue *l'activité*, *l'œuvre* et *l'action*.

– *L'homme (la femme) de l'action sanitaire et/ou sociale, c'est l'acteur-observateur-participant, l'acteur* du «faire», indispensable à l'exécution des rôles sur le terrain de l'organisation, tel qu'on le retrouve chez H. Arendt quand elle parle du travail et de « l'homo laborans » attaché à son activité pour satisfaire ses besoins vitaux et sa sécurité en aidant à satisfaire ceux des autres, ce qui est une attitude d'acceptation de la pénibilité de la tâche.

– *L'homme de la poïèsis* (de *poiein* : faire au sens de créer) , c'est celui qui contribue à l'évolution du système global dans lequel il vit et du système local dans lequel il travaille, en coopérant aux missions de l'institution. La *poïèsis* est du domaine de l'œuvre et de l'instrumentalité. H. Arendt la définit comme de l'ordre de la « vie biographique » (bios). L'œuvre, selon Aristote, signifie que le faire est un moyen en vue d'une fin qui lui demeure extérieure. Si bien que l'œuvre quand elle n'est que du niveau de l'instrumentalité peut être conduite par des motivations personnelles différentes du but collectif en tombant dans un cercle de fins et des moyens où se perdent les valeurs.

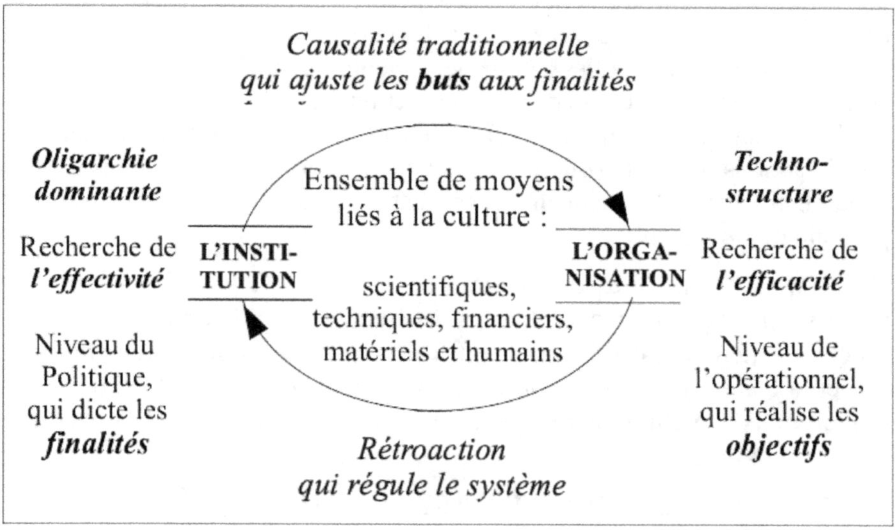

Fig. 10. *Le champ institutionnel des valeurs sur le fond de l'organisation qui les active et les transmet*

– L'*homme de la praxis,* garant et porteur des valeurs de l'institution dont il est un agent est celui du *bios politikos.* La *praxis* ne s'épuise pas dans la production, elle demeure tout entière dans le sujet. Pour Aristote, la vue trouve sa fin dans la vision ; elle est tout entière dans le sujet qui voit, et échappe alors à la catégorie des relations entre les fins et les moyens. Le champ de la *praxis* est le lieu de l'excellence humaine parce qu'elle est l'espace même du politique et des valeurs qui peuvent en découler.

Ces trois figures cardinales : *l'homme de l'action*, *l'homme de la poïèsis* et *l'homme de la praxis*, représentatives de la réalité du monde du travail en général, permettent de dresser autour de ce modèle un profil du professionnel de la santé, en particulier. Un *modèle systémique*, entre statut, rôle et fonction, pour souligner que *l'acteur professionnel* est, au sein de la réalité complexe que représente la Santé, davantage qu'un simple agent. Il est *un médiateur* objectif sur le plan technique, tout en étant *une personne* animée de ses propres valeurs sur le plan des relations intersubjectives, de professionnel à professionnel et de professionnel à usager, au sein du système unifié de la santé. Soit, un système de cultures différentes et complémentaires, locales et globales qui le créent, d'actions en expériences et de cultures en savoirs et compréhension, dans sa totalité objective et subjective.

En psychosociologie, *statut*, *rôle* et *fonction* sont trois concepts inséparables : a) le *statut* détermine l'ensemble du ou des *rôles ;* b) *les rôles sont* en adéquation avec les normes du groupe professionnel ; et c) la *fonction* est synonyme des opérations qui déterminent la place de l'agent dans une organisation. Elle consiste en la *contribution compétente et motivée* qu'apporte cet agent à l'action du groupe professionnel et social dont il fait partie. Si bien que *la fonction* est liée à des choix de comportements qui jouent sur des valeurs individuelles : choix de l'orientation professionnelle, choix des conduites au travail et choix de vie, en fonction d'attitudes personnelles basées sur les principes de l'équilibre entre la satisfaction espérée au travail et les insatisfactions rejetées. Tout le débat actuel des professionnels de la santé en général, et la crise des médecins généralistes en particulier, reposent sur cette problématique majeure.

Bref on est là au cœur du système de la santé, où *la valeur travail* des professionnels et la réactivité des usagers est co-déterminante du bon fonctionnement de l'organisation, entre *la variété des besoins personnels* des uns et la *complexité des comportements à flux tendus* des autres, dans leurs rapports aux structures partagées de l'institution publique, parapublique et libérale du système de santé.

II. LE TRAVAIL EN ÉQUIPE ET SES VALEURS

Archétype d'une institution organisée en fonction des valeurs de la santé, et fruit d'un long apprentissage des *savoirs* (les connaissances), *savoirs-faire* (les pratiques) et *savoir-être* (les attitudes et le savoir devenir), *le travail en équipe* n'est pas l'apanage exclusif du monde de la santé. Mais il y puise à travers ses enjeux sanitaires et sociaux la sagesse morale et intellectuelle, la probité et l'excellence humaine qui, si ces valeurs sont *a priori* le fait de toute organisation, touchent à une obligation technique et éthique particulière de qualité des soins, tendue entre le corps et l'esprit en termes de traitements et de d'assistance à autrui, dans le cadre de services dont la mission, la finalité, les buts et les objectifs sont de promouvoir la vie. La vie et la santé qui, ensemble ou séparées, ne sont ni un bien, ni un produit de consommation, mais un espace de transition et de transcendance.

La psychiatrie a, de façon quasi emblématique, subi de nombreuses influences depuis l'asile d'autrefois, l'abolition de l'électrochoc, le mouvement de l'antipsychiatrie et la mise en place de la sectorisation. Comme d'autres disciplines médicales et médico-sociales, elle est par son objet toujours restée très proche, humainement et socialement parlant, du malade et de la maladie. En tendant, notamment, à s'organiser de l'intérieur des établissements pour mieux agir au dehors, avant même que le concept de *gouvernance*, ne gagne le monde rationaliste du travail et de l'entreprise.

II. 1. L'exemple de la neuropsychiatrie et de la psychiatrie

Savoirs, altruisme, solidarité, engagement, proximité relationnelle, soutien, aide, accompagnement, sont autant de valeurs incontour-nables dans les professions de santé en général et dans le domaine de la neuropsychiatrie, de la psychiatrie générale et de la psychiatrie sociale en particulier[178]. À l'interface entre l'action sanitaire et l'action sociale, les équipes neuropsychiatriques ont du sens et du poids en termes de valeurs. À la fois pour les professionnels qui y exercent, pour les personnes dont elles prennent soin, et pour la société, qui délègue à chacun sa place, ses rôles et ses fonctions dans le système social et sociétal.

Reflet de la société, la psychiatrie n'échappe pas aux *crises* qui ébranlent le monde et la société. On en parle peu malgré les éloges que l'on en fait (*cf.* F. Jeanson, 1979). Et, dans ce contexte, les équipes de santé mentale sont en difficulté aggravée pour survivre et se développer. Il se confirme que l'on pilote aujourd'hui les établissements de santé mentale par les structures administratives et hiérarchiques, plus que par les processus relationnels et sociaux. On masque ainsi leur véritable dimension humaine, du double point de vue des personnes qu'on y accueille et de celles qui y travaillent. L'équipe de santé mentale, *pluridisciplinaire et pluriprofessionnelle* est ici, plus qu'ailleurs, au cœur d'un système *sociotechnique complexifié par l'organisation.*

L'intérêt de la notion de *gouvernance* appliquée à l'équipe, est qu'elle prend corps autour l'idée du besoin d'ajustement permanent d'un projet local au sein d'une organisation globale, active (*organis-action*) et créative (*cré-active*). C'est du moins l'interprétation que l'on peut faire en analysant les trois démarches emblématiques de l'évolution de la psychiatrie moderne, en termes de stratégies fondées sur des valeurs médicales, psychologiques et sociales. Valeurs personnelles et professionnelles toujours en peine de reconnaissance au sein de l'institution psychiatrique confrontée aux missions de santé

---

[178] « La psychiatrie sociale est une branche de la psychiatrie qui se concentre sur le contexte interpersonnel et culturel des troubles mentaux et du bien-être mental. » (Wikipédia). Mal connue du grand public, elle occupe cet espace important de la vie en société auquel se consacrent des équipes professionnelles et bénévoles, qui, dans l'ombre, s'organisent et survivent grâce aux compétences et valeurs qui les animent.

publique que la société lui assigne. Ainsi, pour approcher la question des valeurs en termes de ressources humaines, les modèles socio-historiques du travail en équipe sont éclairants. Trois modèles, animés des mêmes valeurs de la médecine et de la santé évoquent la réalité d'une quête permanente de savoirs théoriques et pratiques adaptés aux besoins de la psychiatrie moderne entre les différences et les complémentarités des cultures professionnelles selon le milieu.

1. L'équipe et la *psycho-pédagogie médico-sociale* de R. Lafon

Dans les années 1950, Robert Lafon avait déjà le sentiment de l'émiettement des disciplines dans le champ psychiatrique. Pionnier de la neuropsychiatrie infantile à l'Université de Montpellier, il avait forgé le concept rassembleur de « psycho-pédagogie médico-sociale » dont il fit aussi le titre d'un ouvrage (1950) qui s'inscrit dans la ligne d'un véritable esprit de *gouvernance pluridisciplinaire* avant l'heure : « Le titre compliqué de ce petit livre peut surprendre - écrit-il - ; il correspond cependant à un esprit, qu'avec d'autres, nous nous efforçons de créer et de développer en vue d'une meilleure action humaine » (*op. cit.*, p. 1). Et de préciser : « L'ambition n'est pas d'apporter une doctrine et des méthodes nouvelles, mais d'introduire, dans les interventions, que nous nous croyons autorisés à faire sur les autres, une attitude nouvelle de coopération des pensées, des doctrines, des sciences, des disciplines, des techniques et des actions. » (*ibid.*).

Bâtie sur ces bases, *la* ***psycho-pédagogie médico-sociale*** (PPMS) a pour but essentiel la protection de l'enfance inadaptée ; plus tard, consciente de l'évolution des connaissances, elle généralisera son intervention à la santé mentale et à l'éducation spécialisée. À y regarder de près cette définition s'inscrit bien dans le paradigme systémique de la complexité : « *La psycho-pédagogie médico-sociale* n'est pas une science nouvelle. C'est un état d'esprit, une attitude et une action d'équipe devant l'infinie variété des problèmes soulevés par les influences réciproques de l'individu et de la collectivité, et, plus particulièrement, de l'individu en difficulté de vie et d'adaptation dans une collectivité qui se croit définitivement structurée, organisée et équilibrée, mais qui est, elle aussi, en perpétuel devenir. » (*ibid.*, p. 5). Ainsi, R. Lafon a usé du *macroscope* avant même que J. de Rosnay ne théorise le concept. Globalement, la PPMS, c'est une doctrine en trois points (*ibid.,* p. 6) :

1) « Âme du travail en équipe du psychologue, du pédagogue, de l'assistant social et du médecin, la *psycho-pédagogie médico-sociale* se trouve à un carrefour des doctrines, des sciences, des pratiques et des attributions ».

2) Elle intéresse également les sociologues, les juristes, les criminologues, les législateurs et tous ceux qui participent, même pour une part très minime, à l'organisation, à l'orientation et à la défense de la vie individuelle et collective ».

3) « Elle s'efforce, sans négliger les recherches philosophiques ou scientifiques et sans sous-estimer la valeur de l'intuition, de l'acquisition empirique et du sens clinique, de mettre à la disposition de ceux-ci et de ceux-là un vocabulaire, des instruments de travail, des techniques d'analyse et de synthèse et des moyens d'action analogues, simples et pratiques, à la portée de tous ».

Cette démarche est pluridisciplinaire au sens de la définition de B. Nicolescu : « La pluridisciplinarité concerne l'étude d'un objet d'une seule et même discipline par plusieurs disciplines à la fois. » (1996, p.64). Vue sous cet angle, la neuropsychiatrie est riche du croisement de plusieurs disciplines et aboutit à la notion *d'équipe psychopédagogique médico-sociale* qui reflète la structure, la fonction et la genèse (*triangulation* de Le Moigne) du système au sein duquel elle est intégrée. Mais comme, l'explique B. Nicolescu, la démarche pluridisciplinaire, si elle déborde les disciplines, reste, dans sa finalité, « inscrite dans le cadre de la recherche disciplinaire » (*ibid.*, p. 65), en l'occurrence ici, la neuropsychiatrie, discipline unifiée, très imprégnée du modèle biomédical d'avant 1968.

De fait, si le modèle à double vocation pédagogique (pour le patient et pour l'équipe) de R. Lafon, fondé sur la recherche épistémologique et opérationnelle, est pertinent et fécond, il est assez unique en France, à son époque où les pratiques restent *juxtadisciplinaires,* c'est-à-dire faites d'interventions diverses de la part de professionnels qui se côtoient sans pour autant franchir les frontières de leurs spécialités cloisonnées et hiérarchisées.

2. Le travail interdisciplinaire en équipe, selon Michel Lemay

A travers l'analyse des « réalités et des exigences du travail en équipe », M. Lemay, lorsqu'il est encore médecin-chef du Centre régional pour l'Enfance et l'Adolescence inadaptée de Bretagne, avant de devenir professeur de psychiatrie au Québec, s'intéresse à l'éducation spécialisée. J'ai eu la chance de le connaître comme enseignant pendant ma formation à l'École nationale de la santé publique à Rennes, en 1971. Pour lui, « l'action éducative est réellement le fruit d'une participation commune » (1968, p. 83). Son souci de la qualité et de la productivité des relations au travail est manifeste : « L'atmosphère dans laquelle s'effectue le travail est certainement l'un des facteurs les plus importants pour assurer la réussite d'une rééducation. L'éducateur doit se sentir à la fois dirigé et libre. Cela suppose un véritable travail d'équipe qui, loin d'être paralysant, est une source perpétuelle d'enrichissement. » (*ibid.*, p. 82).

Tout au long d'une œuvre construite dans la recherche-action au sein d'établissements variés, M. Lemay s'est toujours efforcé – à l'instar R. Lafon, mais de façon plus centrée sur les relations sociales – de concevoir l'institution psychiatrique comme « apprenante », au sens où Alain Bouvier éclaire la relation entre management et sciences cognitives en y impliquant la notion de *gouvernance* en tant que processus régulateur : « Dans un système apprenant, la régulation cherche à faire de toute action une occasion d'apprentissage pour les acteurs, les sous-systèmes et les systèmes. » (2004, p. 79).

On retrouve dans la conception de « l'équipe » chez M. Lemay ce souci de saisir l'opportunité d'une institution s'ouvrant sur la cité en s'attachant à développer sa communication interne et externe. D'où son projet d'exploiter toutes les possibilités de rendre la collectivité efficace en veillant à la consistance des groupes au travail, grâce à l'attention portée aux relations et interactions entre leurs membres. Outre les interactions concrètes et opératoires, ce qui intéresse M. Lemay, c'est l'enrichissement mutuel, *les valeurs*, que les professionnels peuvent s'apporter les uns aux autres sur le plan social (en termes d'attitudes, de motivations et de valeurs partagées) comme sur le plan technique (en termes de compétences, de capacités et d'habiletés). Sa conception est humaniste autant que méthodologique. C'est pourquoi le terme d'***interdisciplinarité*** revient avec une fréquence régulière dans ses travaux, au sens même de Basarab Nicolescu : « L'interdisciplinarité a une ambition différente de celle de la pluridisciplinarité. Elle concerne le transfert des méthodes d'une discipline à l'autre. » (1996, p. 65). Transversalisation de méthodes et transferts d'attitudes au travail, qui sont le fondement de la recherche clinique et de l'action sur le terrain que M. Lemay a poursuivi de longues années avec ses équipes.

Certes, « Il n'est de richesse que d'hommes » ; M. Lemay en est convaincu, mais son souci est d'organiser les conditions de travail, en articulant les ressources individuelles et collectives. Il n'emploie pas le mot de *gouvernance*, mais, avant l'heure, il s'attache à concevoir un système de traitement efficace de la complexité croissante des problèmes de la psychiatrie, au sens où Ph. Moreau Desfarges définit aujourd'hui la *gouvernance globale* comme une dynamique où « l'équipe repose sur le travail en commun, subordonne le moi au nous, combat les narcissismes. En même temps [qu'elle] vit dans et par la compétition avec d'autres équipes. Compétition saine, où chacun, tour à tour, gagne ! » (2003, p.49).

3. Les équipes composites du courant des thérapies familiales systémiques, avec Jean-Claude Benoit

Avec le courant des thérapies familiales systémiques, l'équipe ne se décline plus au singulier, mais au pluriel ; elle porte en elle la perspective du besoin de passer d'une pluridisciplinarité qui se cherche et d'une interdisciplinarité problématique, à une transdisciplinarité fuyante, multidimensionnelle et pluri territoriale. Mais on fait néanmoins la nuance entre *équipe fonctionnelle, institutionnelle, soignante et systémique*. Dans leur *Dictionnaire clinique des thérapies familiales systémiques*, J.C. Benoit et al. s'attachent, en effet, à définir ces équipes. Partant du constat général que la multiplicité des intervenants reflète la complexité (épistémologique et méthodologique) des situations à l'entour des *patients désignés* dont ils assurent les soins, les articles de ce dictionnaire conduisent à comprendre le modèle des thérapies familiales systémiques et ses généralisations théorico-pratiques.

1/ A la base, il y a ***l'équipe fonctionnelle***. C'est celle qui, « dans les institutions importantes, associe des intervenants de statuts et de rôles différents, en référence avec un patient, pour participer au projet thérapeutique le concernant. Leur engagement dans le soin se définit dans une volonté commune d'animer le système thérapeutique ainsi créé, tenant compte en particulier des interférences avec la famille ou le réseau extérieur. Cette procédure permet d'échapper au poids habituel des lourdes hiérarchies, tout en acceptant les nécessaires définitions de la relation vis-à-vis des autres membres de l'institution.» (1988, p. 166).

2/ ***L'équipe institutionnelle*** représente « l'ensemble des intervenants aux rôles et aux statuts multiples travaillant dans une même institution, avec la même clientèle. La constitution de projets thérapeutiques individualisés vis-à-vis des patients ou des clients nécessite tant une organisation interne des relations (équipes fonctionnelles, méthodes des réunions), que la mise au point des contacts avec l'environnement (famille et réseaux personnels des patients et clients, structures administratives, autorités sociales, etc.). » (*ibid*, p. 166).

3/ ***L'équipe soignante***, correspond à une « expression de portée très générale dans les institutions psychiatriques, où en particulier le caractère pluriprofessionnel du groupe des soignants répond à la diversité des besoins thérapeutiques des patients. Les réunions de synthèse, et bien des modes de rencontre, permettent la cohérence des projets, évitant les désaccords en miroir et toutes autres formes de dysfonctionnement institutionnel, induits soit par la pathologie comportementale des patients, soit par les interférences des familles (collusion ou contamination), soit enfin par la multiplicité des buts de l'institution, par exemple la simultanéité des tâches de soin et de contrôle social. » (*ibid*, p. 166).

4/ Dans le prolongement des définitions précédentes, ***l'équipe*** est ainsi désignée comme ***systémique***, du fait que « l'un des traits les plus constants de l'approche systémique est constitué par la coopération de plusieurs intervenants face à la famille. Il peut s'agir de co-thérapie, de supervision, de consultation. La règle veut qu'une certaine cohérence idéologique existe dans l'équipe, qui d'ailleurs peut comporter un nombre notable de thérapeutes, associés dans une pratique ou encore dans une réflexion en commun. » (*ibid*, pp. 166-167). D'où les avantages de ce modèle d'action, qui exhibe :
a) des valeurs comportementales : « Les bénéfices de ces associations sont obtenus grâce à une suffisante compréhension réciproque, où la patience détermine des effets positifs dans le long terme. Sont également utiles : la reconnaissance des styles personnels, un effacement des différences hiérarchiques, les alternances de rôle dans les séances » (*ibid*, p. 166).

b) des valeurs d'efficacité : « Le travail en équipe systémique accroît la rigueur des méthodes d'intervention et confronte la famille à une structure complexe, en particulier dans les cas de familles gravement dysfonctionnelles, accoutumées à la disqualification des thérapeutes. Une équipe systémique peut maintenir la créativité de ses membres. Elle peut aussi être un organisme de recherches, ou de formation *in situ.* » (*ibid*, p.167).

Dans un tel contexte et sous de telles formes, où les différents niveaux de réalité (le patient, la famille, l'équipe, l'institution) interfèrent, le travail en équipe tend à devenir *transdisciplinaire*[179], au sens où B. Nicolescu précise que : « la transdisciplinarité concerne, comme le préfixe « trans » l'indique, ce qui est à la fois entre les disciplines, à travers les différentes disciplines et au-delà de toute discipline. Sa finalité est la compréhension du monde présent, dont un des impératifs est l'unité de la connaissance » (*op. cit*., p. 66). Comme avec M. Lemay j'ai eu le bonheur de me former aux côtés de J.C. Benoit, sous les auspices de l'ANFH (Association nationale pour la formation permanente du personnel hospitalier).

II.2. Les trois modes canoniques de gouvernance du travail en équipe de santé mentale (MGTE)

Si la psychiatrie a globalement évolué à travers des crises sanitaires et sociales successives, il en est localement de même de ses équipes soignantes. J.C. Benoit l'a analysé dans son ouvrage, *L'équipe dans la crise psychiatrique* : « Le terme de crise, si souvent utilisé dans notre société mondialisée, convient ainsi à ces périodes où, modestement dans un service psychiatrique, une étape de modernisation est décidée. Mixité des unités de soins, individualisation des prises en charge, différenciation des soignants, climat, sociothérapie, développement des interventions dans la ville, différents éléments s'associent pour changer ce service psychiatrique. » (1982, p. 15).

Derrière les désordres apparents de la psychiatrie et l'ordre latent du travail en équipe, on peut modéliser l'évolution des méthodes de *gouvernance* des équipes de santé mentale attachées aux différents systèmes de valeurs qui guident leurs projets au sein de l'institution psychiatrique, sous la forme du tableau ci-après (*Fig. 12*). Partant ainsi de la notion d'équipe *psycho-*

---

179 Rappel des définitions de base (B. Nicolescu, 1996) : 1) « La *pluridisciplinarité* concerne l'étude d'un objet d'une seule et même discipline par plusieurs disciplines à la fois. » (p. 64) ; 2) « L'*inter-disciplinarité* a une ambition différente de celle de la pluridisciplinarité. Elle concerne le transfert des méthodes d'une discipline à l'autre. » (p. 65) ; 3) « la *transdisciplinarité* concerne, comme le préfixe « trans » l'indique, ce qui est à la fois entre les disciplines, à travers les différentes disciplines et au-delà de toute discipline. Sa finalité est la compréhension du monde présent, dont un des impératifs est l'unité de la connaissance » (p. 66).

pédagogique médico-sociale chère à R. Lafon dans les années 1960-1970, de celle de *travail interdisciplinaire* de M. Lemay dans les années 1965-1975 et de celle de J.C. Benoit s'inspirant des *tactiques communautaires* des thérapies familiales systémiques (1970-1990), on peut concevoir que l'«efficacité générale» de l'institution s'incarne dans une dynamique, qui est à la fois :

- un ***prisme***, au travers duquel les membres de l'équipe appliquent les instructions officielles avec lucidité et discernement pour être efficaces au niveau de l'organisation (*MGTE 1*) ;

- un ***espace de liberté***, où l'équipe est conçue comme une *topique des valeurs* au sein de l'institution où chacun doit s'intégrer en faisant les apprentissages et les choix les plus pertinents pour être capable d'initiative, opérationnel et socialement créatif au sein du système sur le plan personnel et professionnel (*MGTE 2*) ;

- un "***contrat***", qui engage tous les partenaires de l'équipe sur le plan stratégique d'un point de vue *clinique* et *humain*, et *relationnel* et *réparateur* d'un point de vue social (*MGTE 3*).

En termes de *gouvernance*, le travail en équipe est lié, du global au local : a) au projet d'établissement qui fixe les priorités (*efficacité stratégique administrative*) ; b) au projet de service qui crée les outils (*efficacité organisationnelle*) ; et c) au projet de l'équipe qui, en ordonnant les priorités et perfectionnant les outils (*efficacité humaine*) détermine l'évolution de l'institution en créant les conditions favorables au développement de nouveaux projets.

Certes, « la nouvelle gouvernance » inspirée par « le plan Hôpital 2007 », est un pas en avant pour **renforcer la conscience des valeurs du *travail en équipe***, et grâce à cette culture, maintenant ancienne, elle est susceptible d'aboutir à une nouvelle conception du pilotage des rapports entre pouvoirs locaux et pouvoirs centraux. Certes, les valeurs les plus stables et durables de l'action sanitaire et sociale sont les valeurs humanistes. Elles jouent un rôle de gyroscope dans le domaine de la santé. Mais la réalité est ingrate, quand, au-delà des structures et des personnels de santé déjà éprouvés par le poids des charges à supporter, on considère, la croissance continue des drames et tragédies de la souffrance et de la maladie sous toutes leurs formes physique, mentale et sociale.

En termes de *gouvernance*, le travail en équipe est lié, du global au local : a) au projet d'établissement qui fixe les priorités (*efficacité stratégique administrative*) ; b) au projet de service qui crée les outils (*efficacité organisationnelle*) ; et c) au projet de l'équipe qui, en ordonnant les priorités et perfectionnant les outils (*efficacité humaine*) détermine l'évolution de l'institution en créant les conditions favorables au développement de nouveaux projets.

Référents fonctionnels / Référés catégoriels	MGTE 1 ***Mode de gouvernance de type pluridisciplinaire à orientation cognitive***	MGTE 2 ***Mode de gouvernance de type interdisciplinaire centré sur la qualité relationnelle***	*MGTE 3* ***Mode de gouvernance de type transdidisciplinaire à orientation normative***
Auteurs de référence	**R. LAFON**	**M. LEMAY**	**J.C. BENOIT**
Nature du courant (intitulé des auteurs)	« Psycho-pédagogie médico-sociale »	« Travail en équipe interdisciplinaire »	« Tactiques thérapeutiques communautaires »
Source d'inspiration (ancrage axiologique et praxéologique)	Epistémologique et pragmatique à finalité pédagogique	Clinique à finalité méthodologique et sociale	Systémique à finalité thérapeutique
Logique de la démarche	Pluridisciplinaire	Interdisciplinaire	Transdisciplinaire

Nature et figure dominante du projet sous-jacent	Pojet de service qui crée les outils *Prisme*	Projet de vie qui insuffle l'énergie et maintient la cohésion *Espace de liberté*	Projet d'équipe qui fixe les priorités *Contrat*
Qualité exigée des membres de l'équipe	Obéissance aveugle	Initiative, créativité	Obéissance limitée au contrat
Type de régulation	Régulation "machinique" et disciplinaire *Négociation collective*	*Régulation culturelle*	Partiellement "machini-que "et pluriscipinaire *Micro-négociation individuelle et collective*

*Tableau 4. Les trois modes canoniques de gouvernance du travail en équipe (*MGTE)

Avec la reconnaissance du « trouble psychique », la nécessité du travail en équipe pluridisciplinaire (fondé sur la prescription du *lien social* comme optimum thérapeutique de soutien et d'accompagnement psychosocial) se trouve renforcée (quels que soient ses modes de variations méthodiques du global au local) sur tous les terrains de la santé (famille, école, travail, loisirs, etc.) par la l*oi du 11 février 2005* pour l'égalité des droits et des chances, la participation et la citoyenneté des personnes handicapéees : « Toute personne handicapée a droit à la solidarité de l'ensemble de la collectivité nationale, qui lui garantit, en vertu de cette obligation, l'accès aux droits fondamentaux reconnus de tous les citoyens ainsi que le plein exercice de sa citoyenneté ».

On sait aujourd'hui que « près de 1 adolescent sur 6 est concerné par un trouble psychique ou psychiatrique », et on manque de pédopsychiatres, annonce le Pr Olivier Bonnot, chef de service de psychiatrie de l'enfant et de l'adolescent du CHU de Nantes.

Certes, « la nouvelle gouvernance » inspirée par « le plan Hôpital 2007 », est un pas en avant pour **renforcer la conscience des valeurs du *travail en équipe***, et grâce à cette culture, maintenant ancienne, elle est susceptible d'aboutir à une nouvelle conception du pilotage des rapports entre pouvoirs locaux et pouvoirs centraux. Certes, les valeurs les plus stables et durables de l'action sanitaire et sociale sont les valeurs humanistes. Elles jouent un rôle de gyroscope dans le domaine de la santé. Mais la réalité est ingrate, quand, au-delà des structures et des personnels de santé déjà éprouvés par le poids des charges à supporter, on considère, la croissance continue des drames et tragédies de la souffrance et de la maladie sous toutes leurs formes physique, mentale et sociale.

III. LE TRAVAIL SANITAIRE ET SOCIAL À L'AUNE DUPARTAGE ET DE LA TRANSMISSION DES VALEURS

Les valeurs sont des principes à partir desquels les individus et les sociétés procèdent à des choix. Elles connotent la réalité qu'elles sont les premiers éléments fondateurs de l'éthique, qui, du biologique au social, est indissociable de l'action sanitaire et sociale. Les valeurs relient. Or, ce qui relie est aussi important que ce qui est relié. C'est pourquoi le *travail en équipe* et *l'observation-participante* sont des pratiques fondamentales : pratiques du partage de valeurs entre partenaires de situations vécues ensemble, et transmission de ces valeurs à travers des cultures professionnelles dont les différences butent devant l'obstacle de complémentarités (institutionnelles, organisationnelles, techniques, humaines, etc.) qui, si elles s'ordonnent sur la carte des valeurs globales, n'entrent pas toujours en symbiose sur le territoire de la réalité locale.

I.1. La fonction de médiation des valeurs

Chercher à définir les *statuts*, *rôles* et *fonctions* des acteurs en faisant la part de ce qui est *complexe* et de ce qui est *compliqué*, c'est vouloir signifier que *manager la santé* au niveau global, et les soins et l'accompagnement social au niveau local, c'est :

– d'un point de vue théorique, prendre en compte les phénomènes de reliance dans un environnement où compétences techniques et sociales et professionnelles se superposent plus qu'elles ne s'intègrent, se hiérarchisent et ne créent de cohésion ;

– d'un point de vue pratique, organiser l'encadrement des professionnels et futurs professionnels sur le terrain de manière à assurer les apprentissages évolutifs pour optimiser de façon continue les compétences techniques et générales en temps réel ;

– ce qui revient à concevoir du point de vue du sens de l'action générale, que bien plus que de simples savoir-faire, la compétence du travail sanitaire et social est, de fait, l'expression d'un *ensemble des valeurs techniques et humaines indissociables* pour assurer la continuité des prises en charge (*le complexe*), au-delà des modèles réductionnistes qui menacent aujourd'hui la Santé à travers le *mythe de l'efficacité* dans un monde en mutation accélérée (le *compliqué*).

A l'hôpital, comme ailleurs, le fonctionnement de l'institution appelle les compétences au service de l'organisation qui oriente les fonctions et les rôles, qui, en retour, déterminent l'institution à travers la production de soins, l'hébergement et la formation permanente des personnels. Mais à l'hôpital, cette dynamique qui place le patient au centre du dispositif est imprégnée d'une éthique et d'un sens politique, qui font de sa mission au service de l'homme une grande ambition. Peut-être est-ce en ce sens que Paul Valéry observait : « Le projet est bien séparé de l'acte et l'acte du résultat » ?

C'est ainsi, dans l'enchevêtrement de tous ces liens structurels, fonctionnels et génétiques, dans cette *reliance institutionnelle*, que réside la complexité du travail des professionnels de la santé. Complexité de *l'agir communicationnel*, que nul robot ou autre intelligence artificielle ne pourront espérer voir, un jour, se substituer à la communication d'un être humain avec son semblable. « L'existentialisme est un humanisme » écrivait J.P. Sartre, qui jugeait que dire que nous inventons les valeurs ne signifie pas autre chose que « la vie n'a pas de sens, a priori », car « Avant que vous ne viviez – jugeait le philosophe – la vie, elle, n'est rien, mais c'est à vous de lui donner un sens, et la valeur n'est pas autre chose que ce sens que vous choisissez ». La question qui se pose alors est de savoir si les valeurs sont ou ne sont pas universelles et éternelles.

De fait, le travail des équipes médicales, soignantes, administratives, informatiques, techniques et générales, etc., est en soi une *fonction de médiation*, un « métier collectif» de contact, qui exige un *tissu* très dense de compétences pour assurer la qualité et la sécurité du *service*[180] en milieu sanitaire et social. Compétences techniques, certes, pour une démarche objectiviste et rationnelle, mais compétences humaines aussi pour une démarche relativiste et responsable prenant en considération tous les facteurs, internes et externes, de la situation. Une *polycompétence*, comme dirait E. Morin soulignant par là l'idée de *mission*, soit le contraire d'une spécialisation fermée sur elle-même dans un monde de protocoles et d'experts aux prises avec des *procédures*. Des procédures et des actes qui ne sont pas toujours des

---

180 Du latin *servitium* (servitude, captivité, domesticité, assujettissement), et de *servus* (esclave, servilité), le service est la fonction de quelqu'un qui sert une cause ou qui aide une personne (rendre service à quelqu'un).

actions abouties[181], les besoins des uns et la façon de les aborder, n'étant pas ceux des autres et les moyens à réunir pour servir dans *l'observance* des valeurs, étant de l'ordre du défi permanent. En médecine, l'observance est l'adéquation recherchée entre le comportement du patient et le traitement proposé. Elle varie selon la pathologie, les contraintes de la situation, les facteurs psychosociaux, mais aussi selon la pertinence de la mise en place du suivi. L'observance relève des valeurs de chacun, qui dépassent le protocole technique et rend à l'acte médical toute la valeur de sa fonction humaniste. Celle qui permet à l'homme, quel que soit son état et sa condition, de préserver sa santé et de s'épanouir.

Mais la vision d'une *conception clinique et humaniste* [182] de la gestion traditionnelle des relations aux usagers n'est-elle pas en train de s'estomper progressivement, de disparaître aujourd'hui au profit d'une *vision rationaliste* et paradoxalement *individualiste de l'organisation du travail médical et médico-social* ? On parle de plus en plus de *culture d'entreprise* dans le domaine de la santé. Est-ce un signe ou un signal, un indice ou un symbole ? Pourtant d'autres valeurs sont entrées en scène, qui, porteuses d'espoirs, montrent qu'il ne suffit pas d'apprendre à maîtriser des structures et des technologies dans le domaine de la santé, mais qu'il faut *apprendre à apprendre* pour entreprendre et réaliser des projets collectifs. Apprendre pour changer et s'adapter en reliant les techniques et les hommes dans une dynamique de changement, non plus portée vers la seule gestion des

---

181 C'est le reproche qui est fait à la « T2A », la tarification à l'activité, qui est une méthode de financement des établissements de santé mise en place en 2004 avec le plan «Hôpital 2007». Dans la perspective d'une amélioration continue de la qualité et de la sécurité des soins, elle repose sur la mesure et l'évaluation de *l'activité effective* des établissements qui détermine les ressources allouées selon une logique de mesure de la *nature et du volume des activités* et non plus sur une autorisation de dépenses.

182 Conception clinique et humaniste qui est celle du Pr Robert Debré (pédiatre), qui est à l'origine de la création des centres hospitaliers régionaux et universitaires (CHRU) en décembre 1958, avec leur triple mission de soin, d'enseignement et de recherche, affirmée depuis. Et celle aussi, pour ne pas tous les nommer, du Pr Henri Péquignot (clinique médicale) reconnu comme l'un des praticiens qui a su concilier la pratique la médecine et le souci de l'humanisme en étant l'un des premiers à avoir saisi l'urgence d'une refonte du système de plus en plus inflationniste de la distribution des soins, en occupant les fonctions de conseiller technique et directeur de cabinet de plusieurs ministres de la santé, jusqu'en 1953. Il est notamment l'auteur d'un ouvrage d'éternelle actualité : *Médecine et monde moderne* : *l'écran des techniques entre le médecin et le malade* (*op. cit.*, 1953).

processus, mais orientée vers celle de relations humaines garantes du sens et des valeurs à donner au changement.

À considérer les modèles des théories classiques du management et de la psycho-sociologie des organisations, on peut situer les valeurs dans le cadre d'une synthèse de représentations, en les situant dans le contexte où elles évoluent (*Fig. 11).*

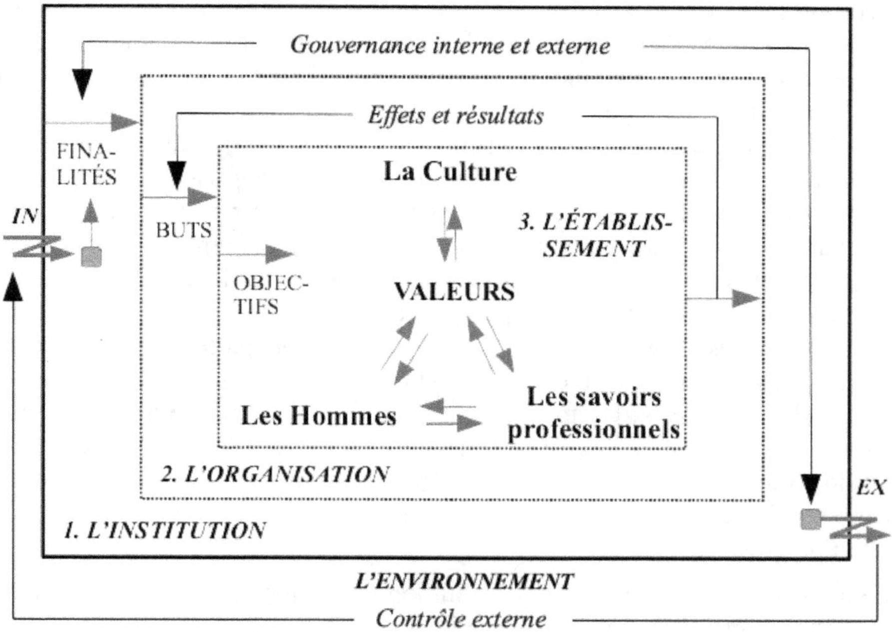

Fig. 11. *Le champ des valeurs sanitaires et sociales ouvert sur l'environnement*

L'institution de la santé est immergée dans son environnement sociétal. En intrants (IN), figurent la demande et les besoins ; en extrants (EX), les effets obtenus par les traitements, les soins et services sociaux rendus. L'institution (1) et ses missions est la garante des finalités de la politique de santé. L'organisation (2) est le niveau intermédiaire où les finalités sont déclinées en buts à atteindre avant d'être convertis, au niveau de l'établissement public ou privé (3) en objectifs à réaliser.

Les valeurs sont au centre du dispositif, au carrefour des hommes, des savoirs et de la culture qui interagissent de façon continue en fonction des interrelations qui se créent en termes de feedbacks entre les boucles de gouvernances internes et externes à chaque niveau de l'institution, et les boucles extérieures à celle-ci, qui rétroagissent sur le système connecté à l'environnement au sein duquel il est en état de veille permanente pour survivre en s'adaptant.

I.2. La formation des personnels de santé

Au-delà de l'empirisme du partage dont on constate les effets en situation, les valeurs sont des objets de connaissance. Et à ce titre, elles sont aussi des objets d'enseignement, de formation et d'application. La formation initiale et continue est, par excellence la fonction de base intégrative des savoirs théoriques et pratiques indispensables à l'exercice des diverses fonctions médicales et médico-sociales dans le champ de la santé. Mais encore trop isolée et trop spécialisée aujourd'hui, elle « n'embraye » pas sur les *grandes synthèses*, philosophiques, psychologiques, sociologiques, éthiques et déontologiques, économiques et juridiques[183]. Tout se passe aujourd'hui dans les métiers de la santé où le *vivant-social* est la caractéristique majeure de l'action sanitaire et sociale, comme si la dimension humaine était secondaire. Or, tout professionnel de la santé exerce au cœur de la complexité humaine et technique à la fois : la sienne propre et celle du milieu où il travaille. Plus celle de l'environnement, au sein duquel il vit et *co-évolue*. Il est un être dont l'image est indissociable du fond sur lequel son action quotidienne se détache en lui donnant du relief. Et, ce fond c'est *l'institution,* « milieu d'hommes au service des hommes ». Un milieu où le sens du travail mérite d'être repensé au-delà des savoirs techniques de plus en plus exigeants. Pensé et repris en considération, car *le sens du travail* autrefois sacralisé, ici plus qu'ailleurs, est le moteur des motivations qui s'entretiennent à travers les systèmes de valeurs qui imprègnent le milieu.

Mais, du dedans au dehors de l'institution, entre les valeurs auxquelles on s'attache en pensée (valeurs déclaratives opérables) et les celles où l'on se mobilise en action (valeurs opérées), il y a une suite de transformations linéaires et transversales. Une véritable *transposition constructiviste des valeurs*, au sens de la *transposition didactique* bien connue des chercheurs en sciences de l'éducation et de la formation. Pour le pédagogue, la transposition didactique est une méthode d'enseignement qui consiste à intégrer les logiques d'apprentissages suivant un ordre allant des *savoirs théoriques* aux *savoirs d'actions* en passant par les étapes formelles de *l'identification des savoirs appr*is aux *savoirs à enseigner* suite *l'évaluation des savoirs appris*, dans le but de construire des programmes cohérents, revus et corrigés de façon méthodique et continue. S'agissant de l'apprentissage et de la transmission des valeurs, on peut dessiner un modèle équivalent consistant à tracer leur

---

[183] La loi du 16 juillet 1971 « portant organisation de la formation professionnelle continue dans le cadre de l'éducation permanente » est une véritable charte de reliance sociale fondée sur un socle de valeurs essentielles qui articulent la formation initiale et permanente : valeurs éducatives et formatives, qui sont la condition de la culture et de l'apprentissage.

parcours en situation, entre valeurs déclaratives (opérables) et valeurs en actes (opérées) selon le schéma suivant la dynamique des transformations, objet par objet et étape par étape (*Fig. 12*).

On peut ainsi concevoir que les valeurs sont objets d'apprentissage et que toute action de formation visant à les transmettre est un moment privilégié. En formation, on s'enrichit des rencontres qu'on y fait, des liens qu'on y tisse et des projets qu'on y construit sous le sceau des valeurs qu'on y trouve et que l'on vient y chercher. *Les valeurs* se construisent sur la base d'un projet personnel de type *programmatique* (*boulèsis)* établissant le lien entre le sens de choix personnels délibérés, et la direction à donner à la démarche, c'est-à-dire l'action volontaire orientée vers un but. Mais elles s'incarnent surtout dans l'action finalisée avec ses objectifs contenus dans un *projet visée* (*proaïrésis*), construit sur la base de la réflexion : savoir ce qu'il faut faire et de quelle façon le faire, en tenant compte de la combinatoire entre ces deux composantes de l'action, autonome (*soi, self*) et hétéronome (*autrui, non self*) dans un espace-temps déterminé.

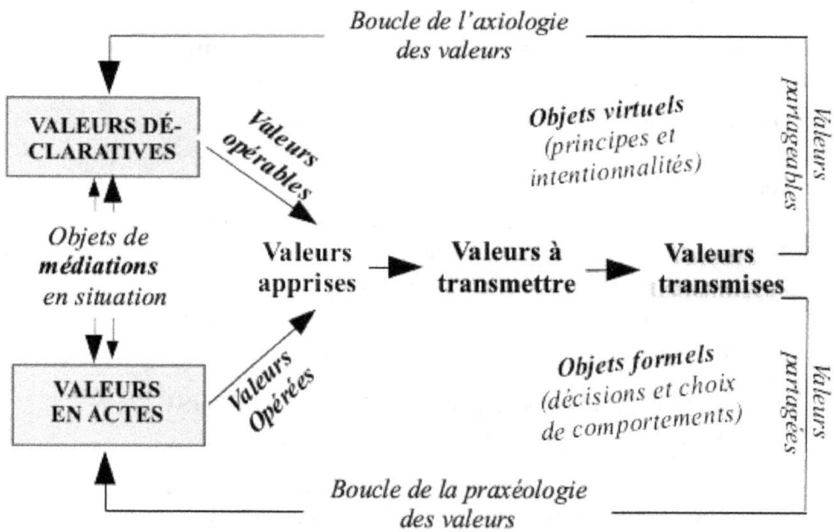

Fig. 12. *Gouvernance et valeurs,*
une transposition constructive de sens et d'efficacité

On rejoint ici la pensée de Hegel, pour qui la conscience n'est pas une intuition achevée, mais une attitude qui introduit la distinction entre éthique (*sittlichkeit*) et moralité (*moralität*)[184], l'éthique correspondant à l'*action immédiate*, alors que la moralité correspond à l'*action réfléchie*. Les valeurs

184 G.W. friedrich Hegel : *Phénoménologie de l'Esprit*, 1807. Vrin, Bibliothèque des Textes Philosophiques, 2006

déclaratives (intentionnelles et plus ou moins fugaces et volontaristes) seraient ainsi de l'ordre de l'éthique, et les valeurs en actes (confirmées et agies au niveau du réel) s'affirmeraient alors du côté de la morale (*cf.* P. Peyré, 2021, p. 200).

En formation, on découvre de nouveaux savoirs, de nouvelles aspirations, on s'imprègne des idées échangées. Tout cela conduit à connaître (*co-naître, naître avec),* et à (*se*) réfléchir (*se voir en voyant, se projeter*), pour mieux s'adapter et être performant. Bref, à changer, à *se trans-former.* Dans le contexte d'un monde en mutation, on découvre de nouveaux horizons, on se libère du pouvoir de la technique pour la technique, on y puise des méthodes plus proches du « vrai » sens du travail et de l'existence. De fait l'univers de la formation s'ordonne dans la profondeur de ses propres valeurs partagées avec le monde du travail qui est monde de l'action et de la réflexion. Ainsi, du point de vue *écosystémique de l'autonomie du sujet apprenant*, toute formation est une construction et une *trans-formation*, c'est-à-dire *passage* d'un état psycho-cognitif initial à un état psycho-cognitif supérieur, grâce à un gain en néguentropie.

Toute action de formation peut être conçue comme un processus psychologique et social à la fois, c'est-à-dire un *changement* interne au sujet (le *système-personne*) dans ses rapports structurés et structurants aux autres et aux choses (J.-J. Rousseau, G. Pineau. G. Lerbet) en ce sens que l'activité professionnelle est support et agent de changement personnel, et la personne inductrice de changement dans l'ordre des représentations de son action professionnelle. Personne et profession sont donc unies par *l'institué*, c'est-à-dire les systèmes de valeurs, les structures et les normes d'organisation du milieu où l'instituant peut avoir, en démocratie, le contrôle de l'institué, pour peu qu'il réussisse à rééquilibrer ou renverser l'ordre des valeurs établies.

IV. UNE FORMATION UNIVERSITAIRE, PORTEUSE DES VALEURS SANITAIRES ET SOCIALES DE LA SANTÉ

Quelles sont les conséquences médicales, médico-sociales et sociales de l'accroissement de l'espérance de vie ? Comment s'assurer de la maîtrise des dépenses de santé ? Quels sont les problèmes posés par l'infection par le VIH dans le monde ? Quelles leçons peut-on et doit-on tirer de la pandémie de COVID-19 ? Les questions s'accumulent et les réponses sont de plus en plus difficiles à traiter.

IV.1. La raison d'une formation universitaire professionnalisée

Face à la pression de la demande de soins de qualité et de sécurité sanitaire et sociale de plus en plus exigeantes, les défis lancés aux sociétés contemporaines ne cessent de croître et de se multiplier. La santé publique ne relève désormais plus du seul et unique secteur médical. Depuis un demi-siècle déjà, la mise en œuvre des décisions, le suivi des actes et l'évaluation des résultats nécessitent l'intervention de spécialistes médecins et non médecins, capables d'appréhender et de traiter les problèmes dans leur globalité. Comme l'a formulé Michel Foucault : « La maladie n'a sa réalité et sa valeur de maladie qu'à l'intérieur d'une culture qui la reconnait comme telle »[185].

C'est dans ce contexte qu'est née, par l'Arrêté du 23 septembre 1993 « portant création de la licence et maîtrise de sciences sanitaires et sociale » (Éducation Nationale, Enseignements supérieurs), une formation pluridisciplinaire innovante et adaptée aux attentes des professionnels de la santé. Une formation *en alternance*, destinée à des professionnels (cadres et futurs cadres[186]) comme à des étudiants venant d'autres cursus universitaires. Il s'agit d'une formation dont les disciplines privilégiées sont la sociologie, l'anthropologie, et le management de la santé. Accessible en cours d'emploi, elle admet aussi des candidats en formation initiale par équivalence du niveau licence ou validation des acquis de l'expérience, pour s'ouvrir à des profils en lien avec le programme et ses options, telles que le droit, la psychologie, la sociologie, la gestion, les sciences et techniques des activités physiques et sportives, etc.

Variables d'une université à l'autre suivant les objectifs pédagogiques choisis en partenariat avec les instances sanitaires et sociales de proximité (établissements, administrations, centres de formation), les enseignements portent sur l'étude des faits sociaux, des problèmes de santé et de leurs conséquences économiques, des institutions administratives, et de la législation en matière de droit de la santé et de protection sanitaire et sociale, tels que ces faits déterminent l'organisation et la gestion des institutions sanitaires et sociales. Les programmes partent de l'étude des établissements sanitaires et sociaux, du cadre politique et juridique indispensable à la compréhension du fonctionnement des institutions de santé ; ils portent sur la fonction publique hospitalière et la protection des malades pour mettre en évidence les caractéristiques du système de santé et la complémentarité des différentes professions médicales, paramédicales et sociales. Sont ainsi définis la santé publique et le système de santé, la protection sociale, l'action sociale et la prévention des dysfonctionnements sociaux dans leurs rapports, module par module, aux sciences biologiques et médicales, aux sciences

---

[185] M. Foucault : *Maladie mentale et psychologie*. PUF, 1954.

[186] Après l'expérience de partenariat de l'Université d'Aix en Provence avec l'École de cadre du CHU de Tours, une convention est signée en janvier 2000 entre l'Hôpital et l'Université de Pau, afin de mettre en commun des enseignements couplés en vue du diplôme cadre de santé et *licence* de sciences sanitaires et sociales. Convention toujours en vigueur aujourd'hui avec délivrance d'un grade de *master* désormais en « parcours sanitaire et social ».

psychologiques et sociales, et à la démographie, l'anthropologie et l'ethnologie, à la communication. Des modules à option complètent le programme : Droit administratif, droit pénal, droit de la famille, bioéthique et déontologie, informatique appliquée, langue vivante étrangère, documentation. Des stages pratiques ponctuent cette formation en alternance.

On observe trois dimensions dans la composition pluri et interdisciplinaire de ce programme : les sciences qui étudient *les conditions générales et locales* de l'action sanitaire et sociale (histoire de la santé dans ses dimensions intra- et interspécifiques, avec notamment l'histoire des professions de la santé) ; celles qui étudient *les situations distinctes et complémentaires* des faits sanitaires et sociaux (sciences biologiques et médicales, santé publique, droit, économie, gestion, communication, psychologie, sociologie, sciences de l'éducation) ; et celles de *la réflexion sur l'évolution des systèmes de santé* suivant les deux axes précédents (philosophie de l'action sanitaire et sociale, bioéthique, déontologie, planification, théorie des modèles). Le projet de rassembler ces disciplines est à la hauteur des valeurs scientifiques, pédagogiques et professionnelles que porte ce diplôme national à Bac+5. S'agissant d'une formation innovante, la difficulté a été de traduire l'intitulé du diplôme en une définition armée pour conduire toutes les systématisations possibles, empiriques, théoriques et pratiques afin de clarifier les rapports méthodologiques et épistémologiques entre les disciplines, au plus près des articulations entre les savoirs enseignés et les pratiques sur le terrain.

Ayant créé, en 1994, un « département de sciences sanitaires et sociales » à l'Université de Pau et des Pays de l'Adour, j'avais avancé cette définition : « Les sciences sanitaires et sociales constituent le corps de connaissances exactes et approfondies ayant pour objet les conditions générales et locales de soins, d'aide et d'éducation dans leurs contextes respectifs et leurs interactions mutuelles, c'est-à-dire dans toutes les situations d'existence, de fonctionnement et d'évolution caractérisant des faits sanitaires et/ou sociaux. »[187].

IV.2. Des valeurs entre le savoir et l'action

À cette définition générique, il manque le terme explicite de *coopération* qui est, en matière de travail sanitaire et social, une valeur pratique et morale essentielle à l'action. Une valeur qui relie et ouvre ses portes à la solidarité, là où tant de forces s'opposent dans la multiréférentialité et l'hétérogénéité. Une valeur qui porte la notion de participation dans la visée des *convergences* humaines et techniques qui s'imposent de façon pragmatique, dans

---

[187] P. Peyré : « Vers une définition des sciences sanitaires et sociales ». *Revue Soins-Formation-Pédagogie-Encadrement*, n° 8, décembre 1993, pp. 50-61.

l'interaction entre les hommes et les structures. Bref, *la coopération* est une valeur sanitaire et sociale qui fait rimer reliance avec espérance et résilience.

En termes de *reliance*, les valeurs s'incarnent dans *la résilience* dont le caractère accumulatif des vertus permet de rebondir et lutter contre la *déliance sociale*. Selon B. Cyrulnick (1999) la résilience est cette « capacité à réussir, à vivre et à se développer positivement, de manière socialement acceptable en dépit du stress ou d'une adversité qui comporte normalement le risque grave d'une issue négative ». Compagne de route de la santé, la résilience se propage chez les personnes et dans les groupes. Elle aide à sortir des épreuves avec des forces renouvelées. Elle intervient dans les situations de crises où surgissent les conflits relationnels : *conflits d'objectifs*, quand les buts ne sont pas compatibles ; *conflits cognitifs*, quand les croyances et les représentations divergent ; *conflits affectifs*, quand les émotions et les sentiments entrent en dissonance ; et *conflits comportementaux*, quand les actions contredisent ou rivalisent. La résilience évacue le risque de développement de comportements déviants. Elle raccorde avec soi-même et favorise l'union en renforçant *la sociabilité*, soit la capacité à vivre en société en reprenant confiance en soi pour rebondir. Valeur essentielle à la vie, la résilience est la voie du salut. Chacun vit avec le secret espoir que ses forces le sauveront si la société réussit à s'adapter : « Le Covid nous rappelle que nous vivons une Aventure, une Aventure dans l'inconnu, l'Aventure inouïe de l'espèce humaine ». C'est une des leçons que tire E. Morin des réflexions sur son Siècle de vie (2021, p. 146).

Avec les valeurs comme avec l'éthique dans les épreuves de la vie selon qu'elles nous accablent ou nous sourient, force est de reconnaître avec E. Morin que : « Nous nous croyons encore sur le roc ferme de la simplicité. Mais notre île est faite de systèmes de systèmes de systèmes. » Aussi, la formule de J. Ardoino et A. de Peretti peut-elle nous aider à nous représenter les valeurs de la santé, valeurs de la vie et de la mort dans toutes leurs énergies, comme une « articulation des hétérogénéités ». C'est-à-dire un travail de la raison collective et du rêve individuel confondus, au-delà des « transgressions ou trahisons, concessions ou reconnaissances de l'identité irréductible ».

V. CONCLUSION : S'ADAPTER ET LUTTER : VŒUX PIEUX OU SIMPLE APPEL À LA RAISON ?

Avec la vague de sinistres en tous genres que connaissent désormais les sociétés, la marche en avant du progrès technologique dans ses paradoxes et changements de moins en moins contrôlables qu'il provoque dans le monde, le rappel aux valeurs suffira-t-il, en désespoir de cause, pour donner aux optimistes des raisons d'espérer, sans contrarier les croyances et opinions des pessimistes ?

D'un point de vue général, Marc Amblard, avocat et enseignant-chercheur à l'Université de Provence, et le collectif avec lequel il travaille, interrogent la rationalité des comportements sociaux entre les mythes et la réalité (L'Harmattan, 2010). La rationalité, selon cette étude, n'est pas uniquement substantielle, instrumentale ou procédurale. Certes, le modèle économique et *l'homo économicus* sont hégémoniques, mais la conduite humaine qui procède de « l'affectif, du rite ou du mimétisme », développent aussi ces chercheurs, pose la question prégnante, morale et politique, des jugements émis à propos de la vaccination obligatoire des soignants durant la crise de Covid : « l'hypothèse qu'au fond, ce qui est reproché aux personnes non injectées ce n'est pas la possibilité de transmettre, mais leur refus de se conformer à des normes sociales majoritairement acceptées ». Ce qui oblige à approfondir la réflexion sur le fait que « la sociologie a depuis longtemps révélé que nos conduites sont bien moins déterminées par un calcul rationnel isolé que par la conformité à des conventions comportementales ». Ainsi pour ces chercheurs, qui citent le philosophe Gilles Deleuze : « toute vérité est vérité d'un élément, d'une heure et d'un lieu ». Et la dynamique des normes sociales est toujours le fruit d'un rapport de force. Un rapport aux valeurs que Jacques Delors évoque avec Pascal Lamy à propos de l'Europe (*Le Point*, 4/11/2021) : « Je crois que l'Histoire est faite par les idées, les valeurs, et bien sûr par les personnes qui les portent face aux rapports de force ». Et il ajoute : « L'égoïsme national prenant le dessus, on en arrive à avoir une société à responsabilité limitée. Ça c'est la fin de l'Europe ».

Sur le terrain de l'action sanitaire et sociale, l'idéal avec les valeurs de la santé serait qu'il n'y ait pas des *valeurs dures* d'un côté (la *liberté*, l'*égalité* et la *fraternité*, comme grands stéréotypes déclaratifs) et des *valeurs molles* (l'*accueil,* l'*écoute,* la *disponibilité,* le *respect, l'authenticité, l'engagement, l'effort,* moins nobles symboliquement, mais qui sont autant d'attitudes de base dans la relation soignant-soigné et le travail médico-social et social en équipe, comme M. Lemay les a théorisées et mises en pratique au sein des équipes de santé mentale) de l'autre, car *les valeurs sont résilientes* (Cyrulnick) et permettent de lutter contre l'anomie (Durkheim). Mais il ne suffit pas, développe M. Lemay, « que des gens de bonne volonté veuillent travailler ensemble. Encore faut-il qu'ils se mettent d'accord sur un certain nombre de conditions minima, afin qu'une collaboration puisse être réellement fructueuse et ne soit pas la simple caricature d'aspirations impossibles à atteindre », car l'action éducative surtout quand elle est un outil thérapeutique, insiste-t-il, « est réellement le fruit d'une participation commune » (*op.cit.*, p. 83).

Nourri quant à lui d'une expérience spécifique vis-à-vis des questions économiques et managériales de la santé, J. de Kervasdoué est sensible à l'interdépendance des actions sanitaires et sociales – relations de cohésion et de solidarité – entre la santé et l'environnement. Dans un article du *Point* (26/11/2022), il titre : « S'adapter au et lutter contre le réchauffement climatique. La raison triomphera-t-elle ? », il s'appuie sur des données qui ne poussent pas à l'optimisme. Selon *The Economist* (Nov.-Déc. 2022, p. 11), en effet : « la pénurie d'énergie (en Europe) pourrait causer plus de 100 000 décès supplémentaires chez les personnes âgées ». Ainsi du global au local faut-il s'interroger sur les valeurs. Celles-là mêmes, au-delà des grandes expertises, qui se répandent à propos du déterministe des relations entre la *bio-sphère* et la *noosphère* en passant par *l'anthroposphère*, la *psychospère* et la *sociosphère* (*cf.* E. Morin, 1991). Des valeurs, sans lesquelles il ne sera même plus question, un jour, de pouvoir parler de façon responsable au niveau des nations comme à celui de l'opinion publique, d'écologie, de climat, de géostratégie, de nucléaire, d'électricité ou de pétrole, etc.

Plus que jamais, la question des valeurs nous *trans-porte* car tout se lie, se relie et se transforme avec elles dans le temps, mais se délie aussi autour d'elles, quand les crises nous *transe-portent* de la sagesse antique aux débordements actuels. Les valeurs pèsent sur les pouvoirs et engagent la responsabilité des hommes.

Critique et ouverte à toutes les grandes et petites questions de notre temps, une mère de famille, qui tient une chronique (« Debout dans ma cuisine ») dans un quotidien régional, fait part de ses inquiétudes, cette semaine chargée en faits divers tragiques et mouvements sociaux et politiques cumulées : « serais-je irremplaçable ? ». Avec humour et sérénité, ChatGPT (dont on dit que des chercheurs américains l'ont soumis avec succès à des épreuves universitaires de médecine, de droit et d'économie) la fait cogiter : « Les enfants biberonnés à ChatGPT et à l'éducation nationale ne feront plus du tout marcher leurs méninges. Admettons que l'IA remplace l'humain… Mais il a fallu l'humain pour inventer l'IA et s'il n'y a plus d'intelligence humaine, l'IA n'évoluera plus ; un jour ou l'autre on n'inventera plus rien et on retournera à l'âge de pierre ? Vertigineux. »[188].

À Gaspard Koenig, le philosophe, l'IA, inspire l'idée que : « ChatGPT, l'agent conversationnel mis au point par OpenAI, ravive les fantasmes sur la fin du travail ou le robot conscient. » D'où son ressenti que « cet éternel faux débat sur la technologie, nourri de science-fiction, donne un os à ronger à l'opinion publique en obérant les questions socio-économiques bien réelles. »[189].
Personnellement, et plus que jamais imprégné du mythe du Golem entre optimisme et pessimisme (*cf. Infra*, Conclusion générale), si je mesure les progrès de l'intelligence artificielle et tout ce qu'elle peut techniquement apporter à la santé, je pense comme Pattie Maes, professeure au Media Lab du

[188] Pascale Ollivier, L'Éclair des Pyrénées, 04 mars 2023 ».
[189] Gaspard Koenig : « La faillite épistémologique de ChatGPT » , *Les Échos,* Libre Propos, 22 fév. 2023).

MIT, qu'il « serait plus utile de construire des systèmes visant à assister les gens plutôt qu'à les remplacer ».

Fondateur du Parvis Scène nationale, centre de « distribution de la culture », Marc Belait participe au débat sur l'IA et pointe les effets de déliance politique et sociale qu'elle provoque : « Il n'y a plus de salut démocratique qu'à distance : gardez vos distances, respectez les gestes barrières, on y revient, en sortirons-nous jamais ? Le virtuel a remplacé peu à peu le réel, un virtuel politiquement correct et *safe* comme il se doit »[190].

Dans une lexicographie moderne des valeurs, on devrait symboliser le le mot sous l'image de la semeuse du célèbre dictionnaire qui « sème à tout vent » la fleur de pissenlit qui a inspiré sa devise à Pierre Larousse : « Instruire tout le monde et sur toutes choses ». Instruire (*instruere* : assembler, disposer, outiller), instituer (*instituere*, de *in* et *statuere* : mettre en état, faire entrer dans la culture et les règles de l'ordre, constituer). Éduquer, enseigner, former, organiser : assurément, la transmission, le partage, le respect et le passage à l'acte des valeurs est incontournable sur la voie d'une vie heureuse et en bonne santé pour tous.

Dans ses *Essais*, Montaigne, le disait à sa façon désuète aujourd'hui : « Ce n'est pas une âme, ce n'est pas un corps qu'on dresse ; c'est un homme : il n'en faut pas faire à deux ; et, comme dit Platon, il ne faut pas les dresser l'un sans l'autre, mais les conduire également, comme un couple de chevaux attelés à même timon ».

Mais, comme disait l'enfant qui questionnait son père (« Dis papa, c'est quoi un humaniste ? ») :tout ça, c'était avant !

---

190 M. Bélit : « Gardez vos distances », Chronique, « Sous la plume de », *La République des Pyrénées*, 7 janvier 2023).

CHAPITRE VIII

LES VALEURS DE LA SANTÉ, FLEURON DE L'UNIVERSEL

« Existe-t-il pour l'homme un bien plus précieux que la santé ? » interrogeait déjà Socrate cinq siècles avant J.C.

À penser la condition humaine, la santé est en effet le lien le plus étroit qui puisse être entre l'intime et l'universel. Et les valeurs, ces idées qu'on lui attache – implicites dans l'ordre de la vie et explicites dans celui des principes où elles se reflètent dans la culture et la civilisation – font le pont entre les peuples (pour ce qui est du *bios politikos)* et les générations (pour ce qui est du *bios*, la vie biographique de tous et de chacun). Si bien qu'en matière de Santé – où par vocation tout universalisme de la chose est un humanisme – il n'y a pas de santé sans valeurs et de valeurs sans humanité : valeurs individuelles des *Acteurs*, et valeurs collectives du *Système*.

Mais, comme les projets qu'elles appellent et accompagnent, les valeurs sont « vagabondes » et « gyrovagues »[191]. « Psycho-logiques » à leur source, ce sont des idées que l'on se fait de soi, des autres et des choses et d'après lesquelles on forge nos attitudes et règle nos comportements en fonction des projets qu'elles guident et qui les guident. Elles sont psychiquement *auto, co et éco constitutives* d'elles-mêmes en même temps *qu'auto, co et éco-organisatrices* du monde dans lequel nous cohabitons.

Qu'elles soient individuelles ou collectives, éthiques ou morales, politiques ou économiques, sanitaires ou sociales, immanentes, transcendantes ou rémanentes, les valeurs de la santé sont des enjeux de vie pour les individus, et de société pour l'humanité. Des enjeux virtuels et abstraits. Mais tapies au plus profond des mémoires individuelle et collective, elles sont prêtes à parler comme à se taire partout et à tout moment dans l'ordre et le désordre, pour déterminer des choix de vie, médiats et immédiats, objectifs et subjectifs, qui révèlent que l'universel n'est pas la négation des différences, car les mêmes besoins ne réfèrent pas systématiquement aux mêmes valeurs. L'universel,

---

191 Ces qualificatifs sont empruntés à J.P. Boutinet, quand il traite de la démarche de projet dans ses rapports à la culture sociotechnique et aux modes de vie marqués par l'individualisation et la singularisation, dont la « montée s'opère de façon paradoxale sur fond d'une tendance à l'universalisation » (*Psychologie des conduites à projet*, PUF, 1993, p. 30).

selon la pensée du philosophe F. Wolf quand il traite du « vivre ensemble », est : « la condition de la coexistence des différences ». Celles-là mêmes, condition de la coexistence des différences, qui montrent tant de difficultés à converger dans le domaine de la santé, qui n'est autre que le monde du *vivant-social*, monde des idées et des actes en quêtes de bien-être et d'harmonies. Monde où chaque expérience personnelle est aussi une expérience collective et intergénérationnelle.

De fait, « la santé, la maladie, le rapport à la médecine sont l'expression même des rapports sociaux, ceux de la dépendance ou de la liberté » analysait Jean-Claude Guyot, parmi les nouveaux sociologues de la santé, posant ainsi, il y a plus de 40 ans, la question : « Quelle médecine pour quelle société ? » (Privat, Science de l'homme, 1982). Des rapports de bonheur ou d'oppression dont dépendent, à dire juste, les rapports co-existentiels de l'homme centré sur lui-même, et de la société ouverte à tous pour vivre ensemble.

Si par « fleuron » nous entendons le meilleur des mondes possibles, ce qu'il y a de plus précieux, de plus remarquable pour quelqu'un au sujet de quelque chose qui a de la valeur, oui, les valeurs en général, et les valeurs de la santé en particulier sont, de l'individuel au collectif, *la lumière de la vie* parce qu'elles sont universelles.

I. DU GLOBAL AU LOCAL, ET DU GÉNÉRAL AU PARTICULIER

Le concept de *relations humaines* est central en matière de santé. Mais, s'il se laisse approcher de façon empirique, il est surtout synonyme de complexité théorique et de complication pratique. Surtout lorsqu'on le charge, entre sagesse philosophique et utilitarisme aliéné, du poids de « la grande question des valeurs » pour analyser leur fonctionnement dans un domaine ou un autre de la vie en société. À commencer par celui de l'action sanitaire et sociale, qui apparaît la plus immédiatement concernée par le sujet car celles-ci sont, de la vie à la mort, la condition première de toutes les choses qui peuvent naître et découler à la fois des rapports entre la nature et la culture, selon les époques et les situations.

C'est dans ce contexte civilisationnel, où tout ne va pas naïvement de soi dans le *méta monde des valeurs*, que les apports des théories systémiques en général, et ceux de *l'épistémologie écosystémique batesonienne* en particulier, sont incontournables pour aller : 1) de la réflexion à l'action d'un point de vue *heuristique*[192] (penser pour agir), et, 2) de l'action à la réflexion d'un point de vue *pragmatique*[193] (agir en pensant).

I.1. Les valeurs théorisées et contextualisées

Les valeurs s'inscrivent de plain pied dans la *perspective écosystémique batesonienne*, que le paradigme systémique aide à comprendre dans son *déterminisme holiste et globalisant*, de la *structure* (avec J. Piaget et *l'épistémologie génétique*) aux *systèmes* (avec les théories de la modélisation de la complexité). Une perspective qui relie nature et culture, en ne réduisant pas les valeurs à de « simples » systèmes de combinaisons stratégiques, quantifiables et instrumentalisables.

Le *paradigme constructiviste et écosystémique de la complexité* traite des rapports entre le complexe et le compliqué, le changement et l'inertie, la communication et les apprentissages, le partage possible entre les sciences dures biologiques, physico-chimiques et les sciences du comportement (sciences de « l'être homme ») dans une perspective pluri, inter et transdisciplinaire. Cette perspective est la fois holiste et globalisante, sans exclure le local et le particulier. Elle présente l'avantage d'une volonté de neutralité vis-à-vis du problème philosophique de la séparation du corps et de l'esprit, problème qui est à l'épicentre de la question des valeurs dans le domaine de la santé où les relations du corps et de l'âme sont co-constitutives du tout vivant-social.

De fait, aucun système de valeurs ne peut se résumer à un nombre défini d'étiquettes dédiées à tel ou tel domaine d'application, mais repose toujours sur une multitude de dimensions contrastées (la vie et la mort, par exemple) et une infinité de facteurs, qui naissent de trois valeurs fondamentales : 1) *la santé* avec les forces de la vie ; 2) l*e lien social* avec *la solidarité* et toutes les formes de reliances qui les constituent ; et 3) *l'apprentissage* par l'éducation, la formation, la socialisation et la transmission culturelle. Ces trois valeurs sont le germe, les cellules souches et le socle à la fois de toutes les autres

---

192 Du grec *heuriskô* : je trouve, l'heuristique est la science de la recherche et de la découverte. La réflexion ouvre sur les *épistémès,* connaissances abstraites au double sens de savoir constitué et de vertu pour être savant en acte. Les épistémès sont des « savoirs du dehors » transmis, appris et intégrés.

193 *Pragmatiké, l'action* concrète pour que la situation visée soit efficiente et efficace en fonction du projet ou de l'intentionnalité qui l'oriente et des savoirs mobilisés, « savoirs du dedans » qui la détermine. Pour un approfondissement de ces concepts épistémologiques et génétiques du développement psycho-cognitif, on peut consulter les travaux de J. Legroux, G. Lerbet et J. Miermont (*cf.* bibliographie), ainsi que l'utilisation que je fais de ces concepts opératoires dans *L'éthique au fil de la reliance, le système et l'outil* (2020, Chap. IV : Des finalités aux objectifs de l'éthique, pp. 173-187).

valeurs, sources de nos énergies, des plus essentielles aux plus accessoires et des plus utiles et inutiles aux plus dangereuses. Toutes ces valeurs s'enlacent et s'entrelacent, s'intègrent et se désintègrent, se tissent ensemble pour le meilleur comme pour le pire, de façon constante et universelle dans le monde de l'espèce humaine et ses rapports avec les autres espèces, qui ne sont pas privées de valeurs non plus (l'instinct animal est une valeur).

Le meilleur, c'est ce que l'on espère vivement et durablement : se concentrer sur ce que l'on aime ; prendre soin de soi chaque jour, poursuivre ses rêves et se fixer des objectifs qui parlent ; se tenir droit pour instaurer la confiance et le respect ; croire en quelque chose qui nous dépasse et nous transcende ; aider autrui ; nourrir l'espoir en l'avenir ; et tant d'autres choses encore. C'est aussi ce que l'on cache et se cache : ce que l'on refoule et qui donne aux valeurs le sens d'un idéal impossible à atteindre – « montée impossible ? » (*cf. supra*, Chap. I., I.3.) ou parcours éternel contre le non-sens de la vie (*cf.* Le Mythe de Sisyphe, Camus, 1942) –, que contredisent bien souvent les directions qu'on voudrait leur donner au quotidien. Si bien que quand on prononce le mot « valeur », le ressenti et l'émotion l'emportent en général sur la conscience objective des situations. Et le regard sur l'action, passée, en cours ou à venir, se trouble alors face au désir de liberté et aux prescriptions du devoir conformément aux normes et à la morale surplombantes. Les valeurs, subjectives et universelles à la fois obligent à composer avec elles. Au risque de se décomposer. C'est pourquoi, face à tant de complexité, on invoque les valeurs plus que l'on ne possède de repères, d'énergies et de volonté responsable pour les appliquer, les respecter et les promouvoir, à mesure que le monde change[194], se complique et se transforme[195].

---

194 La société se modifie pour retrouver ses équilibres internes et externes, en passant d'un état actuel identifié à un état souhaité défini, pérenne et stable. C'est là sa force et son utopie.

195 Le processus de transformation est itératif, il se construit par sauts successifs d'essais et d'erreurs car il n'existe pas d'antécédents, ni de modèles de référence. La transformation se construit « dans un contexte où les vérités d'aujourd'hui sont les erreurs de demain. Il n'existe aucun modèle*, aucune certitude stable,* et tous les vieux préceptes du changement s'avèrent inefficaces. L'intuition y est plus sollicitée que la pensée rationnelle et logique. De fait, l'analyse des risques, si elle reste une démarche souhaitable dans la conduite des transformations, se heurte à des risques difficilement prédictifs » (Frédéricq Botter, Blog, CINAPS, *Transformations*, déc. 2019). Un parallèle est possible entre le *changement* qui serait de l'ordre du *drame* quand cela va mal et que l'espoir est permis, et de la *transformation fatale*, qui serait de l'ordre du *tragique* quand plus aucun espoir n'est possible.

C'est dans cet espace entre le connu et l'inconnu, le possible et l'impossible, le réel et l'imaginaire, ce *locus amoenus*[196], que prennent sens les valeurs et qu'elles s'intègrent à la vie de l'homme. C'est-à-dire à *l'humanité*, quand c'est ce qu'il y a d'humain en l'homme qui est au premier plan. L'humain, valeur universelle aujourd'hui menacée par les utopies technicistes croissantes qui s'attaquent aux choses de la vie, à commencer par celles de la santé : « Les post humanistes ne s'en tiennent pas au développement humaniste de la médecine : ils veulent une médecine méliorative qui vainque la vieillesse et la mort. » (F. Wolff, 2021, p. 10).

I.2. L'universel, le particulier et le singulier

Les valeurs s'appliquent à la totalité des objets (personnes ou choses) qui existent et évoluent dans le champ universel de la vie et de la société, c'est-à-dire dans un espace civilisationnel ouvert dans le temps et dans l'espace. Elles président au fonctionnement de l'humanité, contrainte par la nécessité du progrès au maintient de la qualité des relations entre les individus et les sociétés dont ils sont membres. Trois moments fondamentaux rythment l'évolution du champ ainsi conçu :

1/ *Le moment de l'universel*, qui est structurel en termes de capacités des hommes à entretenir les relations sociales en les cultivant grâce à des *compétences sociales*, qui sont des valeurs en soi, puisqu'elles ont la propriété de tisser des liens de tous ordres et sous toutes les latitudes. Ce moment est celui de l'énoncé de la règle générale des valeurs, qui qualifie et oriente l'action individuelle et collective interdépendantes. Il correspond à une finalité universelle des valeurs, telles qu'on y réfère dans les moments solennels sous forme de rituels laïcs ou religieux (la bénédiction « Urbi et orbi » du Pape, par exemple). Ce moment, symbole de solidarité, fonctionne comme un *lexique* (ensemble des référents qui occupent l'espace) et une *syntaxe* (ensemble des règles permettant d'associer ces référents entre eux).

2/ *Le moment du particulier*, est conjoncturel et dynamique. Il correspond au niveau de l'*évènement.* L'évènement, selon le philosophe et psychanalyste Daniel Sibony est « secousses d'être, rencontre, choc entre deux "temps", rupture de repères, passage entre ordre et chaos.»[197]. L'évènement réfère au

[196] Expression latine signifiant « lieu amène », de façon poétique, et « lieu idyllique » de façon plus pratique. Le terme littéraire désigne bien un *topos* faisant référence à un lieu idéalisé de sécurité ou de confort, ce qui est précisément le cas des valeurs et des niches écosystémiques au sein desquelles elles évoluent.

[197] *Psychopathologie de l'actuel*. Seuil, Évènements, 1999, p. 51.

contexte de la situation où les valeurs, dans leur rapport à l'action, s'expriment (ou ne s'expriment pas) dans un *référentiel Temps-Espace-Forme*[198].

3/ *Le moment du singulier*, est le produit de l'interaction des deux premiers moments. C'est le *référent commun* à partir et autour duquel les processus particuliers de l'évènement s'agrègent par intégrations successives et simultanées dans l'actuel, et font (ou ne font pas) force de valeurs. C'est le moment individuel et collectif à la fois, où se jouent les rapports dialectiques entre la *partie instituée* de la situation et les *capacités instituantes* des acteurs sur la base des valeurs agies et actualisées.

Ce moment du singulier est celui que l'on retrouve dans la conception de F. Wolff quand, s'interrogeant sur les neurosciences et ce qu'elles nous réservent au-delà des utopies, il considère *que l'idée d'humanité prévaut sur celle de vie.* L'humanisme, vu sous ce jour éclairant, est une valeur unique et universelle à la fois ; la vie n'est qu'un état. Un état qui a de la valeur, mais qui, si elle est source de valeurs ne produit pas les valeurs par elle-même. Elle n'en est que le la matrice et le transporteur, comme le fleuve qui s'écoule et enrichit les espaces qu'il traverse. Ce qui produit les valeurs, c'est l'esprit, la langue et la raison des hommes qui habitent les territoires du fleuve. De fait, on passe notre temps à donner de la valeur à tout objet immédiatement convoitable, avant même de se poser la question des conditions de l'accès à cet objet, de sa portée, de son prix…, bref de sa valeur. On confond *le but* (la vie et ce qu'on veut en faire) et *les moyens* (l'humanité et ce qu'elle permet de réaliser). Or, sans *humanité* – sans ce qui est issu de la nature humaine, c'est-à-dire tout ce qui est humain en l'homme avec les sentiments de bienveillance, de compassion et d'émerveillement qui le caractérisent –, la vie n'a pas d'autre valeur que sa *signification bio-physiologique* en tant qu'espèce humaine distincte de l'espèce animale, de l'espèce végétale et des Dieux, auxquels la vie et l'esprit nous associent. Pas d'autre valeur en fait, que celle des utopies postmodernes d'un humanisme en rupture d'humanité à l'intérieur de ses propres frontières, comme avec celles qui se développent à l'extérieur dans un contexte « de plus en plus vagues, entre les robots et les bêtes » (F. Wolff, 2022, p. 10).

II. DU MYTHE À LA RÉALITÉ

La vie de la vie est le but universel implicite, et la santé le moyen de la rendre pleine et heureuse. Mais vivre et survivre en société à l'ère des manipulations

---

198 Référentiel *TEF* conçu et décrit par J.L. Le Moigne pour inscrire les processus de changement dans des axes de coordonnées pour modéliser la position des objets en mouvement : ce qu'ils font, le moment où ils agissent, comment ils interviennent eu égard au fait que changer « c'est toujours affecter la position d'au moins un objet dans un référentiel TEF : *Temps, Espace, Forme*.» (1984, p. 91).

génétiques et cérébrales, de la biologisation et de l'industrialisation de la vie ne relève plus de la seule nature. Un bon état de santé ne suffit plus à rendre heureux. S'agissant de l'homme, les vraies valeurs sont dans l'humanité[199], c'est-à-dire dans la capacité des hommes à optimiser et maîtriser les institutions et autres systèmes de santé qu'ils ont créés sur la base de cet idéal humaniste, hors lequel les sociétés sont appelées à disparaître et à perdre leur salut, laïc ou religieux.

II.1. Santé et humanité

Certes la santé est la « voie royale » et achevée de la vie, mais c'est l'humanité – dont la doctrine place la personne humaine et son épanouissement au-dessus de toutes les autres valeurs –, qui porte la santé et non pas la santé qui assure l'humanité. C'est l'humanité qui affirme sa foi en l'être humain, et non la science et le progrès qui ne sont que les moyens de révéler la seconde pour soutenir la première. Certes, le destin du monde a évolué depuis la culture antique et ses sources gréco-latines, jusqu'aux nouveaux rapports à la nature et à la religion que l'on observe aujourd'hui, en passant par l'expansion sans précédent des techniques invasives de la période contemporaine.

Aussi n'est-il pas indécent de penser que hors l'humanité – que seul l'humanisme a le pouvoir de promouvoir –, point de salut ! Le « salut », c'est le fait d'échapper à un danger, à un malheur, à la mort ou d'être sauvé, suivant la religion, de l'état de péché ou de la damnation éternelle en espérant le salut de l'âme. Mais il ne faut pas être dupes : si le salut (*salus*, santé) est encore et toujours le rituel de l'accueil, du respect, du souci de la santé de l'autre et de la confiance inspirée, il est aussi celui où la façon de se saluer fonctionne selon bien d'autres codes encore, qui ne sont pas à proprement parler des gages de valeurs partagées. Car le salut est vite hypocrisie, ambiguïté ou précaution défensive, comme à l'époque où étreindre le partenaire était le moyen de vérifier en le palpant, qu'il ne portait pas d'arme cachée sous le vêtement.

On retrouve à ce point de réflexion et d'interrogations le concept d'*ambi-système* cher à E. Morin (*cf. supra*, Chap. V.II.) : « société et individualité ne sont pas deux réalités séparées s'ajustant l'une à l'autre, mais il y a un ambi-système où complémentairement et contradictoirement individu et société sont constitutifs l'un de l'autre tout en se parasitant l'un l'autre ». Le débat entre santé et humanité relève, en effet, du même principe : santé et humanité ne sont pas séparées, mais s'ajustent l'une à l'autre tout en se parasitant l'une l'autre. Ainsi, choisir la santé plutôt que l'humanité ou l'humanité plutôt que la santé, la question se pose *a priori*. Mais la réponse reste

---

[199] *Cf.* E. Morin : *La vie de la vie, La Méthode-2*, Paris, Seuil (Points, Essais), 1977, 1980, 1981.

indéterminable. Hier, quand Hippocrate disait oui, Galien disait non, dit-on. Aujourd'hui, quand le Conseil de l'ordre des médecins prend telle position, Patrick Peloux, président de l'Association des médecins urgentistes de France, en apporte une autre. Et la question du droit à mourir dans la dignité se prolonge en même temps que celle de l'espérance de vie en bonne santé, car aucune réponse absolue ne se précise pour savoir si l'idée de mourir dans la dignité ne se confond pas avec la négation du risque du suicide pour tous dans un monde merveilleux permettant de mourir en pleine euphorie. C'est là un débat de fond sur les valeurs, qui interroge le législateur sur des questions philosophiques autant que sociales, religieuses, morales et politiques. À vouloir médicaliser à ce point la fin de vie, nos sociétés n'ouvriront-elles pas une porte qu'elles ne pourront plus jamais refermer ? Une porte qui coûterait cher, de surcroît, en coûts financiers comme en ressources humaines.

Aujourd'hui, fin octobre 2022, ce sont les urgences pédiatriques qui sont en danger. Elles ont à faire face à une crise annoncée qui oblige le gouvernement à mettre en place un plan d'action de 150 millions d'euros. Avec l'épidémie de bronchiolite qui s'annonce à l'automne, le ministre de la santé, François Braun, a confirmé sur BFMTV que le système de santé est « en tension » et que cette situation « arrive sur un hôpital à bout de souffle ». Celui-là même que dénonce le Pr Michaël Peyromaure (Paris, Cochin) dans son livre : *Hôpital, ce qu'on ne vous a jamais dit* (Albin Michel, 2020). Mais, nous ne sommes là que dans la sphère médicale et hospitalière, et on en oublierait presque le revers médico-social et social du problème. Celui que relève notamment l'avis 139 du Conseil consultatif national d'éthique (CCNE) qui, se penchant sur les « contingences économiques structurelles et organisationnelles » aggravées par la pandémie, conduit à observer que l'éthique du *cure* « dont la visée principale est de traiter pour guérir par la puissance technique » s'est substituée à l'éthique du *care*. Dont acte, qui rappelle la pensée de B. Lory jugeant que la politique d'action sociale, « politique de la sollicitude et de la solidarité », est le parent pauvre de la santé (Privat, 1975).

II.2. Des valeurs décrites aux valeurs prescrites et évaluées

Les valeurs de la santé sont inépuisables, mais fuyantes. Mythiques, elles nous ramènent sans cesse à la réalité que la satisfaction des besoins de la prévention et de la guérison n'est pas autosuffisante, pas plus que celle de l'action sociale ne l'est elle-même et par elle-même. C'est pourquoi les valeurs de la santé, on n'en finit jamais de les *décrire*, de les *prescrire* et de les *évaluer* dans la dialectique et la rhétorique, comme dans la confrontation.

Pour développer l'observation empirique des faits, on peut se référer aux théories de Jacques Miermont qui, même si elles ne traitent pas explicitement des valeurs en première intention, ne dérogent pas à la logique de leur universalité, à la croisée du *paradigme écosystémique* appliqué à *l'écologie des liens* (1993) d'une part, et à l'éco-anthropologie de la communication et de la cognition de *l'homme autonome* (1995) d'autre part. Psychiatre et psychanalyste, J. Miermont examine ce qui se construit et se déconstruit entre les *rituels*, les *mythes* et les *épistémès* qui véhiculent les valeurs, qui imprègnent le champ de la santé et la société tout entière, jusque dans le moindre des comportements individuels.

On est ainsi amené à concevoir que les valeurs s'inscrivent dans un triptyque situationnel où elles sont décrites, prescrites et évaluées : 1) *Décrites* pour exposer ce qu'elles sont et nous donnent à voir d'une dimension à l'autre des faits qui les caractérisent, entre le symbolique et l'imaginaire. 2) *Prescrites*, pour indiquer les fonctions qu'elles ont à remplir entre le réel et le symbolique, selon les buts à atteindre entre croyances et pragmatisme. 3) *Évaluées*, parce que porteuses d'un projet d'action entre l'imaginaire (le sens) et le réel (la direction), elles produisent des effets objectivables qu'on ne peut pas ne pas « voir » ou estimer, juger et critiquer en termes d'investissement et de résultat. Ainsi, J. Miermont s'appuyant sur la pratique des thérapies familiales systémiques, les théories de la communication et *l'écologie des liens,* a développé un modèle explicatif applicable à la dynamique des valeurs. Selon sa théorie, les *rituels*, les *mythes* et les *épistémès*, sont les trois opérateurs fondamentaux de *la perception*, de *l'observation* et de *l'action*. Essayons d'appliquer cette théorie aux valeurs (*Fig. 13*).

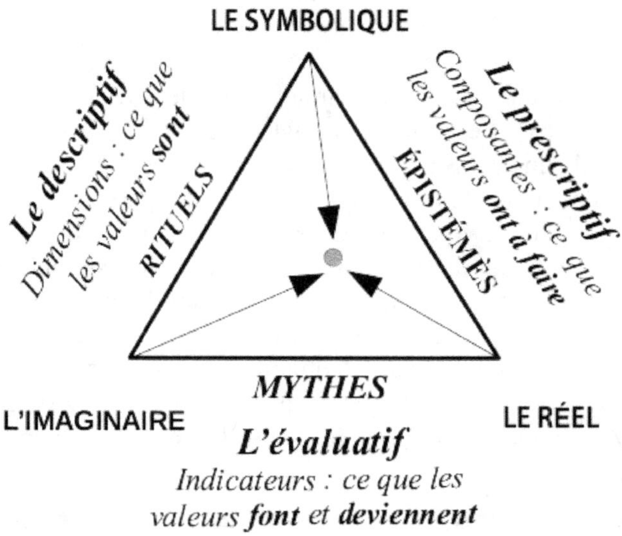

Fig. 13. *La trialectique structuro-fonctionnelle du symbolique, de l'imaginaire et du réel*

– ***Les rituels dans l'espace des valeurs*** commencent dès la naissance avec la relation à la mère. Le lien émotionnel et affectif entre la mère et l'enfant devient le véritable *premier lieu*, la première niche « écologisée » des valeurs.

Ce lien et les rituels qui l'accompagnent peuvent s'interpréter avec Winnicott comme un facteur transitionnel dans un espace interpsychique qui serait le lieu de chevauchements et de différenciations entre puissance et vulnérabilité, progression et régression, où les émotions et ressentis vécus marquent le développement de la personnalité de leur empreinte. Protéiforme le lien éthique se développe au cours de l'existence de chacun dans l'autonomie et l'hétéronomie des relations interpersonnelles en famille, au travail et en société.

Mais les rituels ne sont-ils là, que pour soutenir la portance psychique et sociale des valeurs ? Pour J. Miermont, chez qui le lien est « le germe du logos » (1993, p. 31), les rituels conduisent à l'élaboration des signes et à leur interprétation. Ils constituent (comme dans les travaux de J.F. Gomez, 2005)) une *sémiogenèse* qui sert de fondement à toute observation de type phénoménologique centrée sur le repérage du « quoi ? ». Ainsi les valeurs sont ce qu'elles sont, à travers ce qu'elles donnent à voir de la socialisation, de l'acculturation et des apports de la santé à l'homme et aux sociétés. D'où la valeur de *l'exemple* (l'action en pensée, qui apporte les clés de la connaissance des valeurs), transmis par l'éducation (la pensée en action, qui donne leur relief aux valeurs).

– ***Les mythes dans la vie des valeurs*** vont des problèmes du quotidien jusqu'à l'intervention de la justice divine : comment répondre de façon responsable aux besoins sans cesse croissants, réel et imaginaires, de faire des choix pour bien vivre en société ? Les valeurs ne sont-elles pas sacralisées quand on les pense et moins valorisées, quand les pratique ? Quelle est la portée concrète du discours sur les valeurs transmis par la famille, les groupes, les institutions, la presse, les médias ? Les valeurs enseignées ont-elles un véritable prestige éducatif et moral dans la société ? Pour J. Miermont, chez qui le lien est « ce qui assure une connexion temporo-spatiale entre des personnes physiquement disjointes » (*ibid.*), les mythes sont générateurs d'ordre et d'organisation. Ils conduisent à l'édification des systèmes de croyance et assurent la cohésion et les modes de protection des groupes conjugaux, familiaux et sociaux. Mettant en relation l'homme et l'univers, autant que l'homme et ses semblables, ils se fondent dans une *cosmogénèse* de l'humanité, et participent à l'émergence du sens en servant au repérage du « pourquoi ? ». D'où la nécessité de finalités fortes et clairement exprimées pour entretenir l'image de valeurs intelligibles et transcendantes.

– ***Les épistémès dans la représentation mentale des valeurs,*** permettent de maintenir les liens entre les acteurs entre eux, mais aussi entre eux-mêmes et le milieu qu'ils habitent ensemble. Ces liens entre la pensée (*les valeurs-système*) et l'action (*les valeurs-outils*) sont l'essence de la reliance psychique, cognitive et opérationnelle. Les épistémès participent à la structuration des modes de connaissance du monde, de soi-même et d'autrui à partir des médias naturels et artificiels. Elles représentent le « schème de liaison » décrit par G.

Bateson, le « pattern wich connects » qui se déploie à travers les effets de *noogenèse* que produisent les valeurs, et déterminent leur organisation mentale et sociale. Pour J. Miermont, les épistémès « relativisent les certitudes mythiques et idéologiques par la création d'unités d'esprit conflictuelles qui font surgir de nouveaux états d'esprit. » (*ibid.*, p. 24). Elles correspondent à une *morphogenèse* d'entités structurellement stables, de leurs relations, de leurs agencements, de leurs transformations : repérage du « comment ? ». D'où l'inférence du principe que les valeurs sont soumises aux lois de la socialisation et de l'acculturation permanentes entre le réel et le symbolique.

Chacun de ces trois opérateurs met ainsi en œuvre des circuits *arborescents* et *arboformant*s[200] qui relient les sphères biologiques, psychiques et sociales, interactives et enchevêtrées, qui composent le monde des valeurs. Un monde auto-co et écosystémique en somme, où, d'un opérateur à l'autre, chaque circuit du réseau ne prend sens que dans les enchevêtrements borroméens qui enchaînent les hommes aux situations qu'ils vivent ensemble. Ainsi vues sous le prisme de l'individualité originelle, les valeurs, qu'elles soient innées, apprises ou transmises, sont des principes qui tiennent la société debout.

III. VALEURS ET CULTURE(S)

« Culture » vient du latin *colere* (qui signifie « prendre soin de »), de *cultus* (qui vient de « cultiver » et par extension « rendre un culte ») et de son substantif verbal *cultum* (qui réfère aux « pratiques spécifiquement humaines » par rapport à d'autres cultures. Pour l'homme, et *a fortiori* pour la santé, la culture est une façon de « prendre soin » de soi et de la personne d'autrui, comme l'agriculteur prend soin de sa terre, ou l'homme de foi pratique le « culte » des ancêtres ou des Dieux quand il veille sur eux. Mais valeur rime aussi avec douleur et il n'y a pas de valeur sans affrontement de quelqu'un ou de quelque chose. On défend ses valeurs et on lutte pour elles.

Les valeurs du monde de la santé reposent sur des cultures hétérogènes, mélanges de valeurs propres nées de ses cultures sociotechniques sanitaires et sociales, et de valeurs générales socio-éducatives, morales et politiques, déterminées par la culture universelle. Les premières sont *endogènes* et les secondes *exogènes*. Constituées en réseaux d'influences mutuelles, elles traversent les frontières du dedans et du dehors dans l'interaction des effets

---

200 Selon J.L. Le Moigne, de par la forme qu'elle donne aux réseaux, *l'arborescence* correspond à la parcimonie des interactions qui caractérisent les « systèmes froids ou compliqués » (1984, p. 245), alors que les boucles de *rétromettance arboformantes* des « systèmes chauds ou complexes (ibid., p. 249) opèrent des coordinations équilibrantes et stabilisatrices à l'intérieur des systèmes et au-delà des systèmes en fonction de la « variété » (les comportements observables) des relations entre processus et processeurs.

agonistes et antagonistes à avantages et inconvénients partagés, qu'elles provoquent dans le but idéalisé de penser le vrai pour faire le bien.

III.1. Au croisement des valeurs et des cultures dans le champ de la santé

Culture et valeurs, valeurs et cultures sont intimement liées dans et hors le champ de la santé. Dans le deux sens, ensemble ou séparées, se sont des *ambi-systèmes*. Et, récursives, il ne suffit pas de les modéliser sous la forme de représentations systémiques, encore faut-il les éclairer globalement et localement en interrogeant la langue et le langage, l'homme et l'éducation. C'est cette démarche que suit la philosophe Anne-Marie Drouin-Hans, quand elle confronte les valeurs et la(les) culture(s) en posant la question : « Peut-on encore penser l'universel ? »[201]. Partant de l'observation que culture(s) et valeurs offrent la double difficulté de voir leurs univers sémantiques glisser l'un vers l'autre, elle retient que l'on peut penser la question de la violence en termes de « valeurs non respectées », ou en termes « d'habitude culturelle ». Ainsi constituées l'une et l'autre de significations qui s'enchaînent, s'opposent ou se superposent, cultures et valeurs procèdent de multiples ambiguïtés. Dans cette étude où elle interroge les rapports entre les valeurs et la(les) culture(s), à l'appui de l'anthropologie et des sciences de l'éducation, A.M. Drouin-Hans traite de « l'impossibilité de penser naïvement l'homme comme universel ».

De fait, l'ethnocentrisme crée le doute sur l'aspiration à l'universalité. Et les valeurs éthiques sont elles-mêmes, relatives et relativistes. Ainsi en est-il du réel, et pour l'auteure « distinguer valeur(s) et culture(s) conduit à analyser ces deux termes dans leur polysémie, tout en constituant « une aide pour penser le statut de l'universel, et construire des "universalisables" qui soient tout le contraire d'une uniformisation. ». Cette analyse est fondamentale. Surtout quand le chaos qui s'installe dans les institutions sanitaires et sociales où, au-delà des contingences scientifiques, techniques, matérielles et financières, *la valeur travail* pose gravement problème en termes de ressources humaines.

Au total, quand on observe les valeurs, force est de se retourner vers la « culture générale », qui se présente selon A.M. Drouin-Hans comme « une ouverture sur ce qu'il y a de meilleur en l'humain », mais qui reste à redéfinir et à négocier sans cesse. Traditionnellement issues du monde plus ou moins élitiste de la culture, les valeurs de la santé oscillent, en effet, entre de multiples hiérarchies, à commencer par celle de la valeur réelle ou supposée des sciences et techniques qui la nourrissent et des classes sociales qui

---

[201] « Valeurs et culture(s) : Peut-on encore penser l'universel ? », Revue internationale en sciences de l'éducation et didactique, 23/2004, pp. 99-107..

orientent et transmettent leurs propres valeurs. Et par *la valeur travail*[202] qui connait partout des turbulences qui affectent le monde de la santé, notre bien naturel le plus précieux.

Les valeurs renvoient aux « valeurs morales », qui ne peuvent souffrir le relativisme sans être altérées. Ainsi la grande question de la santé, si elle se pose en termes de valeurs, n'existe pas moins en termes de *contre-valeurs*, de *valeurs non respectées*, de *paradoxes* et de *soumissions variées*, de *non-valeurs* qui s'enchaînent, s'opposent et se superposent, créant de multiples ambiguïtés en cascades. À commencer par la plus criante : la croissance exponentielle des « besoins » de santé, cohérents et incohérents, qui enflent la demande consumériste, confrontée à la démotivation (passagère ?) des nouvelles générations vis-à-vis des professions de santé.

III.2. De la relativité à l'universalité des valeurs

Solidarité, culture et forces de vie sont des richesses, c'est pourquoi on les assimile à des valeurs. De « vraies » et nobles valeurs. De celles dont on a besoin et qu'il faut réinventer. De fait, s'« il n'est de richesse que d'hommes » comme l'énonce Jean Bodin, le philosophe et théoricien politique ne disait-il pas par là, lui aussi, que toutes les valeurs ne sont pas nécessairement des richesses ? Des richesses et des énergies contraires, comme la paresse, par exemple, ou l'oisiveté, qui sont des valeurs qui ont leur réalité : celle des anciens notamment avec l'*otium* antique (l'inaction, le désœuvrement, la paix), cultivée par la suite par l'aristocratie. Oisiveté qui connaît aujourd'hui un regain d'intérêt dans les sociétés modernes comme instrument de lutte contre la productivité, en s'axant sur des valeurs nouvelles comme la retraite active, le loisir éducatif ou studieux, les voyages-découverte ; bref, le *negotium,* c'est-à-dire tout ce qui s'oppose aux activités productives et profitables… et retombe dans le piège sans fin des valeurs et contre-valeurs. La rentrée politique de septembre 2022 s'est particulièrement illustrée de ce point de vue[203].

---

[202] « La jeune génération n'a plus envie du salariat », a-t-on souvent entendu à l'Assemblée nationale, lors du débat sur la réforme des retraites en février 2023. C'est là un bouleversement anthropologique du rapport au travail.

[203] Le travail est une valeur qui divise. C'est ce que le Groupe EELV de l'Assemblée Nationale exprime par la voix de la députée Sandrine Rousseau en paraphrasant le titre de l'ouvrage, *Le Droit à la paresse (1880)*, de Paul Lafargue, militant socialiste et gendre de Karl Marx : « *On a le droit de faire des pauses dans sa vie et surtout, il nous faut retrouver du temps, le sens du partage, la semaine de 4 jours* » (Presse, Sept. 2022).

Aussi la tentation est toujours grande de mettre les valeurs en équations pour mieux les mesurer, les évaluer et s'en servir comme instruments de persuasion, de domination, de commerce ou d'industrie à temps et à contre-temps. C'est de cela que parle E. Morin, quand il s'attache à scruter les *ambi-termes*, ces mots, comme *démocratie sociale,* qui se complètent et se parasitent l'un l'autre dans les méandres et volte faces des rapports entre les intérêts des individus et ceux de la société.

Du geste le plus simple comme le bonjour ou le merci, à la relation la plus organisée et institutionnalisée comme le travail et la santé, il n'y a pas d'action volontaire, en effet qui ne repose sur des valeurs individuelles et collectives, conscientes et inconscientes, publiques et privées, honnêtes ou malhonnêtes, bienveillantes ou malveillantes. À ne plus savoir exactement ce que le mot signifie hors les dialectiques et rhétoriques qui les nourrissent. C'est pourquoi les valeurs, si elles sont universelles, le sont tout autant par les symboles, les mythes, les croyances, les rêves, les intentions et les stratégies qu'elles pérennisent, que par les effets concrets qu'elles produisent en situation, au moment où on en a besoin quand les choses se précipitent dans la complexité comme dans la complication et dans la vérité comme dans le mensonge.

Vue sous cet angle, l'universalité des valeurs est une fiction sociale, un contrat fiduciaire implicite, particulier aux sociétés occidentales, qui n'a d'universel que ce que le discours sur l'universel a de performatif : faire exister ce qui n'est qu'illusion *a priori*, avant de devenir réalité en acte. Valeur(s) et culture(s) valeur(s) et culture(s), quel que soit l'ordre d'influence des unes par rapport aux autres, il n'a jamais cessé de se poser la question avec elles de leur universalité. A.M. Drouin-Hans, comme F. Wolff, s'interroge « Peut-on encore penser l'universel ? », et nous avec elle au niveau de la santé universelle qui est de plus en plus un bien inégalitaire entre les peuples dans le grand concert des valeurs.

Les valeurs sont relatives, mais ne contredisent pas la possibilité de penser naïvement l'homme comme universel au-delà de toute critique même de l'ethnocentrisme. Les valeurs de l'éthique ne sont-elles pas elles-mêmes relatives *a priori* ? Les questionnements sont multiples et hétérogènes, comme les valeurs elles-mêmes. Mais distinguer valeurs et cultures, et « analyser ces deux termes dans leur polysémie, pourrait constituer une aide pour penser le statut de l'universel, et construire des "universalisables" qui soient tout le contraire d'une uniformisation » (A.M . Drouin-Hans).

Entre le symbolique, l'imaginaire, et le réel, les valeurs sont l'élément qui rassemble et solidarise en connectant les individus entre eux et à la société dans l'ordre de ce qui est à *connaître* par la description, à *prévoir* dans la prévention et la prévoyance, à prescrire pour aider à la décision, organiser et *évaluer* pour gouverner les destinées conjointes des hommes et des institutions. Car les valeurs nous gouvernent autant que nous cherchons à les gouverner. C'est pourquoi il faut croire aux valeurs et apprendre à les respecter dans leur essence phénoménologique et leurs applications culturelles et cultuelles.

En concevant que nous construisons les valeurs alors que nous pensons les percevoir, nous rejoignons le point de vue du *paradigme constructiviste de la réalité* que présente Paul Watzlawick dans son ouvrage collectif, *L'invention de la réalité, Contributions au constructivisme* (Seuil, 1988). Point de vue, selon lequel, ce que nous appelons « réalité » n'est qu'une interprétation construite « par et à travers la communication ». Qu'elles soient individuelles ou collectives, sociales, idéologiques scientifiques, techniques, économiques, morales ou politiques, les valeurs, comme toute construction humaine, filtrent à travers les esprits, se déclinent, se déclarent et se répandent en actes d'un symbole à un autre et d'un mythe à l'autre dans le monde. Force est donc de nous poser avec les *constructivistes*[204] la question : « Comment savons-nous ce que nous croyons savoir ? » (*ibid.*, p. 9). Il en va des relations humaines en général et des relations de l'homme à la santé en particulier, où les valeurs sont sources des plus grandes espérances dans la vie et de toutes les exacerbations à la fois, selon qu'elles apportent le bonheur ou l'anéantissement.

N'en est-il pas ainsi de l'invention du « métavers » qui porte, comme l'analyse Nathan Devers, la promesse métaphysique faite à l'homme de devenir quelqu'un d'autre en se jetant, pour vivre autrement, dans l'expérience de connectivité permanente et de surchauffe des réseaux sociaux : « Le métavers, c'est à la fois l'homme qui devient démiurge de son propre univers, qui se met à imiter Dieu, et est à la fois celui qui se libère de l'entrave de son corps, qui ne devient plus que son âme »[205]. Ainsi peut-on voir avec le métavers, cette nouvelle création de *l'ultra modernité*, le danger d'un désir de vivre ailleurs comme pour s'émanciper du réel au profit d'un avatar explique Nathan Devers, qui cite Michel Foucault pour définir ce lieu : « un espace outre, une atopie, un lieu sans lieu » (*ibid.*). Lieu propice à l'éclosion de nouvelles « valeurs », anti ou contre valeurs ? On peut s'interroger.

III.3. Le mirage de la santé globale

« La modernité se manifeste par trois grands mythes : le mythe de la maîtrise de l'univers, formulé par Descartes, Buffon, Marx... le mythe du progrès, de la nécessité historique, qui s'impose à partir de Condorcet, enfin le mythe du bonheur. » (E. Morin : *Vers l'abîme ?* L'Herne, 2007, p.24). Au-delà du bonheur, la santé, aujourd'hui, est innovante. Avec l'alimentation,

---

204 Au rang desquels : E. von Glasersfeld, H.von Foerster, D.L. Rosenhan, G. Stolzenberg et F.J. Varela.

205 « Le métavers porte la promesse métaphysique de devenir quelqu'un d'autre » : La Croix, 27 nov. 2022, pp. 28-29.

l'environnement, le sport, etc., elle ne se limite plus aux soins et à la médecine. Elle s'inscrit dans un programme extensif et éclectique qui s'est progressivement mis en place et trouve désormais son expression consacrée sous le terme de « santé globale ». Tout un programme, en effet, qui peut réjouir tant qu'il ne donnera pas à inquiéter. On compte beaucoup sur les applications numériques en tous genres. Mais n'artificialise-t-on pas un pan tout entier de l'humanisme médical, par là-même ? Même si la « médecine intégrative » se propose d'apporter aux soins conventionnels des « médecines douces » : « Les chances de guérison dépendent aussi de notre bonheur », affirment certains cancérologues. On ne peut que les croire, mais où trouvera-t-on les spécialistes impliqués, et avec quelle efficacité contrôlable ?

S'interroger sur les valeurs de la santé, c'est penser à Socrate et au dialogue sur la sagesse de Platon : *Gnothi seauton*, connais-toi toi-même pour donner le meilleur. En tant qu'observateur-participant, usager ou professionnel de la santé, c'est se poser la question : peut-on gouverner la santé et être gouverné par elle dans les hôpitaux, les cliniques, les établissements médico-sociaux, etc., si on ne commence pas par se gouverner soi-même ? Ne serait-ce pas là la valeur suprême, celle d'où découlent toutes les autres, individuelles et collectives, dans un milieu où *l'engagement* personnel et professionnel est un maître-mot, à ce rendez-vous de la santé et de la solidarité qui semblent se perdre à force de vouloir se chercher entre les bêtes et les dieux ?

Le psychisme humain, qui fait que les valeurs sont esprit avant tout, capacité d'intelligence et acte de conscience à la fois est un vécu universel qui s'incarne dans des choix intentionnels, qui prennent source dans des systèmes de valeurs aux carrefours du symbolique, du réel, de l'imaginaire et donc du culturel. Le fait est établi. Des carrefours aux voies multiples et superposées, comme nous les montrent métaphoriquement, matériellement et techniquement l'architecture de nos ronds-points hypermodernes où la circulation est de plus en plus problématique en termes de logistique et dangereuse en termes de comportements individuels, chacun étant poussé à vouloir passer avant l'autre, dans l'ordre et le désordre. Comme aux urgences quand il n'y a plus de place, et que le masque ne suffit plus à cacher l'angoisse des patients ni le désespoir des soignants. Ce jour, au moment où je trace ces lignes, j'apprends le suicide d'une femme, médecin urgentiste dans un hôpital. Je ressens une profonde tristesse : après les suicides dans la police et chez les agriculteurs, voici l'ère du suicide dans les hôpitaux. Le *numerus clausus* a bon dos, qui est comme l'arbre qui cache la forêt.

De tous temps et sous toutes les latitudes, les valeurs morales, sociales et culturelles, ont joué leur rôle dans l'éducation. Elles étaient autrefois considérées comme d'origine divine et sont apparues, chemin faisant entre croyances, mœurs, coutumes et religions, comme étant de l'ordre de la création du groupe social qui les produit et des institutions qui les entretiennent, autant que faire se peut car les valeurs se transforment au fil du changement. De fait, si les choses ont évolué, et si les valeurs sont à l'origine de l'action sanitaire et sociale et jouent par essence un rôle fondamental dans la santé comme dans l'éducation, la modernité commence à poser de réels problèmes d'adaptation dans l'ordre des équilibres entre leur *transcendance par rapport à l'individu* (les valeurs sont la cause extérieure activable, première et supérieure ; elles priment sur l'individu), et leur *immanence par rapport à la société* (les valeurs ont leur principe actif en l'individu lui-même ; elles priment sur la société tant qu'il ne les active pas).

Ainsi, au-delà de *l'éducation anarchique* et de ses théories, la grande question du partage des valeurs et de leur capacité à rassembler n'en finit pas de poser un problème. Autrement dit, les valeurs d'un groupe social ou d'une profession peuvent-elles être proposées comme étant universelles ? On peut, on doit s'interroger : les valeurs émanant de l'enseignant ou des parents, sont-elles imposables à celui ou à celle qui grandit, à qui l'on enseigne et que l'on éduque-s'éduquant ? Ces mêmes valeurs générales et d'autres complémentaires, qui relèvent de cultures professionnelles communes et spécifiques à la fois, sont-elles capables de synergies – avec la même valeur – dans la relation soignant-soigné, éducateur-éduqué, aidant-aidé, telle que la conçoivent chacun des protagonistes quand ils travaillent ensemble ? Le médecin, l'infirmière, l'aide-soignante, la psychologue ou la sage-femme, les responsables administratifs et politiques observent-ils et pratiquent-ils les mêmes valeurs dans la relation aux patients, avec une conception commune de la santé et de la maladie ? L'éducateur spécialisé, l'aide médico-psychologique ou l'assistante sociale[206] ont-ils des représentations communes en harmonie avec leurs missions partagées auprès des personnes en situation de handicap ou d'exclusion ? Écartelée entre le médical, le médico-social et le social, la personne âgée dépendante est-elle perçue et traitée avec la même sensibilité et le même regard professionnel d'une profession à l'autre ?

À considérer ce qui se passe dans les professions sanitaires et sociales, on peut se demander pourquoi des valeurs fondamentales communes ne participent

---

[206] On ne peut pas nommer ici toutes les professions qui participent à l'action sanitaire et sociale, dont la variété et la spécificité des rôles et fonctions rend difficile l'usage du masculin ou du féminin pour les qualifier. Selon le contexte, on évite ainsi de dire *infirmière* ou *infirmier*, en contournant la difficulté par l'emploi du terme de *soignant*. Ce qui complique les choses, car les médecins sont aussi des soignants. Les études d'infirmier (ère) sont des études en soins infirmiers. Il en est de même, lexicalement et sémantiquement, pour les assistantes et assistants de service social et les sage-femmes, qui sont aussi des assistants sociaux et des sage-hommes. Comment, sans allonger le discours par des para et périphrases et le texte par des efforts d'écriture inclusive, homogénéiser les choses, quand dans une même branche professionnelle les spécialités mutent et se multiplient ?

pas davantage qu'elles ne le font au rapprochement entre ces professions, qui s'ignorent parfois superbement ? Pourquoi l'interdisciplinarité et l'interprofessionnalité qui œuvrent à la même mission finale, la santé, ne sont-elles pas renforcées dès la formation initiale, et entretenue par la formation permanente et continue, alors que le travail en équipe est devenu la logique incontournable ? La réalité est que mettre en œuvre des politiques de santé et de solidarité au plus près des besoins sanitaires et sociaux de la population confine aujourd'hui à une mission impossible. Mais c'est là une attitude d'humeur de la part des pessimistes. Quand d'autres, optimistes et armés de caractère, jugent que l'espoir est légitime : la médecine de ville secteur ambulatoire), l'aide l'accompagnement et la prise en charge des personnes âgées et handicapées (secteur médico-social), et les établissements de santé (secteur hospitalier : hôpitaux, cliniques, etc.) sont des structures de base bien réelles en France, qui emploient plus de 2,200 millions de professionnels pour 200 métiers différents, le champ social et médico-social comptant pour sa part 1,7 millions de salariés. Certes ces chiffres sont imposants, mais insuffisants. De plus, ils ne sont pas corrélés aux véritables besoins sur le plan qualitatif. Ces besoins de l'ombre et de l'imaginaire, qui échappent aux valeurs du bon sens et de la raison.

Sur le plan psychosociologique et philosophique, la cause est entendue ; A. Einstein la proclamait : « N'essaie pas de devenir un homme de succès, essaie plutôt de devenir un homme de valeur ». Sur le plan humain autant que social, la question reste entière. « Valeurs », « humanité », ces mots sont prononcés tous les jours ; par les anciens surtout. Mais on en a perdu le sens. Le constat est récurrent. Cependant, le fait qu'on les évoque encore d'une façon ou d'une autre laisse toujours un espoir de lumière.

– Dis papa, c'est quoi un humaniste ?

– C'est quelqu'un qui pense que les hommes ont leur destin en main, qu'ils doivent construire par eux-mêmes le monde dans lequel ils vivent, être tolérants avec les autres, libres de leurs actes, sans se référer à une puissance extérieure, religieuse, surnaturelle ou politique. Cela se rapporte aussi à un mouvement de pensée, qu'on a appelé l'humanisme, né au moment de la Renaissance.

– Ah oui, c'est pour ça que ça n'existe plus ?

– Si, si, heureusement... Les valeurs de l'humanisme existent toujours : le développement culturel, intellectuel, moral de l'être humain, dans le respect des autres, l'acquisition des savoirs et des arts pour toutes les femmes et tous les hommes sans distinction... Les philosophes qui l'ont développé au XVIe siècle se sont inspirés d'autres philosophes plus anciens, grecs ou asiatiques (tu entendras parler de Confucius dans ta scolarité).

– *Oui, c'est bien ce que je dis, c'était avant tout ça.* Éric Fourreau[207].

Serait-il ringard de rappeler, au-delà même des enjeux économiques de la santé et de l'universalité de ses missions sanitaires et sociales : celles d'êtres humaines au service d'autres « soi-mêmes », c'est-à-dire d'« hommes au service des hommes » lisait-on dans la littérature spécialisée il y a trois décennies encore, avant que la féminisation de ces professions n'impose de rappeler que ces « hommes » sont également des femmes, en grand nombre aujourd'hui. Et qu'elles comblent avec bonheur les pénuries de personnels désormais, à tous les postes, dans les établissements sanitaires et sociaux, où l'image féminine a toujours été très prégnante. De fait, les mœurs ont changé et les valeurs du travail ont évolué. Les conditions de l'orientation, de la formation et de l'emploi aussi. Et le pendule oscille désormais entre des égalités qui s'imposent d'elles-mêmes, et de nouvelles inégalités qui se créent dans la vie comme dans le déroulement des carrières.

Mais, « tout ça » : *les valeurs du travail dans le domaine de la santé*, on a fini par les banaliser. Au risque d'oublier qu'elles sont la colonne vertébrale de la société. Après les confinements, les gestes barrières et les rappels à la vaccination anti-Covid qui se succèdent avec toutes les autres crises qui impactent la société et minent les esprits, les valeurs reviennent, de fait, aujourd'hui au devant de la scène avec la réforme des retraites et la question déterminante de l'âge légal du départ à la retraite. À l'Assemblée nationale, comme dans les médias, au travail ou en famille, on débat de la durée de vie au travail, de la pénibilité du travail, du montant des cotisations, du revenu des pensions, des différents régimes de retraite, de l'espérance de vie, et de leurs corollaires : une « bonne retraite en bonne santé ». Mais les *dépenses de santé*, ne cessent de croître ! On met l'accent sur la multitude des paramètres à prendre en compte. En médecine du travail, notamment, où les évaluations apportent leur lot d'inquiétudes, comme c'est le cas avec les facteurs différentiels de risques entre les hommes et les femmes au travail, ainsi que le montrent les maladies cardiovasculaires[208], que la conscience collective

---

[207] Avec l'autorisation de l'auteur, Éric Fourreau, journaliste, éditeur, conseiller culturel : « Dis papa, c'est quoi un humaniste ? », Éd. de l'Attribut, Nectart, 1/2017, N°4.

[208] Problème de santé publique, il est établi que les maladies cardiovasculaires dans les pays industrialisés sont la première cause de mortalité chez les femmes, et notamment les plus jeunes (49% de décès chez les femmes en Europe, contre 40% chez les hommes). Par ailleurs, facteur de risque supplémentaire, l'Association Axa Prévention a évalué que 81% des femmes font passer la santé de leurs proches avant la leur.

croyait jusque là être des pathologies spécifiques aux hommes. La santé, commençait à devenir un objet de consommation courant, dont les équilibres démographiques et économiques installés dans un confort relatif, quel que soit le territoire urbain ou rural, semblaient ne pas poser d'obstacles majeurs à la marche du progrès en assurant la qualité des soins pour tous, tout en entretenant la confiance du citoyen vis-à-vis du système de santé. Les *clignotants institutionnels* étaient en veille. Ils sont en état d'alerte permanente aujourd'hui. Très angoissés par le climat de « no future », les jeunes défilent dans la rue.

On le sait d'expérience, *la question des retraites est anxiogène* : « elle renvoie à la peur de la fin et oblige au retour sur le passé, qui réveille les échecs, les précarités, les séparations » : Olivier Dussopt, Ministre du travail, du plein emploi et de l'insertion (*Le Monde*, 6 janvier 2023). Elle oblige aussi à construire l'avenir en conscience et en actes.

De l'intérieur, le système de santé fait tout ce qu'il peut pour s'adapter et se maintenir en équilibre. Mais les sciences médicales et les techniques médico-sociales et éducatives, sont débordées par les changements sociaux et sociétaux. Et force est de constater la « grande démission des professions de santé », ou tout au moins les changements de paradigme quant aux valeurs du facteur travail dans les métiers de la santé. Aussi mieux-vaut-il retenir la leçon d'Antonio Gramsci : « être pessimiste d'expérience mais optimiste de volonté », parce que les pessimistes finissent par baisser les bras. Les valeurs, en effet, ces idées qui « mènent le monde » nous portent positivement vers l'action. Or, l'action est le propre de la culture sanitaire et sociale qui, comme toute culture, est de l'ordre de l'implicite, qui marque l'existence d'un système tacite de valeurs et de symboles mainteneurs du sens de l'existence humaine. Ceux-là mêmes, valeurs et symboles, qui sont en crise actuellement, comme ils l'ont été de toute éternité. Mais la turbulence des rapports entre la démographie, les techniques productivistes et l'environnement, jointe au bouleversement anthropologique du rapport au travail des nouvelles générations, est en train de changer la donne des équilibres indispensables à la préservation de « l'humaine nature ».

Montaigne et l'humanisme du XVIe siècle nous ont appris que la nature n'est pas seulement extérieure à l'homme, mais qu'elle l'habite aussi et organise son *individualité* grâce aux valeurs, qui portent sa *personnalité*[209] : « Comme elle nous a fourni des pieds pour marcher, aussi a-t-elle de prudence à nous guider en la vie ». Pour l'auteur des *Essais*, la nature est l'instinct infaillible du bien. On ne peut pas ne pas y revenir. « Nature humaine » est le titre du

---

209 Pour le développement théorique de cette assertion, *cf.* Chap. II : *la dynamique des valeurs : un rapport inséparable entre socialisation et acculturation.*

roman de Serge Joncour, Prix Femina 2020 (Flammarion 2020), où l'auteur va revivre la fin d'un autre monde, celle de sa vie paysanne qu'il a connue étant enfant, et qui lui paraissait immuable. Mais entre l'homme et la nature, plus rien n'est plus comme avant. Les luttes, le vertige des progrès, la vie politique et les catastrophes menacent l'humanité en péril.

La nature reprendra-t-elle un jour ses droits sur tout ce qui vit ? Nul doute, la vie est suspendue à un fil. Et pour les pessimistes que le bouleversement climatique et ses conséquences en cascades inquiètent, la communauté internationale pèse de tout son poids sur l'imaginaire d'une fin apocalyptique, au point de réveiller la croyance du jugement dernier. Mais, quiconque respecte la nature et cultive l'optimisme d'une revanche de la vie sur la mort, n'est-il pas en mesure, de s'inspirer de l'expression emblématique de cet *arbre de vie*, symbole de résistance[210], qui survit sur la plage de *Kalaloch* du parc national Olympique de Washington, et y fait même des feuilles et des pousses alors que ses racines, hors de terre, plongent à nu dans *une faille*[211] bien connue des chasseurs d'images ?

III.4. La leçon des valeurs

On le savait – et on le voit se révéler chaque jour davantage depuis la crise du Covid qui a mis au grand jour les questions d'éthique et de santé publique –, le débat sur les valeurs qui anime les acteurs de la santé est l'objet de préoccupations récurrentes. Mais hélas, ces questions, aussi abstraites par les mots que concrètes dans l'action sont toujours chaotiques sur le terrain, au niveau des professionnels comme à celui des usagers et des responsables politiques. Dichotomique, dialectique et contradictoire, ce débat est *complexe*. Difficile à suivre et à organiser ; systémique, il est tout entier tendu entre le sanitaire, le social, le politique et l'économique, l'organisationnel et l'institutionnel. Alors, tel Sisyphe poussant son rocher, chacun cherche avec plus ou moins de discernement sa manière d'être dans la relation, affine sa posture d'homme et de citoyen et construit ses attitudes en fonction de « ses » valeurs.

L*a parabole du colibri* nous aide à mieux comprendre les évènements que nous vivons au quotidien en nous confrontant à nos valeurs. Elle nous apprend que *l'altruisme* et *la bienveillance* sont nécessaires à la société au-delà du seul bien-être individuel. Un jour, dit la légende, la sécheresse provoqua un incendie dans une forêt où vivaient des milliers d'animaux. Tous se mirent à

---

210 « Soyez comme l'arbre, changez vos feuilles, mais jamais vos racines. Vous pouvez changer vos opinions, mais jamais vos principes. » V. Hugo.

211 Chez P. Ricœur, « le mal, c'est ce contre quoi on lutte quand on a renoncé à l'expliquer ». Lutter, c'est espérer et « méditer le mal, c'est dire une faille », in : *Le mal : un défi à la philosophie et à la théologie*. Éd. Labor et Fides, Genève, 2004.

fuir en suivant la même direction opposée aux flammes. Seul, un petit colibri se mit à faire des allers-retours entre un lac voisin et les arbres en feu. – « Ce n'est pas avec quelques gouttes que tu vas pouvoir éteindre le brasier !». Ce à quoi le colibri répondit : – « Vous avez peut-être raison, mais moi au moins je fais ma part. »

« Les valeurs : tout le monde ne parle pas la même langue, mais tout le monde se comprend » (Saint-Exupéry)… ou croit se comprendre.

– *D'un point de vue métaphorique*, le débat sur les valeurs en milieu sanitaire et social évolue sans cesse entre le Charybde des besoins de santé, en termes de soins, d'aide et d'accompagnement, et le Scylla de l'offre de services médicaux, médico-sociaux et socio-éducatifs.

– *D'un point de vue théorique*, ce débat *auto* (soi), *co* (les autres) et *écosystémique* (les choses) est interactionniste en ce sens où il pousse les acteurs vers des des représentations individuelles et collectives auxquelles nul n'échappe, entre le réel du vivant-social et l'imaginaire des subjectivités personnelles en interrelations.

– *D'un point de opérationnel*, on se rend à l'évidence que chacun d'entre nous, professionnel ou usager, des services de santé au sens large (médical, médico-social et social) est gouverné par des *systèmes de valeurs* qui, au-delà de l'opinion publique et de ses horizons philosophiques, idéologiques ou religieux, guident nos consciences, oriente nos jugements, construit nos attitudes, règle nos conduites, active nos motivations et adapte nos comportements face aux besoins de santé, face à la réduction des inégalités dans l'accès aux soins et face à l'exigence de qualité et de sécurité, que les notions de *traitements* (*cure*, soigner au sens de guérir) et de *soins* (*care*, au sens de soigner, prendre soin) renforcent en termes de processus dialogiques, récursifs et hologrammique. C'est-à-dire d'inséparabilité des structures (niveau opérationnel de la *psycho-sociologie* des organisations : ressources humaines et relations professionnelles à l'échelle des établissements), et de continuité d'engagement et d'encadrement des moyens (niveau de la *sociologie des institutions* : administration, financement et politiques de santé et de solidarité).

– Des systèmes de systèmes, en somme, qui mettent les liens (sociaux, culturels, scientifiques et techniques, juridiques, politiques et économiques) à l'épreuve des faits, au risque de troubler l'ordre des relations de travail à l'intérieur des services (reliance professionnelle) et des relations sociales à l'extérieur (reliance sociale). Ainsi *les valeurs* sont-elles, comme on les conçoit de façon générale : *des principes* à partir desquels les individus procèdent à des choix personnels et/ou professionnels, où les collectivités contrôlent plus ou moins, ces choix qui relèvent de l'éthique et participent de la démocratie, à laquelle ils réfèrent et se réfèrent, dans un jeu permanent d'interrelations en interactions.

En principe, les valeurs s'apprennent à l'école et dans la famille. Elles sont tributaires de l'éducation reçue dans la société où l'on vit, et induites par les cultures dans lesquelles on continue à apprendre à vivre en s'adaptant aux évolutions du monde et de la société. Ce qui pose avec Olivier Reboul[212] la question de savoir s'il existe des valeurs universelles et nécessaires ou si les valeurs sont contingentes, c'est-à-dire ni nécessairement vraies, ni nécessairement fausses. Il en est ainsi de la santé et du travail social comme de l'éducation où, qu'il s'agisse des Droits de l'homme ou du statut des individus qui sont avant tout des personnes, tout le monde ne partage pas les mêmes valeurs et n'est pas instruit, aidé, soigné et protégé de la même façon. Mais ce qui est manifeste et latent à la fois, c'est qu'il n'y a pas de professions éducatives, ni de métiers de la santé sans valeurs. Ces professions différentes et complémentaires reposent sur l'éthique ; or les valeurs sont les éléments fondateurs de l'éthique ; donc il n'y a pas d'éducation ni de santé possibles sans valeur. Sans « l'idée – dirait O. Reboul – que quelque chose est préférable à autre chose » (op. cit., p. 4). À moins que l'on ne démontre un jour que le mal est préférable au bien. En attendant, l'humour se charge de faire la classe et pose les problèmes à sa façon : il circule en ce moment sur les réseaux sociaux cette sentence dûment illustrée ; « Mourir dans la dignité ? Vivre dans la dignité serait déjà un bon début… ». Héraclite, ne l'enseignait-il pas 25 ans avant notre ère, en rappelant avec sagesse le grand principe de la Vie : « vivre de mort, mourir de vie » ? Il n'y a pas de mort, dira Maurice Genevoix : « Je peux fermer les yeux, j'aurai mon paradis dans les cœurs qui se souviendront » (*Un jour*, Seuil, 1976).

En tant que professionnels, les personnels de santé, nous ont montré la voie, celle dont parle E. Morin : *Changeons de voie, Les leçons du Coronavirus (op. cit,* 2020). Cette voie, c'est celle à laquelle nous pensons tous. Et les infirmières ont été applaudies ! Mais le geste, quelle que soit sa valeur intense, reste symbolique. Les jeunes générations, n'ont plus le goût des métiers de la santé, semble-t-il, où l'engagement personnel est une nécessité. La trilogie personnes, individus et citoyens, qui fait la solidarité entre usagers et professionnels de la santé, est brisée. Les démocraties sanitaire et sociale en sont malades. Elles semblent perdre leurs repères. Et leurs valeurs aussi, à force d'errer de quête en quête. Mais en quête de quoi exactement ? Autre sentence publiée dans cette nouvelle « École » que sont maintenant devenus les réseaux sociaux : « On venait à l'école afin d'acquérir une culture commune. Aujourd'hui on y vient pour être reconnu dans sa différence » (Didier Lemaire, professeur de philosophie). À en juger par la virulence des commentaires, il devient difficile d'aborder sereinement la question des valeurs dans la République, dont beaucoup se réclament. « C'est parce qu'il y a de la révolte que la vie de Sisyphe mérite d'être vécue, la raison seule ne lui

212 *Les valeurs de l'éducation*, Paris, PUF, 1992.

permet pas de conférer un sens à l'absurdité du monde », a médité A. Camus). Comme en jugeait M. Crozier depuis plus de quatre décennies, « La crise que nous vivons est d'abord une crise morale et intellectuelle [...]. Nous n'avons plus confiance en nos élites qui nous semblent désormais impuissantes, prisonnières qu'elles sont de leur langue de bois technocratique »[213]. La crise est générale. Générale, comme M. Maffesoli en reprend aujourd'hui le constat, quand il parle des *élites* : « ceux qui ont le pouvoir de dire et de faire », et dont les médias ne font que répéter des propos qui s'épuisent dans l'appauvrissement de la langue et des idées, au profit de l'illusion d'exister dans le psittacisme des discours convenus.

Dans ce domaine de la santé où le sanitaire et le social sont inséparables, les valeurs humaines ont désormais de plus en plus à se mesurer à celles de la technique envahissante. Le « colloque singulier » qui autrefois consolidait la relation médecin-malade et garantissait le secret professionnel est devenu pluriel, et s'avère chaque jour un peu plus obsolète. Les parcours de santé s'accélèrent et se multiplient. Les charges financières aussi, qui mettent en péril l'économie de la santé. La masse des examens paracliniques ne cesse d'augmenter, biologiques, radiologiques, etc. La technique a remplacé l'odeur du chloroforme dans les couloirs des hôpitaux, et le *Vidal* ne trône plus sur les bureaux des médecins. Il est tout entier incrusté dans l'ordinateur, prompt à composer *l'Ordonnance* d'un seul clic de doigt sur la souris contagieuse. Les salles d'attentes, en ville et à l'hôpital sont pleines. Le rythme des consultations s'accélère. Les secrétariats sont débordés. On crée de nouveaux métiers comme celui d'assistants médicaux. Mais sans garanties toutefois de pouvoir former et recruter en temps utile des candidats ayant les capacités et motivations requises dans ce monde aux cadences infernales, nées des progrès d'une médecine qui a fait ses preuves, mais dont l'emprise technicienne et économique, industrialisante, commence étrangement à « travailler contre elle-même », au sens de la pensée qui fâche analysée par Marcel Gauchet[214] quand il développe l'idée que la démocratie règne sans partage sur la société et se défait en progressant.

La médecine est devenue technique aujourd'hui. C'est un progrès et un mal à la fois. Un *double lien*[215] en tous cas, susceptible de dénaturer les relations

---

213 Crozier M. : *La crise de l'intelligence, Essai sur l'impuissance des élites à se réformer,* InterEditions, 1995.

214 *La démocratie contre elle-même.* Gallimard, Coll. Tel, Paris, 2002.

215 Concept de l'école de Palo-Alto (G. Bateson), un *double lien* est un dilemme introduit dans la communication du fait de la contradiction entre deux ou plusieurs messages ou propositions. Toute réponse au problème posé ne peut être que fausse au regard des contradictions qu'il contient. Exemples : Épiménide le Crétois dit : « Tous les Crétois sont des menteurs », vrai ou

humaines dans le domaine de la santé en les industrialisant. Parlant d'états cliniques, les médecins aiment bien l'expression « à bas bruit » pour qualifier un mal insidieux qui ne se signale par aucun symptôme, mais qui perme (quand le clinicien y pense) de le repérer avant qu'il ne devienne irréversible. Aujourd'hui le bruit est là, et les symptômes aussi. Et la situation est d'autant plus grave que la santé est l'un des derniers temples des vraies valeurs de nos sociétés ; elle est cette valeur qui donne de la vie à la vie et de la valeur aux valeurs. Pourrons-nous sauver ce temple si nous ne veillons pas à sa santé, qui est celle des modes de vie, du climat, de l'agriculture, du commerce et de l'industrie, de l'éducation, des religions, etc. ? Faudra-t-il aller le chercher dans *l'atopie* du métavers ? Et implorer, à distance, les valeurs d'autrefois ? Pour John Joss, auteur engagé dans l'action citoyenne, « la société numérique rendra l'humain tellement superficiel que la réalité sera considérée comme une imposture ».

L'éducation, c'est la transmission de la culture, et la santé est l'un des moyens les plus immédiats[216] d'assurer et de développer cette transmission. Gaston Berger, philosophe, spécialiste de Husserl, n'écrivait-il pas dans *L'homme moderne et son éducation* (*op. cit.*, 1962) : « Toute culture véritable est prospective. Elle n'est point la stérile évocation des choses mortes, mais la découverte d'un élan créateur qui se transmet à travers les générations et qui, à la fois, réchauffe et éclaire. C'est ce feu, d'abord, que l'Éducation doit entretenir ». Quant à Gaston Bachelard, méditant sur la culture scientifique et son rôle dans la société, il n'hésitait pas à affirmer dans *La formation de l'esprit scientifique*, que l'École « demeure le modèle le plus élevé de la vie sociale » (*op. cit.*, p. 23).

IV. L'ESPRIT DES VALEURS

La santé ne vient pas toujours de la médecine. Elle participe de façon naturelle, à la base, de la *complexité bio-psycho-anthropo-sociale* des relations entre la nature et la culture. Mais elle n'échappe ni aux valeurs intemporelles de la médecine ni à celles, très exposées, des institutions qui s'organisent pour la promouvoir, à commencer par l'éducation et la formation.

IV.1. L'esprit des valeurs, c'est « l'esprit de la vallée »

---

faux ? Sois spontané ! *Double bind* en Anglais signifie : impasse, situation inextricable, injonction paradoxale.

216 Moyen immédiat, mais pas le plus équitable et égalitaire, face à la chance, ce qui donne à l'institution sanitaire une dimension sociale, morale, politique et économique supplémentaire et *inséparable*, comme l'attestent l'éducation spécialisée avec la prise en charge et l'intégration des personnes en situation de handicaps dans la vie sociale, depuis l'école, le travail et les loisirs, jusqu'à la participation des athlètes aux *Jeux paralympiques*.

La plupart du temps, hors les atteintes accidentelles et pathologiques avérées, la santé est due à la paix de l'esprit, à la paix du cœur et à la paix de l'âme. Elle vient de la sagesse (*homo sapiens*), du travail (*homo faber*), du rire et de l'amour (*homo ludens*) dans toutes ces relations humaines qui chevillent le corps à l'esprit et entretiennent l'harmonie entre les choses de la nature et les créations de la culture. Mais la Médecine est aujourd'hui appelée à traiter bien d'autres troubles et désordres que ceux que la nature inflige à l'homme. À commencer par se soigner elle-même, car elle ne sait plus trop où elle en est de ce qu'elle est devenue et de ce que l'on attend d'elle. Alors, pour la santé, comme pour le reste, il faut cesser de réduire l'homme à l'*homo faber* et à l'*homo* sapiens proclame E. Morin[217] qui observe *l'homme tout entier*, l'homme qui apporte au monde magie, mythe et délire : *l'homo sapiens-demens*, à la fois doué de raison et de déraison.

Au-delà du *biologisme* étroit et fermé de la vie, de l'*anthropologisme* « insulaire et surnaturel » de l'homme, et d'un *sociologisme* ignorant la vie et l'individu, il faut concevoir l'homme comme un individu, membre d'une espèce et d'une société, expose l'auteur du *Paradigme perdu.* Ainsi, avec E. Morin face à la complexité du monde qu'il ne cesse de scruter, on mesure l'espace infini des valeurs qui agencent les rapports de l'homme et de l'humanité. On en perçoit la force et la fragilité. On retrouve *L'esprit de la vallée*[218], cette intelligence de la complexité qui est *esprit de reliance*, en nous faisant passer de l'action à la science et à la conscience. Sinon pour le meilleur ; du moins pour éviter le pire. Ce qui fait dire au chercheur-auteur-acteur de sa propre vie, « observateur-participant » expliquant son effort de méthode : « Je me suis branché sur le patrimoine planétaire, animé par la religion de ce qui relie, le rejet de ce qui rejette, une solidarité infinie ; ce que le Tao appelle l'esprit de la vallée « reçoit toutes les eaux qui se déversent sur elle » (*La Méthode 1. La Nature de la Nature*, 1977, pp. 23-24).

Pour E. Morin, dans cette posture d' *observateur-participant*, le concept de *reliance* indique le besoin de relier ce qui a été séparé, disjoint, morcelé, détaillé, compartimenté, classé, trié... en disciplines ou autres écoles de pensée. D'un point de vue méthodologique et épistémologique, il rejoint les notions psychosociologiques et sociologiques développées par M. Bolle de Bal (*op. cit.*, 1985, 1996) sur la *reliance sociale* au cœur des sciences

---

217 Le *Paradigme perdu : la nature humaine*. Seuil, 1973, 1974.

218 Dans *La Méthode 1. La Nature de la Nature*, E. Morin explique son effort de méthode : « Je me suis branché sur le patrimoine planétaire, animé par la religion de ce qui relie, le rejet de ce qui rejette, une solidarité infinie ; ce que le Tao appelle l'esprit de la vallée « reçoit toutes les eaux qui se déversent sur elle » (*op. cit.,* 1977, pp. 23-24).

humaines. Reliance qui est avec la communication la condition *sine qua non*, opérationnelle et culturelle, de la transmission des valeurs.

IV.2. L'esprit des valeurs c'est l'intelligence du travail et de l'organisation

Petits établissements publics et privés, officines et cabinets d'exercice libéral, comme grands hôpitaux par la taille et plus ou moins grandes institutions nationales et internationales par la renommée, les structures de la santé n'échappent pas à la complexité des rapports entre *les acteurs* (personnes, individus, citoyens) et *le système* (milieu dans lequel ils vivent). Toutefois, si ces établissements et institutions sont gérés comme des entreprises, ces lieux où personnes physiques et personnes morales tissent ensemble les fils de leurs destinées interdépendantes, ne sont pas des entreprises. Ni grandes, ni moyennes, ni petites, ce sont des espaces de vie et de mort, concrets et symboliques, porteurs de valeurs. Ce sont des *lieux de soins et de solidarité* face à la souffrance et à la maladie sous toutes leurs formes, physique, mentale, morale et sociale. Et il ne suffit donc pas de copier-coller la notion *d'esprit sanitaire et social* sur celle *d'esprit d'entreprise* pour répondre aux questions qui se posent.

Si la qualité des relations humaines et la productivité des ressources individuelles et collectives au service des objectifs (cohésion sociale, climat social, ambiance de travail, créativité, productivité, qualité, satisfaction des besoins, etc.) sont incontournables dans la gouvernance de toute entreprise commerciale, industrielle ou culturelle (l'intelligence stratégique), la question de « l'esprit » qui préside aux destinées de la qualité *sui generis* des valeurs de la santé n'est que trop rarement abordée de façon explicite, volontaire et délibérée. Tout se passe comme si les forces du psychisme, qui les organisent et les mettent en œuvre, étaient un allant de soi plus ou moins refoulé. Trop abstrait et compliqué à la fois. Au mieux un os à ronger pour philosophes et psychologues en mal de théories nouvelles. Au pire un espace de réflexion aventureux et rentable pour managers et influenceurs confirmés. Entre la figue et le raisin, on pourrait ainsi parler d' « entreprenariat des valeurs » comme d'une forme de marketing avancé et soutenu par l'IA, l'intelligence artificielle, comme si les horizons matériels et spirituels des sociétés se limitaient aux ambitions économiques et autres spéculations algorithmiques qui les gouvernent, pour produire de la qualité.

De fait, la gestion de *la qualité* est devenue une réalité dans le domaine de la santé. Une réalité de hautes compétences. Mais une réalité plus technicienne qu'humaine. Car fondée sur le principe incontournable du contrôle économique de l'offre, plus que sur les valeurs de la demande, principes nobles et équitables, mais qui échappent de plus en plus au contrôle de la raison.

L'esprit des valeurs est le pilier moral sur lequel s'appuient les actions de santé, mais l'angle mort aussi qui cache le réel pour peu qu'on veuille l'approfondir. L'esprit des valeurs de la santé, c'est d'abord cette volonté d'échapper à la tyrannie de la douleur et du mal qui ronge les caractères et les corps les plus endurcis ; c'est l'affirmation parfois naïve mais nécessaire de la réalité du monde dans lequel on vit dans le respect et la dignité de la pensée de chacun, du plus humble au plus savant ; c'est le résultat d'un mélange subtil de modestie et de fierté car aucun sujet de réflexion sur la santé n'est inaccessible à l'homme d'esprit et de jugement. La question du bonheur et des passions chères au XVIIIe siècle, ne nous rappellent-elles pas que rien ne peut se résoudre chez l'homme sans le secours des vertus pour être heureux. C'est peut-être là un *humanisme* optimiste et facile en deçà des drames et des tragédies de la mauvaise santé, mais cet humanisme ne professe-t-il pas une forme juste de perfectibilité de l'homme par la connaissance de soi en même temps que celle du corps physique et social, par la diffusion des valeurs du savoir, de l'éducation et de la socialisation de la part des professionnels de la santé comme de celle des usagers ?

La santé est un *humanisme* et l'esprit qui la consacre, une *vertu*. Tout le monde en convient. Mais animées d'un civisme exigeant, les cultures multivariées de la santé doivent réussir à convaincre que si la santé n'a pas de prix, elle a néanmoins un coût. Et ce coût n'est pas que financier. C'est un coût en énergies psychique et morale, une raison exigeante, qui s'accommode mal des idéologies toutes faites. Car, que l'on porte la blouse blanche, le costume d'administrateur, le blouson de l'éducateur de rue ou que l'on soit ceint d'une écharpe tricolore, *l'esprit*, est la valeur suprême. Celle-là même que définissait Alain en observant que « nous n'aurons jamais trop de ces fiers esprits qui jugent, critiquent et résistent. Ils sont le sel de la cité. »[219]. Assurément, « il est des lieux où souffle l'esprit » concevait Barrès[220]. La santé est le symbole de tous ces lieux et fonctions sociales et sociétales emblématiques, que le progrès a édifiés. Avec leurs sciences, leurs techniques, leurs codes et leurs traditions, ces lieux sont des cénacles où règne *l'esprit de la santé* que partagent les acteurs à la manière dont l'auteur de *La Coline inspirée* relie et oppose les notions de liberté et de fidélité aux racines, à l'ordre et à la soumission, sans pouvoir les trancher. D'un côté « la prairie », c'est-à-dire l'enthousiasme et la passion, et de l'autre la raison, c'est-à-dire « la chapelle ». Il est en effet « des lieux qui tirent l'âme de sa léthargie, des lieux enveloppés, baignés de mystère, élus de toute éternité pour être le siège de l'émotion religieuse. C'est dans cet esprit-là que furent érigés les Hôtels-Dieu, autrefois. Aujourd'hui les hôpitaux regorgent de spécialistes et de technologies en tous

219 Alain : *Propos d'un Normand*, 1906-1914, tome I, Gallimard (coll. Blanche), 1952.

220 Maurice Barrès : *La Colline inspirée*, Émile-Paul frères, 1913 (p. 1-424).

genres. Mais il n'y a plus de spécialistes en nombre suffisant et les généralistes manquent à l'appel. Les statistiques sont édifiantes, et la crise des vocations qui explique ces dérives, n'en est que plus alarmante encore sur tout le territoire. Nombre de soignants, médecins et infirmiers aspireraient-ils à n'être que des *soigneurs*, quand menace la fracture sociale et sociétale ?

Comme les vraies richesses de l'expérience, du savoir et de la culture, *l'esprit des valeurs de la santé* s'incarne dans la bienséance de la pensée, l'élégance du geste et de la parole, la finesse du propos et l'éthique de la relation, qui fondent la compétence des professionnels pour servir, et celle des usagers à savoir se comporter. Cet esprit a une esthétique, une dignité et, bien au-delà des rituels et des coutumes, il signe une appartenance, un état et une identité dont l'hôpital, le médicament et l'action sociale ne sont que des médiateurs. Car c'est en amont de l'action sanitaire et sociale que se construit la santé du futur. Mais l'héritage est lourd à porter ! Autant qu'à ce qu'il produit, c'est à son style, à sa manière d'être et aux sentiments qu'il inspire, que l'on reconnaît le bon citoyen comme le bon professionnel : celui dont l'esprit répond à un idéal, à une identification. L'esprit de la santé, c'est la lumière[221] , même aux moments les plus sombres, dont le spectre n'en finit pas de s'étendre, du simple mot d'esprit dans ses rapports avec l'inconscient, jusqu'à la création, la liberté, les incertitudes, les paradoxes et les contradictions.

Source d'excellence, l'esprit est facteur de réussite et de cohésion sociale : « Plus les hommes sont éclairés, plus ils seront libres », disait Voltaire. Mais les travers de l'homme, soit-il responsable politique, médecin ou éducateur, peuvent être contreproductifs. On sait par exemple avec Montesquieu et sa philosophie des Lois, que « L'esprit de cour dégrade l'être humain ». De tout temps, il a fallu chasser les « mauvais esprits » et cultiver les « bons » pour faire barrière à la discorde qui menacent le bon sens et l'harmonie.

La grande communauté sanitaire et sociale n'échappe pas à la règle de la sublimation institutionnelle, matérielle, organisationnelle et psychique, qui est son essence et son aboutissement. Sa raison d'exister, au sens de la transformation des pulsions réprouvées en valeurs socialement reconnues. Quoi de plus lumineux pour l'homme, en effet, que l'esprit ? L'esprit qui instruit, éclaire et, accessoirement, fait briller chacun en soi et en société ? La morale kantienne veille, et il ne suffit pas d'être pragmatique : une action n'est conforme au devoir, que si elle est mue par une « volonté bonne ».

Plus qu'un simple sentiment, l'esprit des valeurs est la marque d'un engagement, la voie lactée de toutes les routes réelles et virtuelles de la Santé avec un grand « S». Celle dont on rêve avec la nostalgie des temps passés, mais sans plus trop y croire en reculant toujours le moment d'y penser.

---

[221] La lumière c'est ce qui est fascinant, attirant et redoutable, notamment dans l'ordre du sacré (*cf.* note 4, Introduction).

Paradoxe de la médecine préventive et des risques du surdiagnostic du dépistage organisé, qui ne sont peut-être déjà plus qu'une caisse de résonnance fermée sur elle-même, puisqu'une fois protégé en puissance et en droit l'usager ne sait plus ensuite à quelle adresse aller se faire soigner en actes, de jour comme de nuit, et à quelles valeurs se fier quand il est dans le besoin. Paradoxe de la santé publique, dont l'idéal démocratique creuse le fossé des inégalités !

IV.3. L'esprit des valeurs c'est l'intelligence du sentiment d'appartenance à la vie et à la société

Fiat lux ! Que la lumière soit sur cette question *gyrovague* et complexe d'un esprit qui serait sanitaire et social, non pas en opposition avec d'autres formes d'esprits tout aussi pragmatiques, mais en complément de toutes les forces de l'esprit qui nous animent et nous poussent à « bien penser » : des plus fondamentales comme les facultés mentales en général, aux plus intimes comme les attitudes, les croyances et les superstitions en particulier. Cerveaux et âmes confondus, l'esprit est bien cet être incorporel ou imaginaire (*ghost* ou *spirit* en anglais), dont les acceptions sont multiples et variées en fonction des situations où il s'exerce. L'esprit, c'est la manière de penser, d'imaginer et de concevoir (*mind*). On dit « faire de l'esprit » en parlant de quelqu'un qui a de l'humour ou de l'ironie (*wit*). On fait preuve de « présence d'esprit » et il vaut mieux avoir « toute sa tête » (*to have one's wits about one*) quand on agit. On évitera ainsi de se mesurer ou de « rivaliser d'esprit », bêtement et inutilement, avec quelqu'un (*to pit one's wits against sb*). Et pour finir (la liste n'est pas close), la « présence d'esprit » évitera de ne plus savoir que faire (*to be at one's wits end*) en face d'un problème ou d'une difficulté. En Français, comme en Anglais, l'esprit, *wit*, signifie bien l'intelligence. L'intelligence individuelle, certes, mais l'intelligence collective aussi : *l'intelligence de situation*, puisque c'est à elle que nous pensons lorsque nous parlons d'« esprit des valeurs », esprit de l'un et du multiple (*l'unitas multiplex* : E. Morin) qui relie les êtres et les choses.

La notion d'*affectio societatis* marque le sentiment d'être associé Mais, il n'existe pas de définition légale de la volonté de s'associer, que seule la jurisprudence tente de définir. En droit des entreprises cette notion considère l'intention d'être associé au résultat. Elle est définie dans un arrêt de la Cour de cassation en date du 3 juin 1986 pour signifier que « les associés collaborent de façon effective à l'exploitation dans un intérêt commun et sur un pied d'égalité, chacun participant aux bénéfices et aux pertes. ». Suivant la même ligne d'analyse, la psychosociologie interroge l'implication individuelle dans l'action collective, fait de se comporter d'une certaine manière, de parler d'intérêts communs entre *liberté* (Aron) et *égalitarisme* (Bourdieu).

Selon les épistémologies écosystémiques (Bateson) et constructiviste de la complexité (Bachelard, Piaget, Morin, Le Moigne), l'*affectio societatis*, peut se concevoir comme un processus mental *auto, co et écosystémique*, au sens où le sujet pensant (*soi*) est en relation avec des alter-ego (*les autres*) dans un environnement organisé en fonction d'objectifs communs (*les choses*). Ainsi, l'*affectio societatis* est la cause et le résultat à la fois des phénomènes qui le produisent et se répercutent à l'unisson des jeux entre les acteurs et le système. D'où la notion *d'esprit de groupe* comme dans le travail en équipe qui produit le sentiment d'être associé au regard de valeurs communes qui renforcent la cohésion sociale par *feedbacks majorants, minorants ou stabilisateurs*, selon le niveau et la qualité des coopérations.

V. EN GUISE DE SYNTHÈSE : LE VIF DU SYSTÈME

Les idées ne sont rien sans s*tratégie*, et les stratégies ne servent à rien si elles ne sont pas portées par des *valeurs*. Telle est en substance la thèse de M. Crozier quand il fait la *critique de l'impuissance des élites à se réformer* dans son essai sur *la Crise de l'intelligence* (InterEditions, 1995) : « Une stratégie n'a de sens que si on dispose d'une connaissance pertinente des seules ressources qui comptent à terme : les ressources humaines ».

V.1. Dynamique et complexité des valeurs en situation

Bien que n'interrogeant pas explicitement les valeurs, le sociologue des organisations, concepteur de l'analyse stratégique et de l'action collective prend celles-ci en compte à propos de l'apprentissage des savoirs et de l'éducation dans leur contexte universel axiologique et praxéologique. Il insiste sur l'idée que l'on ne peut plus se contenter de la réflexion habituelle sur les objectifs et les moyens : c'est de changer radicalement notre manière de raisonner qu'il s'agit. *La complexité* est une caractéristique essentielle du monde moderne : « elle pèse sur nous à tout moment dans la réalisation de nos activités immatérielles, relationnelles et même plus traditionnelles. Il faut apprendre à maîtriser cette complexité. » (p. 40). *Inclusive*[222], comme on aspire à la comprendre, la complexité interpelle de plus en plus, partout et toujours. Intelligence collective qui tisse des liens entre les hommes et les structures, elle tend idéalement à considérer toutes les sensibilités qui surdéterminent le *vivre ensemble*.

La complexité des valeurs n'échappe pas à la réalité d'une complexité plus complexe encore, transcendantale et expansive, qui n'est autre que sa propre

222 Nouvelle manière de « faire société », *l'approche inclusive* favorise l'émancipation personnelle en situation d'adaptation dans la relation individu/environnement. Cette approche ne se limite plus à l'effort des individus pour s'intégrer, elle est participative et n'exclut personne, chacun étant destiné à favoriser l'émancipation de l'autre.

complexité, qui complique et valorise tout objet du vivant-social sur lequel elle intervient. Complexité qui nous donne du fil à retordre, car les valeurs sont la signature de *l'humanisme* dans ce qu'il a de plus universel et commun à la fois. (p. 12). « Quoi de plus banal que l'universel», en effet, s'interroge F. Wolf dans son *Plaidoyer pour l'universel* (2021, p. 12). Et quoi de plus banal, alors, que les valeurs de la santé, qui par la culture, la socialisation et l'éducation, conduisent (*educere* : conduire hors de soi, amener à la réalité) au salut, à travers la vie de la vie.

Banal au point qu'il faut sans cesse rappeler que la santé repose sur des valeurs : celles auxquelles, avec tant d'autres avant et après lui, Charles Chilard fait appel en 1962, dans son ouvrage : *L'humanisme hospitalier* (préfacé par Jean Minjoz, ancien ministre, président de la Fédération Hospitalière de France), où l'on peut lire : « Une nouvelle éthique hospitalière est en cours d'élaboration [...] La véritable Réforme hospitalière reste en effet toujours à faire. Il faut que l'homme devant l'hôpital en prenne conscience pour que les pouvoirs publics aient alors la force de la mener logiquement à bien. » (Ed. du Cosmos, pp. 16-17). Mais aujourd'hui comme hier encore, avec Bernard Honoré (Président de l'Institut de Formation et d'Études Psychosociologiques et Pédagogiques), on en est toujours à mettre *La santé en projet* (InterEditions, 1996) dans la vie quotidienne comme dans les institutions, car la santé, précise ce médecin, est bien plus que l'absence de maladie : « C'est l'expression du souci de soi », retient-il en citant Michel Foucault, pour avertir que nous vivons une époque « où prédominent les valeurs individuelles » (p. 20).

Stratégiques malgré elles et fleuron de la santé par raison, usage, croyance et tradition, les valeurs restent partout et toujours au premier plan du réel (ce qui a existé, existe et va exister) en termes de mœurs et d'organisation, qui obligent à concilier des actes et des intentions dans le respect des droits et des devoirs de chacun. Avec Jean Giono, la littérature et la poésie offrent un bel exemple de message écologique centré sur des valeurs, le premier du genre, humaniste et politique, avant même l'invention de la notion de *développement durable*. Écrite en 1953, *L'Homme qui plantait des arbres* (Vogue Magazine, 1954) est la nouvelle d'un berger solitaire des bords de la Durance, une parabole qui exalte l'action positive de l'homme sur le milieu quand elle est animée par la force du travail, la patience, l'opiniâtreté, le courage et l'humilité face à et avec la nature. Ce texte où l'homme est dans la Nature, et la Nature dans l'Homme, est reconnu comme une œuvre majeure pour l'enfance et la jeunesse (Gallimard Jeunesse, 1983, et Gallimard, Blanche, 1996).

V.2. Une valeur simple et fondamentale : le respect

Appliqué à la santé physique et mentale de l'homme et de la société, *le respect* a un sens social et humain synonyme *d'estime de soi, des autres et des choses.*

Chacun peut se voir dans ses valeurs comme dans un miroir où se projettent les respirations de la démocratie. Le respect est une valeur noble, qui relègue l'intérêt personnel au second plan. Il rime avec dignité et vient du latin « respicere », qui signifie *regarder en arrière*, ce qui correspond à l'aptitude mentale de considérer ce qui a été admis par le passé et d'en tirer les conséquences au présent pour un futur raisonnable. L'histoire de la médecine, l'histoire des hôpitaux et du travail social rassemble, en ce sens, l'Histoire des valeurs : valeurs de la santé et santé des valeurs, qui ne font qu'un. Mais le passage est à la fois large et étroit. Large pour s'ouvrir à la solidarité universelle, et exigeant pour faire du respect de la condition humaine une valeur en actes où le respect des autres est la marque du respect de soi-même.

« Le respect de nos semblables est la règle de notre conduite », disait le romancier, poète et homme d'État Wolfgang von Goethe, s'agissant de l'homme, qui, socialement, se traduit au quotidien par le salut, s'exprime dans la politesse, la bienséance, les bonnes manières, la tolérance, la dignité, l'altruisme et la solidarité, etc. Ce qui en fait une valeur éthique et philosophique cardinale dans le domaine de la santé, où il s'agit aussi bien du goût de vivre et du confort individuel, que du respect des morts, des rites funéraires ou du respect de la nature et des animaux. Bref, de tout ce qui vit et meurt à la fois dans le monde des idées où nous vivons physiquement et *biologiquement*. Concrètement le respect va des idées et des sentiments personnels aux comportements collectifs. Les attitudes face au Covid et à la vaccination, le montrent bien. La décision de se faire vacciner ou pas implique en effet toute une réflexion éthique sur soi-même et sur les autres, qui ne peut pas faire l'économie du respect de soi et de la personne d'autrui.

Au seuil de l'hiver, la question des vaccins de la grippe et du Covid est réactualisée à l'approche des fêtes de Noël. Les courbes de contaminations repartent à la hausse. Or, l'an dernier à la même époque, on vaccinait 800 personnes par jour au CHU de Bordeaux, et seulement 150 aujourd'hui. Si les indicateurs sont fiables, que penser des facteurs de décision de chacun entre les *pro* et les *antivaccins* en fonction des arguments *versus* avancés par les uns et par les autres :

– « Les trois premiers vaccins, pas de problème. Mais depuis le quatrième j'ai eu pas mal de soucis : de la fatigue, des maux de tête, des douleurs partout. Je ne retournerai pas me faire vacciner » déclare ce quinquagénaire au cours d'un débat télévisé.

– « Scientifiquement on n'a pas le recul suffisant pour juger de l'efficacité du vaccin et connaître ses effets secondaires », précise sa voisine. – « On fait de la médecine expérimentale en continu, et c'est insécurisant. La rage, la polio, ça a pris du temps et le VIH, on cherche toujours de nouvelles stratégies pour le contrôler. C'est pas fiable ! », ajoute un participant.

– « Pour le Covid-19, le vaccin protège contre la forme initiale, la souche d'origine de Wuhan, mais on dispose aujourd'hui d'un vaccin bivalent qui protège aussi contre le variant Omicron. Mais Omicron a désormais un sous-variant, le BQ1.1., plus transmissible, mais moins pathogène. » fait remarquer en substance le médecin consultant de la chaîne, qui conclut : « tout le monde s'interroge, et il faut faire avec, car tout ça ne permet pas de répondre par oui ou par non et de décider facilement, on le comprend bien ! ».

Comme le rappellent les autorités médicales, morales et politiques : « moins on est vacciné, plus le virus circule et on court derrière des mutations permanentes »[223]. Seul un *taux d'immunité collective* fera reculer le virus. Et tant que ce taux ne sera pas atteint, grâce à des *comportements responsables*, le virus s'adaptera en variant ses formes qui atteindront les personnes les plus fragiles. La science nous laisse à comprendre que pour venir à bout du Covid, il faudrait une vaccination tous les 3 mois pour les plus vulnérables, et tous les 6 mois pour les autres. Masques, gestes barrières, hygiène des mains ne suffisent pas comme conduites d'autoprotection, car la protection de soi passe par le respect de l'autre, ce qui signifie d'un point de vue rationnel, que si l'on n'est pas vacciné et que « l'autre » ne l'est pas non plus, le risque de contamination devient réel et extensif.

V.3. La santé, entre aspirations et action

À l'heure où je finis d'écrire ce dernier chapitre, le livre annoncé de J. de Kervasdoué, *La santé à vif* (*cf. supra,* Chap. III, VI), vient de sortir en librairie. « Pour mener une politique de santé, *la compassion* ne suffit pas », développe l'auteur. Et les mots de « l'empire du bien » (pp. 7-14) : *solidarité, égalité, qualité, prévention, vérité, précaution* ... , « étouffent les débats et dissimulent habilement les conflits, les intérêts financiers et la mainmise de l'État ». Ainsi portée à vif, la santé nous renvoie tous ces mots, qui camouflent bien des maux, des tabous et des idéologies : « *argent* », « *rationnement* », « *pouvoir* »,

---

[223] *La stratégie* en matière de vaccinations est au cœur de l'imposant chapitre médico-social, politique et économique de la nation. Elle conjoint le technique et l'humain.

Créée par la loi n°2017-220 du 23 février 2017 (art.4), afin d'assurer les nouvelles missions de la HAS en matière de vaccination, la *commission technique des vaccinations* confrontées à l'expérience de la pandémie de Covid-19 développe ses missions de façon continue en vue :

1. D'assurer la veille scientifique sur les évolutions et les perspectives en matière de vaccins ; 2. D'élaborer la stratégie vaccinale en fonction des données épidémiologiques; 3. De proposer des adaptations en matière de recommandations et d'obligations vaccinales pour la mise à jour du calendrier vaccinal.

« médicalisation du destin ». Certes, dépendants du « progrès » et des pratiques professionnelles, les patients bénéficient du système en tant qu'acteurs principaux, c'est-à-dire usagers et ayants-droits, devenus « consommateurs », en quête de résultats et de « vérités ». Mais les déterminants externes de la santé individuelle (démographiques, scientifiques, techniques, culturels, confessionnels, professionnels et politiques, etc.) sont si nombreux et complexes à gérer dans l'épreuve équitable et égalitaire, épreuve de « vérité » (pp. 75-86), que ceux qui sont dans le « besoin » (pp.95-97) ne sont pas les seuls à en profiter.

De tous côtés et dans tous ses états, la santé est sous tension. Notre système de santé est en danger, mais il nous reste l'espoir des solutions qui existent, et ce livre de J. de Kervasdoué relance la question : « pourquoi ne les applique-t-on pas ? »… ces solutions ! À commencer par reconsidérer les rôles et la place des valeurs sanitaires et sociales au-delà des mots, en orientant notre regard vers tout ce qui unit plutôt que vers tout ce qui sépare.

Produit individuel des synergies biologiques, physiologiques et psychologiques qui déterminent ses équilibres, la santé (« un esprit sain dans un corps sain »), est un construit social. Et comme telle, chère à chacun et coûteuse pour tous, elle vit effectivement « à vif » aujourd'hui, sous contrainte sanitaire, sociale, morale, politique et économique. Ainsi, individuelle et collective, publique ou privée, la santé démontre à chaque pas de l'existence humaine, que si chacun peut jouer avec sa vie, la santé, elle, ne joue pas aux dés avec ses *valeurs fondamentales*, celles que l'on déclare, sans pour autant les appliquer, mais qui sont, au bout du bout, la richesse *commune*, celle que l'on revendique, sans pour autant la respecter réellement. Et pendant ce temps, la pollution de l'air avec ses particules fines présentes dans l'atmosphère continue de cacher la crise sanitaire avec ses 40 000 à 100 000 morts par an en France, et ses pathologies associées : cancers, maladies cardio-vasculaires, maladies respiratoires, AVC, rhumatismes, diabète, obésité, Alzheimer… Maladies mentales, aussi, trop souvent passées sous silence, comme le rappellent les praticiens chercheurs du service de prévention du CHU de Bordeaux, dont la publication récente[224] tire les conséquences de la pandémie sur notre système de santé. Interrogeant en particulier le fonctionnement du service de réanimation, les statistiques montrent que les troubles mentaux, même associés à d'autres facteurs de vulnérabilité au Covid, ont été une cause de surmortalité lors de chaque vague de la contagion. Pour faire court, cette étude met en lumière le phénomène insoupçonné que les malades mentaux

---

224 Sous la responsabilité de Michaël Schwarzinger, médecin en santé publique, Service du Pr François Alla : « Mental discordesCovid-19-related life-saving dmeasures and mortality in France : nationwide cohort studiy", Revueinternationale "Plos Medicine", 2023.

.

hospitalisés pendant la crise du Covid ont été « moins sauvés » que les autres patients. Ce, qui, en termes de valeurs et de démocratie sanitaire met en lumière la question récurrente de *l'acceptation de la maladie mentale dans la société.* Et renforce, de ce fait, les perspectives inquiétantes pour l'avenir de la mission de l'hôpital public « à bout de souffle » et des personnels qui y travaillent dans des situations imposées, en contradiction même avec l'idéal des métiers qu'ils sont venus y chercher. « En « porte-à-faux avec leur propre engagement dans les soins à la personne », relève le Dr Scharzinger

Assurément, le métier d'homme est difficile quand on veut croire comme au XVIIIe siècle, qu'il y a un lien nécessaire entre ce que l'on appelait jadis *la vertu* et ce que l'on considère être aujourd'hui le savoir. On le voit bien avec les débats actuels sur la réforme des retraites : *apprenti, compagnon, maître* d'autrefois, tout ne se joue plus de la même façon – pour les mêmes causes et avec les mêmes résultats dans le monde des idées, des besoins individuels et des intérêts collectifs – dans la société postmoderne que dans la cité proudhonienne, héritée des croyances du « siècle des lumières ».

CONCLUSION

Entre le mythe et la réalité, l'intelligence des valeurs : une auto-co-écoconstruction permanente de la santé et de la société

En décembre 1992, le Haut Comité de la Santé Publique rendait au Ministre de la santé et de l'Action humanitaire un rapport intitulé « Stratégie pour une politique de santé, Propositions préalables à la définition de priorités »[225]. Dans l'exposé des motifs de ce rapport et la déclaration des principes de sa méthode, il est clairement dit que : « la compréhension de la santé ne peut être assurée par la médecine seule, même aidée de l'épidémiologie ; les sciences humaines et sociales jouent un rôle important dans cette organisation » (*op. cit.*, p. 17). De fait, la référence aux valeurs est explicite dès le début du propos. Celles-ci sont les « principes fondateurs d'une politique de santé publique » (p. 18), qui repose sur *la liberté*, *l'égalité* et *la fraternité* ».

Les valeurs orientent la réflexion (épistémè)

À cette époque, les sciences psychologiques et sociales, s'ouvrent aux autres sciences qui occupent l'espace de la santé. C'est ainsi que s'intéressant aux relations entre la médecine et la société, elles sont particulièrement attentives au rapport parlementaire remis au Premier ministre par le député Maurice Arreckx, en 1979, sur « L'amélioration de la qualité de vie des personnes âgées dépendantes ». C'est dans ce contexte de plus en plus prégnant aujourd'hui, que François Mariet, alors assistant à l'École Normale Supérieure de Saint-Cloud, analysant les nouveaux courants de la psychosociologie[226] souligne que « l'hôpital en tant qu'organisation, offre au psychosociologue un champ privilégié d'observation ». Un champ qui interroge la liberté de penser, mais qui aide avant tout à comprendre la santé. Remarque qu'il étaye en précisant que l'institution réunit des personnes de statuts très divers (tels que malades, médecins, personnels soignants, agents administratifs) : « qui doivent pourtant coexister et collaborer ». Ce qui le conduit à conclure sur ce point des relations humaines et des valeurs qui les animent, qu'« il ne faut pas s'étonner d'y voir les problèmes d'information et de communication occuper

225 Éditions École Nationale de la Santé Publique, 1993, 98 pages.

226 F. Mariet : *Psychosociologie d'aujourd'hui*. Bordas, Sciences humaines, 1975.

le premier plan. » (*ibid.,* p. 112). Et de voir, aujourd'hui, les médias s'en emparer.

En me lançant dans l'écriture de ce livre, j'avais tout de suite pensé au dialogue sur la sagesse de Platon : *Gnothi seauton*, connais-toi toi-même. Et m'était alors posé la question : peut-on gouverner les hommes les institutions l'économie, la société, la nation, le monde, peut-on être un homme et un citoyen, si on ne commence pas par se gouverner soi-même ? Peut-on être un bon patient si on ne s'est pas libéré de ses chaînes dans le labyrinthe de la vie et de la mort, qui fait penser à *la Caverne* de Platon, quand on veut s'affirmer face à son destin entre l'ombre et la lumière. Se connaître soi-même, n'est-ce pas là, la valeur suprême ? Celle d'où découlent toutes les autres valeurs individuelles et collectives, dans le domaine de la santé comme partout ailleurs, où le sage gagne le bonheur et la liberté par son effort de conscience.

Les valeurs déterminent l'action (pragmatiké)

La santé est un *mi-lieu*[227], « milieu d'hommes au service des hommes ». Un domaine d'excellence pour tous. Un foyer de vie où *l'engagement* (personnel, professionnel, social, politique, économique, scientifique, technique, environnemental…), *la responsabilité* (individuelle, professionnelle, citoyenne) et *la solidarité* (obligation morale d'assistance mutuelle), qui caractérisent *l'Institution* sont des maître-mots (explicites et implicites, manifestes et latents [228]) de l'action. Pourtant l'hôpital, symbole de l'organisation et des valeurs sanitaires et sociales, ne se montre plus sous le jour des *Trente Glorieuses* avec leur croissance économique et leur augmentation du niveau de vie. Emporté par la vague néolibérale et le rythme accéléré de ses réformes, outre que les médecins dénoncent qu'il ne répond plus à l'idéal proclamé du serment d'Hippocrate, la structure commence singulièrement à manquer de lits et de personnels, alors même que le nombre d'exclus sans couverture sociale augmente, et que les courbes de fréquentation ne cessent de croître en période de crise comme avec la pandémie, et hors périodes de crise comme d'autres réalités dramatiques et tragiques le confirment au quotidien. Les faits sont là, l'hôpital rend service mais ne se

[227] *Milieu* : ce que les acteurs et le système intègrent ensemble de l'environnement (*cf.* note Chap. I, I.3.) . *Mi-lieu*, la santé, au centre des relations humaines, est à l'interface du vivant et du social.

[228] Le « contenu manifeste » des valeurs est le produit du travail du rêve et des désirs qui fondent tout projet à l'origine ; il est en corrélation avec leur « contenu latent » qui est le produit du travail inverse, c'est-à-dire celui de l'interprétation et du choix vers la décision et l'action. Autrement dit, au sens freudien du rêve, « manifeste » et « latent » sont des notions reliées entre elles par le « travail du rêve », et au sens psychologique de l'évaluation projective, ces notions désignent les « sollicitations latentes » qui sont la cause de l'action qui transforme le rêve en réalité.

rend pas toujours service à lui-même car, victime de ses performances, de son irrévocable utilité et de son succès, il est surchargé, et les dysfonctionnements s'y accumulent, alors que la démographie augmente et l'esprit de solidarité s'y dégrade. Comment va-t-on faire dans les décennies à venir, quand la DRESS fait état que tous financeurs confondus, les dépenses de prise en charge des personnes âgées dépendantes, qui représentaient 30,0 milliards d'euros en 2014 (soit 1,40 point de PIB), vont doubler en part de PIB d'ici à 2060.

Le psychisme humain est ainsi fait que *les valeurs sont esprit* avant tout, mais *acte de conscience* à la fois. *Vécu universel*, elles s'incarnent dans des choix intentionnels, qui prennent source dans des *systèmes de valeurs* aux carrefours du symbolique, du réel, de l'imaginaire et donc du culturel. Des carrefours aux voies multiples et accidentogènes comme nous les montre l'architecture apparemment simple mais compliquée de nos ronds-points modernes, où la circulation est de plus en plus problématique en termes de logistique et dangereuse en termes de comportements individuels, chacun étant poussé à vouloir passer avant l'autre, dans l'ordre et le désordre. L'intention du progrès technique est louable mais l'effet, paradoxal. Comme aux urgences hospitalières, quand elles sont saturées, et que les masques anti-Covid et autres douleurs supportées à corps et à cris ne suffisent plus à cacher l'angoisse des patients, ni le désespoir des soignants attachés à leur mission, qui est de « guérir le plus souvent possible et prendre soin toujours ».

En conscience et dans la réalité : les valeurs sont un « sport de combat »

Ce jour, au moment où je trace ces lignes, j'apprends le suicide d'une femme, médecin urgentiste dans un hôpital. Je ressens une profonde tristesse. Un sentiment d'inquiétude : après les suicides dans la police, chez les agriculteurs et les enseignants parmi tant d'autres, voici l'ère du suicide dans les hôpitaux. Arbre qui cache la forêt, le *numerus clausus* a bon dos, et les déserts médicaux aussi. Attention, « Hôpital : danger ! ». Les banderoles des grévistes disent ce que chacun ne se contente plus de penser tout bas. On commence à comprendre, on veut s'indigner. C'est d'un fait qu'il s'agit. Et les urgentistes ne sont plus les seuls à le crier tout haut. Certes, les valeurs sont les mêmes à la base de toute action médicale, médico-sociale et sociale, mais la santé est, du fait de son institutionnalisation, un monde multidimensionnel et plurifactoriel. Ainsi, tous les professionnels et usagers, n'abordent pas la santé avec la même culture, les mêmes besoins, les mêmes attentes, la même demande, même si les valeurs convergent. Cet univers est hétérogène et *hologrammatique*[229]. Aussi les *combats aux frontières des organisations* sont

---

[229] Dans ses *Pensées*, Pascal consignait : « Je ne peux pas concevoir le tout sans concevoir les parties et je ne peux concevoir les parties sans concevoir le tout ». Dans son *Introduction à la pensée complexe*, E. Morin précise son

une constante du milieu. Et malgré tous les efforts de régulations en interne, les lois et les règlements ne suffisent plus à assurer *l'homéostasie* nécessaire au système de Santé.

Menacée de toutes parts, la Santé voit les démocraties sanitaire, sociale, économique et politique qui la sous-tendent, victimes du même péril que celui qu'elle subit : celui d'une crise institutionnelle et morale sans précédent. Après les urgences et la pédiatrie cet automne, ce 29 novembre 2022, c'était la psychiatrie publique qui est en grève. En ce début de décembre 2022, le ministre de la santé François Braun fait face à plusieurs autres fronts de contestation : « Des milliers de médecins et de biologistes libéraux ont fermé leurs cabinets et leurs laboratoires jeudi 1er et vendredi 2 décembre, les uns pour protester contre le manque de reconnaissance et réclamer des hausses de tarifs, les autres pour s'élever contre la ponction portée, par le biais du budget de la « Sécu », à leurs bénéfices. Tous les syndicats de médecins libéraux, en pleine négociation conventionnelle avec l'Assurance-maladie, soutiennent le mouvement […] ; une première depuis 2015. » (*Le Monde*, Société, Santé, 3/XII/22). À leur tour, ces 2, 3 et 4 décembre, les infirmières et infirmiers libéraux entrent en grève « face à l'obstruction mise à l'évolution de la profession et aux nouveaux soins ».

L'appel aux valeurs est un « commerce » du rêve intérieur et de la raison collective partagée. Suffira-t-il, même si on réussissait à le lancer, d'un énième plan de redressement pour enrayer la spirale du déclin dont tout le monde parle mais ne réussit pas, en conscience, à se pénétrer de la gravité ? Sans être alarmiste, J. de Kervasdoué n'en n'est pas moins réaliste : « le manque de vision actuel ne prête pas a l'optimisme »[230]. Mais le fait est qu'en matière de santé nous manquons de valeurs. Valeurs porteuses des énergies physiques et psychologiques indispensables à la vie bonne et heureuse pour tous, mais que les modes de vie trahissent en permanence de façon violente parfois et souvent paradoxale à en juger par la fatigue au travail et les accidents du travail et de la circulation, l'alcoolisme, la drogue, et les toxicomanies, les maladies sexuellement transmissibles, les accidents sportifs, les attentats, etc.) ; *valeurs de la volonté* et de *l'engagement*, qui sont celles de l'éducation, de la formation et de la citoyenneté, dont on rêve tous, mais dont on sait les résultats ; *valeurs des droits de l'homme*, telles que le *courage*, la *dignité, l'équité, l'égalité, le respect et l'autonomie,* notamment, confirmées et protégées par la loi du 30 juillet 2020, mais qui sont, là encore, plus faciles à déclarer qu'à mettre en application.

---

interprétation de la question du tout et des parties à l'aide de la figure de *l'hologramme* : « l'idée de l'hologramme dépasse, et le réductionnisme qui ne voit que les parties et le holisme qui ne voit que le tout » (1992, p. 100).

230 *Le Point* : Chronique, Débats abonnés, 08/11/2022.

Toutes ces valeurs, entre le mythe et la réalité, sont de celles de *la chose publique* et de la sphère privée à la fois, en prise avec la santé. Sans oublier la première des valeurs que nous ne respectons pas : celle de *l'état de la planète* que nous habitons, et dont nous ne sommes que les locataires de passage. État qui est celui de sa propre santé, avec laquelle nous interagissons et dont nous sommes dépendants. À épuiser les ressources naturelles, nous nous dégradons nous mêmes. Et il en est ainsi des nouvelles maladies qui relient l'homme et la nature par vieillissement et usure des structures de la terre, épuisement des sols cultivables et de leurs des ressources. Maladies provoquées par le réchauffement climatique, la pollution, le stress animal et végétal, les crises de la pauvreté et de l'alimentation, les épidémies, les mouvements migratoires, etc., que l'on n'ose pas regarder en face. Mais qui inquiètent quand on pense au présent et au destin des générations futures. C'est devenu un leitmotiv qui tend à la banalisation et l'entretient passif de la « quotidienneté du mal » (H. Arendt). Des maladies, en somme, qui apparaissent lorsque *la matrice sociale* est devenue si faible que la société ne peut plus s'adapter, par le contrôle, la contrainte ou l'éducation, pas plus que par *la socialisation* intergénérationnelle, qui est le seul rempart contre la perte des repères face au risque, à l'angoisse et l'exclusion, pour qui n'a pas déjà perdu le sens de la vie et de la société. Des maladies que renforce et multiplie l'inexorable, quand surviennent des crises inattendues comme celle du Covid ou majeures comme celle du réchauffement climatique, sous les incertitudes desquelles nous vivons, et dont on tarde à vouloir tirer les leçons.

Syndrome de l'autruche et du psittacisme aveugle réunis, mais ilot d'incompréhensions surtout face à la complexité, non pas tant des nouvelles sociétés qui se succèdent comme elles peuvent, mais complexité du monde que nous avons créé : celle qui se répand dans un océan d'individualisme frénétique et d'égoïsme inconscient, qui dresse les groupes, les organisations, les institutions et les peuples les uns contre les autres, au lieu de les rassembler. Nul besoin de rappeler la sentence du biologiste, généticien et théoricien de l'évolution, Th. Dobzhansky pour comprendre que le monde a changé, et nous avec (*cf. supra*, Chap. I, I.5.). Pour quelle destinée ? Cela renvoie à la réflexion alarmiste et antérieure du philosophe Günter Anders (premier mari d'Hannah Arendt dans les années 1930), qui lutta contre la toute-puissance des séductions de la technique renforcée alors par l'utilisation de la bombe atomique à Hiroshima en Août 1945. Traitant de la deuxième révolution industrielle et centré sur la destruction en cours de l'humanité, *L'obsolescence de l'homme* (Éd. Ivréa, 1956, 1980) est son livre majeur, faisant notamment de lui un précurseur d'une pensée écologique fondée sur l'opposition au transhumanisme masqué sous l'apparence du progrès et les chimères de l'émancipation individualiste.

La dynamique du système

La vie a changé, et les esprits aussi. Les valeurs ont suivi. Et la démographie s'accélère ! Autrefois le travail était une *valeur sacrée*, et certains plus chanceux que d'autres travaillaient par passion. Aujourd'hui les représentations du travail ont évolué. Ses pratiques et ses codes connaissent des turbulences. Le conflit social se développe et gronde à propos de la réforme des retraites. Comment concilier équité et production, quand la boussole des valeurs s'agite à faire perdre le Nord à un modèle de société qui se cherche ? Et quand 70% de la population, se déclare favorable à l'instauration de la semaine de quatre jours avec la même durée de 35 heures de travail (IPSOS France, janvier 2023). Autrefois on lisait, aujourd'hui, on vit à travers les réseaux sociaux et le magnétisme pervers des valeurs contraires. Alors, il n'est pas insensé de se poser la question de savoir si demain *l'intelligence artificielle*, ChatGPT et la médecine prédictive annoncée n'engendreront pas (si ce n'est déjà fait ?) des *valeurs artificielles,* qui modifieront *la relation soignant-soigné* dans toutes ses composantes de base, médico-sociales, morales et politiques. Il est dépassé le temps ou Émile Zola pouvait penser : « Il n'y a jamais trop de livres ! Il en faut, et encore et toujours ! C'est par le livre, et non par l'épée, que l'humanité vaincra le mensonge et l'injustice, conquerra la paix finale de la fraternité entre les peuples. » Aussi, peut-on s'interroger : ne sommes-nous pas en train de « fabriquer » de futurs adultes, qui auront un cerveau différent du nôtre » ?

Le pessimisme consisterait à ne plus croire en l'homme. Souvenons-nous du mythe du Golem[231] ! Et *l'optimisme*, dont on rêve, qu'il finira par l'emporter

---

[231] Ce mythe est une métaphore de la complexité : le Maharal, rabbin de Pragues, décide de créer un être parfait et autonome pour en faire son serviteur. Mais, très vite le Golem cherche à s'affranchir de son maître, et commence à semer le trouble dans la ville. La légende raconte que son créateur est alors obligé de le détruire pour s'en séparer. C'est un fait, en s'hominisant, l'homme transforme la société et se transforme lui-même (Th. Dobzhansky).

Ancien élève du philosophe Alain en khâgne à Henri IV, Joseph Peyré (1892-1968), enseignant, avocat, puis journaliste, écrivain, s'était exprimé sur ces questions à la la Radio-diffusion-télévision Française, dans une série d'émissions, « Vent du Sud », présentée par Marguerite Taos (France II, 5 janvier–16 mars 1958), en parlant de ses voyages romanesques : « ***Cet homme – l'homme auquel nous croyons encore, nous autres, vous disais-je l'autre soir – j'éprouve pour lui une tendresse constante, attentive, alarmée. Et comment ne m'inquièterais-je pas de plus en plus ? Le temps s'accélère, se précipite, le pousse vers des espaces interstellaires, où il n'arrivera que dissous – je sais les pouvoirs des nouveaux Prométhée, et je sais qu'ils le feront encore respirer, cet***

sur toute autre forme de pronostic soumis, et résidera dans ce changement de *changement* de l'homme en lui-même et par lui-même, auquel seules de « vraies » valeurs permettent de croire dans l'urgence malgré la complexité des enjeux, leurs paradoxes et les manipulations. On rejoint sur ce point capital la pensée de J. de Kervasdoué, quand il développe son sentiment expert que les écologistes nous mentent au sujet du « véritable état des lieux de la planète »[232]. « Comment faire la part des choses entre des enjeux écologiques majeurs et des prophéties aussi catastrophistes que trop souvent infondées ? » interroge-t-il pour essayer de convaincre les écologistes les plus radicaux relayés par les médias, de ne plus déformer les faits en « inventant des graphiques annonçant la fin du monde au lieu de dénoncer les dangers immédiats, la supercherie, le traitement des déchets urbains, etc. ».

En deçà de *la doxa des pessimistes,* quand ils voient tout en noir et se laissent culpabiliser en perdant chaque jour davantage leurs espérances de libertés, et qu'ils ne croient plus en eux-mêmes à force de soumission volontaire, *être optimiste*, c'est vouloir vivre. Et vivre c'est « penser et agir » (H. Arendt). Vivre, c'est s'exprimer et résister, quand les valeurs sont au rendez-vous de l'action individuelle et non pas de la manipulation collective ! Être pessimiste n'est qu'une façon de baisser les bras en ne pensant qu'à soi, au péril de sa santé. C'est une « aplasie »[233] des valeurs. Un état qui conduit à *l'anomie sociale*. Une forme de retrait du monde. Une absurdité, quand on sait que la parole a été donnée à l'homme pour lutter et montrer son *courage*, valeur qui le grandit, Lui et la Société.

L'anomie se caractérise par l'absence d'organisation ou de loi (ce qui n'est pas le cas dans le domaine de la santé, qui en aurait peut-être même trop ?). Elle se manifeste surtout par la disparition des valeurs communes aux groupes et à la société, ce qui n'est pas tout à fait le cas des travailleurs sanitaires et sociaux *a priori* attachés aux valeurs du système (*le dedans* de la santé), mais est bien celui de la perte généralisée du sens des valeurs dans la société globale (*le dehors* de la santé). Tout ceci est paradoxal, du fait que tout le monde court après sa santé, mais qu'au fond la revendication l'emporte sur l'action et la conscience du bien collectif que la santé représente, quand il s'agit de la comprendre dans toute sa *dimension bio-psycho-anthropo-sociale*. L'anomie est une mort annoncée, un refus de voir la vraie vie en face : « La peur de la

---

homme, sur les astres – mais j'entends dissous dans son essence. » (*cf.* P. Peyré, 2018, p. 593).

232 J. de Kervasdoué *: Les Écolos nous mentent ! Le véritable état des lieux de la planète*. Paris, Albin Michel, 2021. L'auteur, membre de l'Académie des technologies, est ancien titulaire de la chaire d'économie et de gestion des services de santé au Conservatoire national des arts et métiers (CNAM).

233 Terme médical, l'*aplasie* est un dysfonctionnement des cellules ou des tissus, qui aboutit à l'arrêt de leur développement.

mort n'empêche pas de mourir mais de vivre », observe M. Maffesoli[234]. Hélas, notre époque « postmoderne » a beau idolâtrer la science, elle ne s'égare pas moins dans des déclarations et des actes sans rapports avec le réel. Elle détruit sans construire. L'état de santé de *la Santé* en porte les stigmates. Avec les crises de recrutement de personnels notamment. Et quand la médecine annonce que le Covid-19 ne sera probablement pas éradiqué, cela donne à réfléchir sur les valeurs de la santé qui, non seulement aident à vivre ensemble, mais sont la base même du vivre ensemble au fil des générations dont les modèles de vie en société changent. Cela donne encore à réfléchir dans une société où, à un stade géopolitique avancé de la santé, s'annonce une pénurie de médicaments. « On n'a jamais vu une situation pareille », titre *Sud-Ouest,* ce 23 décembre/2022 (pp. 2 et 3). Comment en est-on arrivé là ? « Ce laisser faire nous place dans une situation incroyablement dangereuse », expose le Pr Bernard Bégaud, président du Conseil scientifique d'Épi-pharm. « L'hôpital peut-il faire tampon en cas de crise ? », questionne le journaliste. Et à quoi bon vivre centenaire si c'est dans un monde de peur et de douleurs ?

À suivre l'évolution du langage, il est un nouveau mot qui émerge de l'actualité et que met en lumière la philosophe spécialiste en communication Delphine Jouenne. Ce mot c'est la « **démostalgie** », forgé à partir de « démos », *le peuple* et de « algos », *la douleur*. Dans son livre : *Un bien grand mot* (éd. Enderby) où elle dresse un lexique des « mots de l'année revus et corrigés 2022 » (sous-titre), elle tisse des liens sémantiques entre des concepts qui sont en profondeur des marqueurs cliniques de la société. Des signaux langagiers tout au moins : objectifs ou factuels (comme *abondance, bonjour, canicule, inflation, négociations, parrainages, souveraineté*, etc.), et subjectifs ou affectifs (tels *compromis, emmerder, kairos, radicalité, sobriété, tracance*, etc.), dont bon nombre ont des dénotations à caractère *anomique,* et d'autres des connotations d'espoirs à conquérir. Des mots visiblement dans le courant des transformations sociales, qui oscillent entre l'utopie débridée et le réalisme mortifère.

Unitas-multiplex, le principe d'unité dans et par la diversité

Dimensions, composantes, indicateurs d'analyse de la crise en situation (*cf. supra*, Chap. I) se retrouvent inexorablement au rendez-vous des valeurs (plus ou moins « oubliées ») de la santé, avec ses conséquences négatives, globales et locales, générales et particulières en direction d'un futur hypothéqué. Mais n'est-ce pas le propre du futur de vivre au présent et à crédit ? Et le rôle de la chose politique et sociale n'est-il pas d'être lucides sur la complexité et les paradoxes des valeurs qu'elles incarnent, à la rencontre d'une diversité infinie de composantes. Or, toute finalité repose sur des valeurs dont *l'alchimie* n'est pas simple, du fait que tout principe logique et rationnel n'a d'existence réelle que dans la relation entre l'individu et la société dont il est membre. « Nous

[234] *L'ère des soulèvements*, Cerf, 2021.

nous croyons encore sur le roc ferme de la simplicité. Mais notre île est faite de systèmes de systèmes de systèmes », nous rappelle E. Morin, dès lors qu'il s'agit d'établir des rapports entre les acteurs et les systèmes où ils interagissent par intégrations successives pour lutter contre les fragmentations.

Des rapports qui se fondent à la base dans la dialectique de *l'autonomie* et de *l'hétéronomie* où se jouent les équilibres entre la liberté particulière d'agir selon ses propres forces et motivations, et la contrainte générale d'obéir aux lois et de respecter les normes de la société. Les valeurs naissent, en effet, de la relation à autrui *heteros*, autre) et des missions organisées par les pouvoirs et les institutions (*telos*, but). Rigueur et tolérance, fermeté et compromis sont donc de mise dans le domaine de la santé comme partout ailleurs. Et ce d'autant plus que la santé, de par sa complexité croissante dans un environnement traversé par des crises récurrentes, n'échappe pas au principe d'une véritable ***hétérotélie sanitaire et sociale.*** *L'hétérotélie*, c'est pour les spécialistes[235] « l'ironie de l'histoire » aussi bien que la « transposition politique » de la pensée de Saint-Paul : « ***Je fais le mal que je ne veux pas, je ne fais pas le bien que je veux*** ». Il n'est pas d'activité médicale, éducative ou sociale, qui n'échappe à ce principe. *L'hétérotélie*, c'est le résultat autre que celui que l'acteur principal, usager, professionnel, citoyen ou institution avait à l'esprit à l'origine. Ce sont là des rapports dialectiques entre les structures et les hommes, qui nous ramènent aux trois grands principes de la *complexité* connus depuis Aristote, qui, dans le cas de la santé comme de tout autre système en général, nous obligent à *contextualiser*, c'est-à-dire à réfléchir à tout ce qui fait que les valeurs, dans ce domaine essentiel de la vie, qu'est la santé peuvent à tout moment apporter de la stabilité au système ou le faire basculer d'un état et d'une situation à une autre :

a) soit que *le tout* (les valeurs, les structures, les hommes et l'environnement), c'est-à-dire les stratégies pour guider et promouvoir l'action sanitaire et sociale en situation, est *plus que la somme de ses parties* ;

b) soit que ce tout est *moins que la somme de ses parties*, c'est-à-dire que les dissonances, contradictions, et autres discordances l'emportent sur les cohérences et les équilibres nécessaires à la vie du système ;

c) soit que ce tout est *à la fois plus ou moins que la somme des parties* qui le composent, c'est-à-dire qu'ils s'efforcent de réguler le fonctionnement du système (notion d'homéostasie en biologie), autour de ses valeurs bénéfiques.

Dans le premier cas, la situation est au beau relativement fixe et prête, entre *utopisme* et *optimisme,* à tous les espoirs qu'autorisent en théorie les *feed-backs positifs majorants* (plus le système de santé progresse, plus les gens sont

---

[235] On citera : Hegel (la « ruse de la raison ») ; Max Weber (le « paradoxe des conséquences ») ; Raymond Boudon (« les effets pervers ») ; et Jules Monnerot avec sa théorie complète sur la question.

en bonne santé) ; dans le second cas la situation conduit à verser vers le *pessimisme*, par *feed-backs positifs minorants* (plus le système de santé se dégrade, plus les gens sont malades) ; et dans le troisième cas, la situation procède du *réalisme* individuel et collectif, grâce à l'effet tampon des *feed-backs négatifs,* qui sont des rétroactions régulatrices et stabilisatrices (plus les gens sont en bonne santé, plus le système de santé est homéostatisque et fonctionne en état d'équilibre, et réciproquement).

Comme les hormones, les valeurs sont messagères. Ce sont elles qui, structures structurantes d'attitudes aux interfaces des organisations (*cf.* Fig. 4), donnent tout son sens à l'action sanitaire et sociale, qui n'est autre que le bon sens des énergies vitales, source de santé. Mais, le bon sens aussi au sens de Descartes, c'est-à-dire *la raison,* en tant que faculté de distinguer le vrai du faux et le bien du mal, sur le plan de la morale de tout ce que l'on projette et entreprend en soi, pour soi, avec et pour (ou contre) les autres. Elles sont assimilatrices en termes d'altérité active et non pas simplement intégratrices en termes de d'individualité et de citoyenneté acquises.

Ainsi le rapport aux valeurs du *facteur travail* dans les professions de santé est-il stratégique et capital aujourd'hui, car la qualité de l'action sanitaire et sociale est le fait de la motivation et de la qualité de la formation des travailleurs de la santé de demain, toutes professions et niveaux d'études confondus. Or, on le constate chaque jour, les représentations du travail évoluent (*le sens*), ce qui est naturel, mais se transforment aussi dans des conditions que l'on a de plus en plus de mal à contrôler sur les plans sanitaire, social, culturel, éducatif, politique et économique (*la direction*). On est en face de dilemmes sans fin. Et, dans ce monde des valeurs qu'est le domaine de la santé, où se jouent à chaque instant les doubles contraintes entre l'individualisme et le collectivisme, force est de constater que *le processus acculturation-individuation* (qui est une ouverture sur le monde : « la culture est ce qui unit les hommes », disait Paul Langevin), cède malencontreusement du terrain à *l'individualisme* dans ce qu'il a de plus antinomique par rapport à la santé : le repli sur soi et ses propres intérêts, selon une vision du monde réduite à sa propre personne. Puisse le « numerus apertus » ne pas déformer la matrice des valeurs humanistes de la médecine, après l'effort de contention économique et pédagogique du « numerus clausus », qui a contrarié tant de motivations médicales à une époque ou motivation rimait encore avec vocation, effort et engagement.

Qu'elle soit sanitaire ou sociale, la culture de la santé est par essence celle qui réunit des professionnels de tous horizons, qui ont en commun d'apprendre et de réussir à se mettre, humainement, techniquement, au service de la personne d'autrui. Mais humainement et socialement, le défi est permanent et évolutif. Comme on le craint des maladies. Et comme le corps médical s'emploie à le dénoncer avec le soutien des autres professions de santé, les leçons de la première vague de l'épidémie de Covid-19 n'ont pas encore été tirées. À l'hôpital notamment. Et, s'il est vrai que des évolutions positives sont constatées en matière de soins primaires avec le développement des maisons de santé pluridisciplinaires, on est encore loin du but car, au-delà des structures, il convient de repenser l'implication des professionnels de santé. Et c'est là un problème général, social et sociétal[236].

En 2022, les médecins se sont fait les porte-paroles du système. À l'occasion des vœux de nouvel an, ils ont déclaré, par l'intermédiaire d'*UNIVADIS Médecins*, vouloir débattre de la santé pour soigner dans de bonnes conditions. Ils se sont étendus sur l'effort pédagogique à propager et organiser à travers toutes les formations. Et, en se posant toujours la question récurrente de la morale de l'exercice de la médecine. Le tout avec la conscience affichée qu'il va désormais falloir se préparer aux catastrophes sanitaires dans un esprit solidaire et démocratique. Diversification des activités professionnelles, orientation des coopérations interprofessionnelles, sont plus que jamais nécessaires face à la résurgence inquiétante des maladies infectieuses. La liste est encore longue, et l'ensemble des propositions ne manque pas de réalisme : « L'année 2023, sera-t-elle une année conflictuelle ? ».

S'agissant donc des **interrelations en interactions entre les individus et la société**, on revient toujours quand on évoque les crises, quand on vise le changement et que l'on invoque « des » changements, à devoir observer la « dialectique de la personne et des systèmes sociaux » (*cf.* A. de Peretti : *Du changement à l'inertie*, Dunod, 1981) en termes de valeurs. Ainsi, procède G. Pineau quand, s'interrogeant sur les repères mythiques et politiques de l'éducation et de la culture, il pose la question : « Éducation permanente ou aliénation permanente ? » (Dunod, 1977). C'est dans cette mouvance des courants de pensée de l'époque, qu'il s'inspire d'un « cas universitaire d'éducation permanente » pour théoriser les « pratiques-frontières » de l'éducation face aux contraintes sociales, et qu'il forge son concept de « combats aux frontières des organisations », dont il fait le titre de son ouvrage (Dunod, 1980). Des frontières où se jouent, entre dialectique et changement, les valeurs de l'éducation et de la santé réunies, qui répondent, ensemble, aux mêmes déterminismes de la vie en société, ceux où se joue le sort d'un modèle de l'éducation telle que la définit Michel Lobrot : « L'éducation par la nature – le milieu naturel – précède l'éducation par l'homme – le milieu humain »[237].

Ainsi, quand G. Pineau pose l'alternative : « organiser l'éducation permanente ou éduquer en permanence l'organisation ? » (*op.cit.*, p. 27), il me rappelle

---

236 Surtout si l'on établit les corrélations sanitaires, sociales, politiques et économiques à l'échelle mondiale, et que l'on pense à la chute historique du PIB provoquée par la pandémie, qui a fait basculer plus de 100 millions de personnes dans la pauvreté extrême.

237 *Priorité à l'éducation*, Petite Bibliothèque Payot, 1973, p. 23.

mon utopie de concevoir un hôpital qui serait « formateur » [238] pour l'ensemble de ses personnels (*le dedans local de l'organisation,* pluri, inter et transdisciplinaire) et pour la société (*le dehors/dedans global de la santé, pluri, inter, transcultrurel et transgénérationnel*). Utopie que je poursuis encore aujourd'hui par paraphrase interposée « aux frontières » : ***organiser les valeurs de la santé*** (quelles valeurs, valeurs de qui, avec quelles méthodes, dans quelles directions, avec quels moyens humains, culturels, matériels et financiers ?), ***ou valoriser la santé des valeurs*** (avec quelles solidarités, dans quel sens (social, économique, moral, éducatif et politique), et avec quel cap (finalités, buts et objectifs), quelle « conscience de la suite » et quelles volontés ?

La question s'impose. Pas la réponse !

Réponse que seules de vraies valeurs, valeurs éthiques et valeurs en actes, peuvent faire advenir. Dans le domaine de la santé, comme ailleurs. Avec cette peur et ces espoirs mêlés qui caractérisent tout principe qui conduit à distinguer le bien du mal et à décider. Peur de ne pas être à la hauteur, espoir d'être libre, heureux et en bonne santé, combat contre la violence, l'injustice et les inégalités, les valeurs sont faciles à déclarer car elles présentent les dimensions de la vertu, affichent les composantes de la sagesse et indiquent la voie des bonnes intentions. Mais, et c'est là que réside le défi, à peine nées dans l'esprit de l'homme elles se heurtent déjà, entre le vice et la vertu, à la complexité d'un monde où le vivant, le sanitaire et le social ne sont qu'une partie du grand tout, réel et virtuel, de la condition humaine.

Le rapport 2000 de l'OMS sur « la santé dans le monde » reste célèbre : il classe le système de santé français comme « le meilleur au monde ». En 2021, lors des grèves des agents hospitaliers, la ministre de l'Emploi et de la Solidarité, Élisabeth Guigou, en profite pour faire valoir l'action du Gouvernement. Mais, tout n'est pas aussi simple qu'on le pense. Si bien que le ministre délégué à la santé, Bernard Kouchner n'hésite pas à s'enorgueillir face à un journaliste critique : – « C'est la pagaille, et alors ? Cette pagaille fait le meilleur système de santé au monde ! ».

Comment mettre, alors, un complément d'ordre dans le désordre de la complexité de toutes ces représentations mentales et systémiques réunies ?

C'est en 2007, avec la création de *l'Institute for Health Metrics and Evaluation*, rattaché à l'université de l'État de Washington à Seattle, que les choses ont évolué avec les travaux du Pr Chris Murray (médecin et économiste qui, soutenu par Bill Gates, « mesure la santé du monde », pour étudier les *charges globales de la morbidité* avec les inégalités et disparités qu'elles

---

[238] P. Peyré : *Le projet de formation en milieu psychiatrique. Vers l'hôpital formateur.* Privat, 1991.

révèlent dans le monde, au-delà de l'emprise fondamentale de la politique et de l'économie sur les problèmes de santé.

« Évaluez, évaluez, il en restera toujours quelque chose ! » : Franck Mager a bien raison, car c'est par la voie de l'*évaluation*, voie aussi bien empirique que méthodique où retentit l'étymologie latine, *valere* (ce qui a de la valeur), que nait, évolue et se transforme ce concept dans l'esprit des hommes à travers leurs croyances et leurs comportements, en osmose avec les changements de la société. Les valeurs de la santé, santé physique et santé mentale, n'échappent pas à cette logique des rapports de l'homme à son environnement. Dans l'ordre du vivant-social et sociétal, elles président même à la destinée de toutes les autres valeurs, dialogiques, récursives et hologrammiques, qui, du normal au pathologique sous toutes leurs formes et toutes les cultures, gouvernent le monde des humains depuis que la vie est apparue sur la Terre.

L'état de santé des individus et des organisations est le reflet des institutions qui la protègent, et les valeurs, dans ce domaine, fonctionnent comme un *système ouvert* sur le monde et la société, entre autonomie et dépendance. Mais force est de constater que la santé est aujourd'hui le siège de mutations si profondes que l'hôpital, notamment, a changé ces dernières décennies plus qu'au cours de tous les siècles passés.

« ***Nous n'avons qu'une seule santé*** » : c'est la récente devise, bienveillante et équitable, de l'ARS de Nouvelle-aquitaine, qui axe sa politique de santé sur des choix de valeurs qui prennent en compte l'homme dans son environnement sanitaire, social, politique, économique et écologique. Nous voici revenus aux fondamentaux de la démocratie. Il s'agit, en même temps, de *l'institution* garante de l'état de santé de la population (les valeurs dans le domaine de la santé) et *des individus* (la santé vécue et représentée en tant que valeur universelle). Les apports de l'une doivent apporter aux autres, et réciproquement.

Mais, à voir ce qu'est devenu notre système de santé en France, l'un des plus emblématiques au monde, ne sommes-nous pas à la fin d'une conception rassurante des modèles de santé que le progrès sous toutes ses formes nous a offerts jusqu'à aujourd'hui, en cherchant avec constance à équilibrer l'offre et la demande de produits de santé, en fonction des besoins et des moyens au service de ces besoins ? C'est là une représentation qui crée le doute, désormais, sur ***les valeurs qui unissent et qui soignent*** en imposant la réalité d'un système fractionné sur fond de civilisation dissociée. Un modèle qui serait « oublieux des différences [et] serait trop universel », comme dirait F. Wolff, quand il plaide pour l'Universel en prônant la nécessité de « refonder une éthique de l'égalité et de la réciprocité », afin de développer « la faculté de raisonner en communiquant » (2022, *cf.* « L'universel », pp. 9-24). Autrement dit « en dialoguant » pour que les valeurs de la santé – parmi toutes les autres valeurs de l'humanité – ne soient pas le masque du plus fort, capable de jouer sur le registre des émotions et des opinions, en étouffant toute conscience individuelle et collective mobilisatrice et critique.

Ainsi, entre auto- et hétéro-référenciation, autonomie et dépendance, égalité et inégalités, justice et injustice, progrès et régression, les valeurs sont un problème de santé publique et un enjeu majeur de société. De l'universel au singulier et au particulier elles portent en elles l'énergie intemporelle de *l'action altruiste.* Celle du respect dû à la personne humaine, quelles que soient les nécessités du changement et l'état des transferts sociaux et économiques. Des transferts qui interpellent l'économiste Daniel Cohen dans son dernier ouvrage, *Homo numericus. La "civilisation" qui vient* (Albin Michel, 2022) : – comment la société postmoderne réussit-elle à créer à la fois tant de richesses et tant d'inégalités ?

Des transferts qui nous interrogent sur le réel des valeurs. Au point qu'il est urgent de continuer d'apprendre à raisonner et de réussir à bien penser. Pour donner à chaque chose de la vie et de la santé le plus juste prix possible de ce qu'elles valent l'une et l'autre, et l'une par rapport à l'autre.

BIBLIOGRAPHIE

- AFSCET (Association française de science des systèmes) : *La gouvernance dans les systèmes.* Polimetrica (International Scientific Publisher), 2007.

- AMBLARD Marc (*sld*) : *La rationalité : Mythes et réalités.* Paris, L'Harmattan, European Business School Paris, 2010.

- AMIN Samir : *L'impérialisme et le développement inégal.* Éditions de Minuit, Paris, 1976.

- ANDERS Günther : *L'obsolescence de l'homme. Sur l'âme à l'époque de la révolution industrielle.* Éditions Ivrea, 1956. Paris, Éditions de l' Encyclo-pédie des nuisances, 2002.

- ARDOINO Jacques : *Propos actuels sur l'éducation.* Gauthier-Villars, Paris, 1971.

- ARDOINO J. : Éducation et relations. Gauthier-Villars, Paris, 1980.

- ARDOINO J. et Berger Guy : *D'une évaluation en miette à une évaluation en actes, Le cas des universités.* Matrice, ANDSHA, 1989.

- ARDOINO J. et PERETTI André de : *Penser l'hétérogène.* Desclée de Brouwer, 1998.

- ARENDT Hannah : *Condition de l'homme moderne (The Human Condition,* 1958). trad. G. Fradier, préface de P. Ricœur, Paris, Calmann-Lévy, 1983.

- ARENDT H. : *La crise de la culture*, Gallimard, Folio Essais n° 113, 1989.

- ARGYLE Michael: *The Psychology of Interpersonal Behavior*, 4e éd., Londres, Penguin, 1983.

- ARGYLE M. : « Les Compétences sociales », in *Psychologie sociale des relations à autrui*, sous la dir. de Serge Moscovici, Nathan Université, 1994, pp. 87-118.

- ARRECKX Maurice : « L'amélioration de la qualité de vie des personnes âgées dépendantes », Rapport, Paris, Assemblée nationale, 1979.

- ATTALI Jacques : *L'Avenir de la vie*, Ed. Seghers, 1981.

- BACHELARD Gaston : *La formation de l'esprit scientifique.* 1938, Vrin 1993, nombreuses rééditions,.

- BAJOIT Guy : *Pour une sociologie relationnelle*, Paris, PUF, 1992.

- BARBIER René : *L'approche transversale : l'écoute sensible en sciences humaines.* Economica, Anthropos, Paris, 1997.

- BARRAL P. Étienne : *Économie de la santé : faits et chiffres.* Préface du Pr. H. Guitton, Dunod, 2e édition, 1978.

- BATESON Gregory : *Steps to an Ecology of Mind: Collected Essays in Anthropology, Psychiatry, Evolution, and Epistemology*, University of Chicago Press, 1972. Traduit sous le titre (fra) *Vers une écologie de l'esprit.* Paris, Seuil, T. I : 1977 ; T. II : 1980.

- BARBIER René : *L'approche transversale : l'écoute sensible en sciences humaines.* Economica, Anthropos, Paris, 1997.

- BAYROU François : *De la vérité en politique,* Plon, 1980.

- BELLENGER Lionel : *L'argumentation. Principes et méthodes.* ESF (Connaissance du problème), 3e édition, 1988.

- BENEDICT (R.) : *Échantillons de civilisation.* Gallimard, 1950.

- BENOIT Jean-Claude : *L'équipe dans la crise psychiatrique* . Ed. Est, Coll. Psychothérapies, 1982.

- BENOIT Jean-Claude : *La désaliénation systémique.* Ed. Est, Coll. Sciences humaines et sociales, 1986.

- BENOIT J.C. et al. : *Dictionnaire clinique des thérapies familiales systémiques.* Paris, ESF,1988.

- BERGER Gaston : *L'homme moderne et son éducation, PUF, 1962.*

- BERNARD Jean : *Grandeur et tentations de la médecine.* Buchet/Chastel, 1973.

- BERTALANFFY Ludwig : *Théorie générale des systèmes. General System Theory,* 1968 ; trad. Fr. de J.-P. Chabrol, Paris, Dunod, 1980, 1993, 2012.

- BOLLE de Bal Marcel : *La tentation communautaire, les paradoxes de la reliance et de la contre-culture*, Ed. de l'Université, Bruxelles, 1985.

- BOLLE de Bal M. : *Voyage au cœur des sciences humaines, De la reliance.* Tome 1. *Reliance et théories.* Préface de Jean Maisonneuve. L'Harmattan (Logiques sociales), Paris, 1996.

- BONNICI Bernard : *La politique de santé en France*, PUF, Que-sais-je ? 1993, 2003.

- BOURDIEU Pierre : *Le métier de sociologue*, Paris, Mouton, 1968, 1980.

- BOURDIEU Pierre : *Le sens pratique,* Éd. de Minuit, 1980.

- BOURDIEU Pierre : « Points de repères, Famille et socialisation », in *Qu'est-ce que transmettre* ? Sciences Humaines, N° 36, avril 2001.

- BOURDIEU Pierre : *Si le monde social m'est supportable, c'est parce que je peux m'indigner.* Entretien avec Antoine. SPIRE. Éd. de l'aube, 2002.

- BOUSSEL Patrice : *Présence de Galien.* Paris, Union Latine d'Éditions, 1961.

- BOUTINET Jean-Pierre : *Psychologie des conduites à projet.* PUF, Que-sais-je ? Paris, 1993.

- BOUVIER Alain : *Management et sciences cognitives.* Paris, PUF, Que-sais-je ? 2004.

- BRONNER Gérald. : *Déchéance de rationalité.* Paris, Grasset, 2019.

- BURDEAU, Georges : *La démocratie* : Ed. du Seuil, Point, Politique, 1956, 1966.

- CAMUS Albert : *Le Mythe de Sisyphe.* Paris Gallimard, 1942,1985.

– CASTEL Robert : « L'institution psychiatrique en question », Revue Française de Sociologie, XII, 1971, pp. 57-92.

- CASTEL R. : *L'ordre psychiatrique, L'âge d'or de l'aliénisme.* Les Éditions de Minuit, Le Sens commun, 1977.

- CHANOIT Pierre, Gantheret F., et al. : « Le contre-transfert institutionnel », in : *Psychothérapie Institutionnelle*, 1965, 1968.

- CHAPPUIS Raymond : *La solidarité, L'éthique des relations humaines.* Paris, PUF, Que Sais-je ? 1999.

- CHILARD Charles : *L'humanisme hospitalier.* Paris, Éd. du Cosmos, 1962.

- CLANCIER Anne : *Psychanalyse et critique littéraire.* Toulouse, Privat (Nouvelle Recherche), 1980.

- CLÉMENT Jean-Marie : : *Panorama critique des réformes hospitalières.* Les Études hospitalières, 2007.

- COLLIÈRE Marie-Françoise : *Promouvoir la vie. De la pratique des femmes soignantes aux soins infirmiers.* InterEdition, 1982 .

- COLLIÈRE M.F. : *Soigner le premier art de la vie.* InterEdition, 1996.

- CROZIER Michel et FRIEDBERG Erhard : *L'acteur et le système*, Paris, Seuil, 1977.

- CROZIER M. : *La crise de l'intelligence, Essai sur l'impuissance des élites à se réformer,* InterEditions, 1995.

- COUTTON Vincent : « Evaluer la dépendance à l'aide de groupes iso-ressources (GIR) : une tentative e n France avec la grille aggir », Revue *Gérontologie et Société*, 2001/4 (vol 24/n°99).

- CYRULNICK Boris : Sous le signe du lien. Paris, Hachette Littératures (Pluriel), 1989.

- CYRULNICK B. : *Sauve-toi la vie t'appelle.* Paris, Odile Jacob, 2012

- CYRULNIK Boris : *Un merveilleux malheur*, Odile Jacob, 1999.

- CYRULNIK B. : *Dialogue sur la nature humaine*, avec Edgar Morin, Éditions de l'Aube, 2000.

- DENAYROLLES Annie : *Blanche traversée : Parcours dans le métier et la profession d'infirmière.* Paris, Seli Arslan, 2021.

- DESROCHE Henri : *Pour un traité d'économie sociale.* Coopérative d'information et d'édition mutualiste, 1983.

- DESJEUX Dominique : *Les sciences sociales*, Paris, PUF, 2004.

- DEWEY John : *La quête de certitude.* Gallimard, 2014.

- DEVERS Nathan : « Le métavers porte la promesse métaphysique de devenir quelqu'un d'autre » : La Croix, 27 nov. 2022.

DONNADIEU (Gérard) : *Manager avec le social, L'approche systémique appliquée à l'entreprise (Un guide de management pour tous les cadres).* Paris, Éditions Liaisons, 2000.

- DONNADIEU G. : « La gouvernance de soi à la lumière de deux modèles systémiques du psychisme humain », AFSCET (Association Française de Science des Systèmes Cybernétiques Cognitifs Et Techniques, Ville d'Avray, mai 2004.

- DONNADIEU G. : « Hommage à Joseph Fontanet, précurseur de l'application de *la systémique au domaine politique »,* in AFSCET, *La* gouvernance *dans les systèmes, op. cit.,* 2007, pp. 41-46.

- DOBZHANSKY Théodosius : *L'homme en évolution.* 1961 ; Trad. Franç. Paris, Flammarion, 1966.

- DUPUY Jean-Pierre et ROBERT Jean, *La trahison de l'opulence.* Paris, PUF, 1976.

- DUBET François : *Tous inégaux, tous singuliers. Repenser la solidarité.* Seuil, 2022.

- DUCALET Philippe et LAFORCADE Michel : *Penser la qualité dans les institutions sanitaires et sociales - Sens, enjeux et méthodes. Paris, Seli Arslan, 3e éd., 2008.*

- DURAND Bernard : « Citoyenneté, vulnérabilité et handicap ». Revue *Pratiques en santé mentale*, 2018, N°2.

- DURAND Gilbert : *Les structures anthropologiques de l'imaginaire.* Paris, Bordas (Études supérieures),1969.

- DURKHEIM Émile : *Sociologie et philosophie,* Paris, PUF, 1967.

- ELLUL Jacques : *Le bluff technologique.* Hachette, 1998.

- ESCANDE Jean-Paul : *Santé de l'homme et environnement.* Ed. Sang de la terre, Paris, 1988.

- FELTZ Bernard : *La science et le vivant, Philosophie des sciences et modernité critique.* de Boeck, 2e éd., 2014.

- FONTANET Joseph : *Le vivant et le social. Une nouvelle logique politique.* Plon, 1977.

- FEYERABAEND Paul : *Contre la méthode, Esquisse d'une théorie anarchiste de la connaissance.* Paris, Seuil, 1979.

- *F*OUCAULT Michel : *Maladie mentale et psychologie.* PUF, 1954.

- FOURNIÈRE François (de La), PEYRÉ (P.), R. BARTHET : "La nouvelle gouvernance Hôpital 2007. Réflexion et perspectives à partir du cas de la gérontologie hospitalière (L'attitude transdisciplinaire en gériatrie)", Revue *Neurologie-Psychiatrie-Gériatrie*, Elsevier Masson, N° 35, octobre 2006, pp. 36-40.

- FOURNIÈRE F. (de La) : *Hosto Blues, Récit autobiographique d'un praticien hospitalier.* Préface de Pascal Hamel, Postface de P. Peyré, L'Harmattan, Coll. Histoire de vie et formation, 2014.

- FOURNIÈRE F. (de La) : *Apprendre à vieillir, comme un cristal qui se forme, recueil d'histoires de vie.* Préface de Louis Ploton, Postface de P. Peyré, L'Harmattan, Coll. Histoire de vie et formation, 2021.

– FOURREAU Éric : « Dis papa, c'est quoi un humaniste ? », Éditions de l'Attribut (Coll. Nectart), Janvier 2017, N°4.

- GAUCHET Marcel : *La démocratie contre elle-même. Gallimard, Coll. Tel, Paris, 2002.*

- GIONO Jean : *L'Homme qui plantait des arbres.* Gallimard Jeunesse, 1983, et Gallimard, Coll. Blanche1996.

- GOGUEL D'ALLONDANS : *Les Anthropo-logiques du travail social. Rencontres, cultures et d'identités professionnelles.* Champ social, 2008.

- GOMEZ Jean-François : *Handicap, éthique et institution.* Paris, Dunod, 2005.

- GOMEZ J.F. : *Le temps des rites. Handicaps et handicapés*, Québec, Presses de l'Université de Laval, 2005.

- GRIMALDI André et al. : *Manifeste pour une santé égalitaire et solidaire.* Odile Jacob, 2021.

- GRIMALDI André : *Manifeste pour la santé 2022.* Odile Jacob, 2021.

- HABERMAS Jürgens : *Théorie de l'agir communicationnel*, Fayard, 1987.

- HABERMAS Jürgens : *Droit et démocratie*, Entre faits et normes, Gallimard, NRF, Essais, 1992

- HAUT COMITÉ DE LA SANTÉ PUBLIQUE : « Stratégie pour une politique de santé, Propositions préalables à la définition de priorités », Rapport au Ministre de la Santé et de l'Action humanitaire, Éditions de l'ENSP, 1993.

- HINTERMEYER P. : "Penser le lien social", *Actions et recherches sociales*, Créteil, 1989.

- HONORÉ Bernard : *Former à l'hôpital.* Privat, Coll. Science de l'Homme, Toulouse, 1983.

- HONORÉ B. : *La santé en projet.* InterEditions, 1996.

- IMBERT Jean : *Les Hôpitaux en France.* PUF, Que-sais-je ? n° *795, 1958.*

- IMBERT J. (*Sld.*): *Histoire des hôpitaux en France. Privat, 1982.*

- JANKÉLÉVITCH Wladimir : *Le Je-ne-sais-quoi et le Presque-rien.* Points, Essais, Tome 1 : *La manière et l'occasion.* 1981 ; T. 2 : *La méconnaissance, Le malentendu.* 1981 ; T. 3. : *La volonté de vouloir,* 1986.

- JANKÉLÉVITCH W. : *L'aventure, l'ennui et le sérieux.* Flammarion, Champs, 2017.

- JEANSON Francis : *Éloge de la psychiatrie.* Paris, Seuil, Coll. Points, 1979.

- JOILOT-CURIE Pierre : *« La recherche passionnément », Odile Jacob, 2001.*

- JONAS Hans : *Le principe responsabilité. Une éthique pour la civilisation technologique. Paris,* Flammarion, 1990.

- JONCOUR Serge : *Nature humaine.* Flammarion (Littérature), 2020.

- JOUENNE Delphine : *Un bien grand mot* éditions, *Les mots de l'année revus et corrigés.* Éditions Enderby, 2022.

- KAHAN Axel : *Et le bien dans tout ça ?* Paris, Stock, Essais, 2021.

- KARDINER Abram et LINTON Ralph: *The individual and his society.* Columbia University Press, 1939.

- KERVASDOUÉ Jean de, BAZZOCHI Didier : *La coûteuse inégalité des soins, Soigner mieux, soigner moins cher,* Économica, Paris, 2018,

- KERVASDOUÉ J. de, BAZZOCHI Didier : *La santé rationnée, un mal qui se soigne*, Économica, Paris, 2019.

- KERVASDOUÉ J. de : *Les Écolos nous mentent ! Le véritable état des lieux de la planète.* Paris, Albin Michel, 2021.

- KERVASDOUÉ J. de : « S'adapter au et lutter contre le réchauffement climatique. La raison triomphera-t-elle ? ». Le Point, 26 Nov. 2022.

- KERVASDOUÉ J. de : *La santé à vif.* HumenSciences, Débat, 2023.

- KLEIN Étienne : *Le goût du vrai.* Gallimard, Tracts, N° 17, 2021.

- LAFORCADE Michel, J. Vielle, C. Talandier : *L'évaluation interne dans les établissements et services pour personnes handicapées.* Seli Arslan, 2009.

- LAFORCADE M., JÉGU J., RAYSSIGUIER Y. : *Politiques sociales et santé : Comprendre et agir.* Éd. EHESP (École des hautes études en santé publique), 2013.

- LAFORCADE M. : *Rapport relatif à la santé mentale*, à la demande de Madame Marisol Touraine, Ministre des affaires sociales, de la santé et des droits de femmes, le 27 novembre 2014 et publié le 12.10.2016.

- LAFORCADE M. : « Quel devenir pour le secteur à but non lucratif ? ». Chap. in : *Manuel de direction en action sociale et médico-sociale. Sld.* de M. Batifoulier, Dunod, 2e éd., 2019.

- LAFORCADE M., PEYRÉ Pierre, BRICAGE Pierre et al. : « Un point carrefour de la complexité des systèmes sanitaires et sociaux : les activités physiques et sportives », 5ème Rencontre MCX20 / UPPA, Centre Européen de rééducation des sportifs, Capbreton, 21 avril 2000.

- LAFORCADE M. : « L'attractivité requiert une réponse systémique », in *Mensuel des directeurs du secteur sanitaire et social*, n° 198, juin 2021.

- LAJARGE Éric et al. : *Santé publique*, Dunod, Coll. Aide-mémoire, 2013.

- LARAQUE Yves : *L'art médical au service de l'Humain et du bien être collectif*, Le Capois, 2018

- LECLERC Jacques : *Qu'est-ce que la langue*. Mondia, 1989.

- LE MOIGNE Jean-Louis : *La Théorie du Système Général, Théorie de la modélisation*. Paris, PUF, 1977, 1984.

- LE MOIGNE J.L. : *La modélisation des systèmes complexes*. Paris, Dunod (Asfcet Systèmes), 1990.

- LERBET Georges : *De la structure au système, Essai sur l'évolution des sciences humaines*. Postface de G. Pineau, Ed. Universitaires UNMFREO (Mésologie/Alternologie), 1986.

- LERBET G. : *L'École du dedans*. Préface d'André de Peretti, Hachette (Education), 1992.

- LAFON Robert : *Psycho-pédagogie-médico-sociale*. PUF, 1950.

- LEMAY Michel : *Les fonctions de l'éducateur spécialisé de jeunes inadaptés*. Paris, PUF, 1968.

- LÉVY André : *Les paradoxes de la liberté dans un hôpital psychiatrique. Épi, Paris, 1979.*

- LINTON R. : *Le fondement culturel de la personnalité* (rapports entre la personnalité et la société). Paris, Dunod, 1959.

- LIMBOS Édouard : *Les barrages personnels dans les rapports humains. Comment les comprendre et les surmonter. ESF* (Formation permanente en sciences humaines), *1993.*

- LOBROT Michel : *Priorité à l'éducation*, Petite Bibiothèque Payot, 1973.

- LOUÉ Léon : *L'anesthésie sociale dans l'entreprise*. Préface de Pierre Rosanvallon, Payot (Coll. Sciences de l'homme), Paris, 1974.

- LORY Bernard : *La politique d'action sociale*. Sciences de l'homme, Paris, Privat, 1975.

- LUGAN Jean-Claude : *La systémique sociale*. PUF, 1996.

- MAFFESOLI Michel : *Le temps des tribus. Le déclin de l'individualisme dans les sociétés de masse*. Paris, Méridien-Klincksiek, 1988.

- MAFFESOLI M. : « Notre monde politique a glissé du modèle rationnel de la conviction à celui de la séduction », *Le Figaro Magazine*, Idées, 23 juin 2007.

- MAFFESOLI M. : *L'ère des soulèvements*, Cerf, 2021.

- MAISONNEUVE Jean : *La psychologie sociale*. Paris, PUF, (Que sais-je ?), 1950, 2004.

- MARIET François : *Psychosociologie d'aujourd'hui*. Bordas, Sciences humaines, 1975.

- MEAD Margaret. : « Adolescence à Samoa », in *Mœurs et sexualité en Océanie*, trad. Paris, Plon, 1963.

- MIERMONT Jacques : *l'homme autonome, éco-anthropologie de la communication et de la cognition*. Ed. Hermès, 1995.

- MIERMONT J. : *Écologie des liens, essai*. Paris, ESF (Communication et complexité), 1993.

-MIRAMON Jean-Marie, D. Couet et J-B Paturet : *Le métier de directeur, techniques et fictions*. Rennes, Éditions ENSP, 2001.

- MOREAU DESFARGES Philippe : *La gouvernance*. PUF, 2003.

- MORIN Edgar : *La Méthode 2. La vie de la vie*. Seuil (Points), 1980.

- MORIN E. : *Le Paradigme perdu : la nature humaine. Seuil*, 1973, 1974, 1989.

- MORIN E. : *La Méthode 4. Les Idées, leur habitat, leur vie, leurs mœurs, leur organisation*. Paris, Seuil, 1991.

- MORIN E. : *Introduction à la pensée complexe*. Paris, ESF (Communication et complexité), 1990, 1992.

- MORIN E. et LE MOIGNE J.L. (Michel CUCCI et al.) : *Comprendre la complexité dans les organisations de soins*. ASEPS Édition, 1997.

- MORIN E. , LE MOIGNE J.-L. : *L'intelligence de la complexité*. Paris, L'Harmattan (Cognition et formation), 1999.

- MORIN Ed. : *La Méthode 6. Éthique*. Seuil, 2004.

- MORIN Ed. : *Vers l'abîme ?* L'Herne, 2007.

- MORIN Ed. : *Leçons d'un Siècle de Vie*, Denoël, 2021.

- MORIN Ed. : *Changeons de voie, les leçons du coronavirus*, Denoël, 2020.

- MEYER Philippe : *L'irresponsabilité médicale*, Grasset, Paris, 1993.

- NACCACHE Lionel : *L'homme réseau-nable, Du microcosme cérébral au macrocosme social*. Paris, Odile-Jacob (Sciences),

- NEWCOMB Théodore *et al.* : *Manuel de psychologie sociale, L'interaction des individus*. PUF, 1970.

- NICOLESCU Basarab : *La transdisciplinarité, Manifeste*. Éditions du Rocher, Monaco, 1996.

- NIEWIADOMSKI Christophe : *Histoires de vie et alcoolisme. À la recherche d'un espace de construction avec les personnes alcooliques*. Seli Arslan, 2000.

- ORWELL Georges : *Nineteen Eighty-Four*, Londres, Secker and Warburg, 1949 ; *1984, Paris, Gallimard,1950.*

- PAUGAM Serge : *Le lien social*. Paris, PUF, Que-sais-je ? 2018.

- PÉQUIGNOT Henri : *Médecine et monde moderne* : *l'écran des techniques entre le médecin et le malade*. Les Éditions de Minuit (Coll. L'Homme et la Machine), 1953.

- PERETTI André de : *Du changement à l'inertie, dialectique de la personne et des systèmes sociaux*. Paris, Dunod, 1981.

- PEYRÉ Pierre : *Rôles et place de l'éducation physique et des sports dans les établissements pour enfants inadaptés*. Mémoire, École Nationale de la Santé Publique (Section Sciences et techniques sociales), Rennes, 1971.

- "La gestion de la formation permanente dans les hôpitaux publics : un domaine privilégié d'application de la D.P.O.". *Gestions Hospitalières*, N° 216, Mai 1982, pp. 431-442.

- PEYRÉ P. : « Vers une définition des sciences sanitaires et sociales ». *Revue Soins-Formation-Pédagogie-Encadrement*, n° 8, décembre 1993, pp. 50-61.

- PEYRÉ P. : "Le projet professionnel, un médiateur au service de la qualité", *Gestions Hospitalières*, n° 135, Février 1997, pp. 142-147.

- PEYRÉ P. : « Accompagnement : un repère : "Penser globalement, agir localement" », in *Ingénierie des pratiques collectives, La cordée et le quatuor, sld* Marie-José Avenier, L'Harmattan (Coll. Ingénium), 2000, pp.134-145.

- PEYRÉ. : « Compétences sociales et fonction de direction », Revue *Entreprise Santé* (Dossier : "Le métier de directeur d'hôpital"), N° 34, juillet-Août 2001, pp. 32-34.

- PEYRÉ P. : « Du sanitaire au social : un complexe de liens enchevêtrés, ou l'inclusion du tiers éducatif à travers l'émergence du concept de qualité de vie », Colloque, Univ. François-Rabelais de Tours, 22 et 23 juin 2001. (Actes : *Actualité des nouvelles ingénieries de la formation et du social*, L'Harmattan, 2002, pp. 73-87).

- PEYRÉ P., DE LA FOURNIÈRE F. : « Entre déliance et reliance au sein de la famille : la complexité du travail d'accompagnement des parents âgés dépendants psychiques face au paradoxe du changement », *Revue NPG* (Neurologie-Psychiatrie-Gériatrie), Paris, Elsevier Masson, N° 22, Juillet 2004, pp. 44-48.

- PEYRÉ P. : « Les équipes de santé mentale en crise : d'une pluridisciplinarité en miettes à une gouvernance en actes ». 6ème Congrès européen de sciences des systèmes, AFSCET, École Nationale Supérieure des Arts et Métiers, Paris, 19-22 septembre 2005. http://www.afscet.asso.fr/resSystemica/Paris05/peyre.pdf

- PEYRÉ P., COUTTON Vincent : « La prise en charge de la dépendance des personnes âgées en France : entre modèles théoriques et invention tâtonnante de la socialité », Communication, Colloque de Cerisy, 23-30 juin 2005 : *Intelligence de la complexité : Épistémologie et pragmatique,* Direction E. Morin, Magali Roux-Rouquié et J.L. Le Moigne. *www.mcxapc.org*

- PEYRÉ P. : « La fonction de représentation au crible... des représentations. Le cas de l'expertise psychiatrique ». Journées AFSCET : *Les représentations au crible de l'approche systémique.* Moulin d'Andé, 13 et 14 mai 2006. www.*afscet.asso.fr/resSystemica/*

- PEYRÉ P. : « L'influence des mutations sur les acteurs dans le système de santé ». Communication, 2ème Rencontre Cadres de Santé – AMGEN Innovations, Paris, 10 novembre 2006.

- PEYROMAURE Michaël : *Hôpital, ce qu'on ne vous a jamais dit.* Paris, Albin Michel, 2020.

- PHILIPPE Christian : *L'éducation à la santé à l'école, Processus de réflexivité, conformité et convenance dans les projets de médiation sanitaire en milieu scolaire.* Thèse de doctorat de Sociologie (*sld* de François Dubet), Bordeaux 2, UFR des Sciences de l'Homme, 2005.

- PIAGET Jean : *Le jugement moral chez l'enfant.* Paris, Alcan, 1932.

- PIAGET J. : *Réussir et comprendre*, Paris, PUF, 1974, 1992.

- PINEAU Gaston : *Éducation permanente ou aliénation permanente ? Repères mythiques et politiques. Dunod (Science et culture, INC Montréal),*1977.

- PINEAU G. et JOBERT Guy (*sl* coordination) : *Histoires de vie.* Tome 1 *: Utilisation pour la formation :* T.2 : *Approches mutidisciplinaires. L'Harmattan (Défi-Formation),1989.*

- PINEAU G. : *Les combats aux frontières des organisations. Un cas universitaire d'éducation permanente.* Éditions Sciences et culture Inc., Montréal, 1980.

- PINEAU G. : « Apprendre l'ère planétaire en solitudes et intimités solidaires », Chapitre dans : *Chronique du vécu d'une pandémie planétaire. Récits d'universitaires, d'Est en Ouest.* Breton Hervé, coord., Préface du Pr. Emmanuel Rusch, Président de la Société Française de Santé Publique, L'Harmattan, 2020, p.249-257.

- PINEAU G. et BRETON Hervé, *sld* : *Vingt-cinq ans de vie d'une collection. Quelle(s) histoire(s) de vie en formation ?* L'Harmattan, (Coll. histoires de vie et formation), 2021.

- POPPER Karl : *La connaissance objective*. Bruxelles, Ed. Complexe, 1978.

- POPPER Karl : La quête inachevée. Calmann-Lévy, 1981.

- PRUVOST Roger : « Introduction à une étude sociologique de l'Hôpital ». *Gestions Hospitalières*, N° 153,1976, pp. 103-129, p. 107.

- R. QUIVY et L. Van CAMPENHOUDT : *Manuel de recherches en sciences sociales.* Dunod, 1988.

- REBOUL Olivier : *Les valeurs de l'éducation.* Paris, PUF, 1992.

- RICŒUR Paul : *Soi-même comme un autre.* Paris, Seuil, 1990.

- RICŒUR P. : *Le mal : un défi à la philosophie et à la théologie.* Avant-propos de Pierre Gisel, Éd. Labor et Fides, Genève, 2004.

- ROCHE Louis, *et al.* : *L'économie de la santé.* PUF, Que-sais-je ? 1982, 4e éd., 2021.

- ROSNAY Joël de : *Le macroscope, Vers une vision globale.* Seuil, 1975.

- SÈVE Lucien : *Qu'est-ce que la personne humaine ? : bioéthique et démocratie.* Paris, Éd. La Dispute, 2006.

- SIMONET FRANÇOIS : « Peut-on envisager l'existence sans produire de valeurs ? » Revue *Gestions Hospitalières*, n° 588, 8/9, 2019, pp. 408-411.

- SIMONET F. : « Quelles valeurs véhiculent les discours sur la Covid ? », Psychoasoc, Institut Européen psychanalyse et travail social, 22 déc. 2020. http://www.psychasoc.com.

- STEUDLER François : *L'hôpital en observation.* A. Colin, U Prisme,1974.

- STIEGLER Barbara : *Il faut s'adapter. Sur un nouvel impératif.* Paris, Gallimard, NRF (Essais), 2019.

- STIEGLER B. : *De la démocratie en pandémie. Santé, recherche, éducation.* Tracts N° 23, Gallimard, 2021.

- STROOBANS Marcelle : *Savoir-faire et compétences au travail, Une sociologie de la fabrication des aptitudes. Éd. de l'Université de Bruxelles* (Sociologie du travail et des organisations), 1993.

- TAVOILLOT Pierre-Henri : « Le récit de vie : planche de salut pour l'individu hypermoderne ? » in S. Charles et P.H. Tavoillot (dir.), *Qu'est-ce qu'une société d'individus ?* Liber Canada, 2010.

- TOSQUELLES François : « Pédagogie et psychothérapie institutionnelle », Revue *Pédagogie et psychothérapie institu-tionnelle*, n°2/3, 1966.

- THÉVENET Amédée et DÉSIGNAUX Jacques : *Les travailleurs sociaux.* PUF (Que Sais-je ?), Paris, 1985, 1991.

- VALÉRY Paul : *Cahiers.* Tome 1, Essai, Paris, Gallimard, La Pléiade, 1973.

- WALLISER Bernard : *Systèmes et modèles. Introduction critique à l'analyse de systèmes.* Seuil, 1977.

- WATZLAWICK Paul (Sld), *et al.* : *Une logique de la communication.* Paris, Seuil, 1972.

- WATZLAWICK P., *et al.* : *L'invention de la réalité, Contributions au constructivisme.* Paris, Seuil, trad. Fr., 1988.

- WOLFF Francis : *Plaidoyer pour l'universel, Fonder l'humanisme.* Paris, Fayard (Histoire de la pensée), 2021, Points 2022.

- WOLFF F. : *Le monde à la première personne, Entretien avec André Comte de Sponville.* Fayard, 2022.

- WORMS Frédéric : *Pour un humanisme vital.* Odile Jacob, 2019.

TABLE DES MATIÈRES

DEUXIÈME PARTIE

LES VALEURS DE LA SANTÉ DANS LE CHAMP SANITAIRE ET SOCIAL

TROISIÈME PARTIE

VERS UNE ÉCOLOGIE DE L'ESPRIT DES VALEURS DANS LE DOMAINE DE LA SANTÉ

Structures éditoriales du groupe L'Harmattan

L'Harmattan Italie
Via degli Artisti, 15
10124 Torino
harmattan.italia@gmail.com

L'Harmattan Hongrie
Kossuth l. u. 14-16.
1053 Budapest
harmattan@harmattan.hu

L'Harmattan Sénégal
10 VDN en face Mermoz
BP 45034 Dakar-Fann
senharmattan@gmail.com

L'Harmattan Cameroun
TSINGA/FECAFOOT
BP 11486 Yaoundé
inkoukam@gmail.com

L'Harmattan Burkina Faso
Achille Somé – tengnule@hotmail.fr

L'Harmattan Guinée
Almamya, rue KA 028 OKB Agency
BP 3470 Conakry
harmattanguinee@yahoo.fr

L'Harmattan RDC
185, avenue Nyangwe
Commune de Lingwala – Kinshasa
matangilamusadila@yahoo.fr

L'Harmattan Congo
219, avenue Nelson Mandela
BP 2874 Brazzaville
harmattan.congo@yahoo.fr

L'Harmattan Mali
ACI 2000 - Immeuble Mgr Jean Marie Cisse
Bureau 10
BP 145 Bamako-Mali
mali@harmattan.fr

L'Harmattan Togo
Djidjole – Lomé
Maison Amela
face EPP BATOME
ddamela@aol.com

L'Harmattan Côte d'Ivoire
Résidence Karl – Cité des Arts
Abidjan-Cocody
03 BP 1588 Abidjan
espace_harmattan.ci@hotmail.fr

Nos librairies en France

Librairie internationale
16, rue des Écoles
75005 Paris
librairie.internationale@harmattan.fr
01 40 46 79 11
www.librairieharmattan.com

Librairie des savoirs
21, rue des Écoles
75005 Paris
librairie.sh@harmattan.fr
01 46 34 13 71
www.librairieharmattansh.com

Librairie Le Lucernaire
53, rue Notre-Dame-des-Champs
75006 Paris
librairie@lucernaire.fr
01 42 22 67 13

www.ingramcontent.com/pod-product-compliance
Lightning Source LLC
LaVergne TN
LVHW011258061026
849535LV00005B/1304
* 9 7 8 2 1 4 0 3 5 4 7 9 3 *